高等学校"十四五"医学规划新形态教材

"十二五"普通高等教育本科国家级规划教材

（供临床·基础·预防·护理·口腔·检验·药学等专业用）

局部解剖学

Jubu Jiepouxue

第4版

主　审　王怀经　应大君

主　编　李振中　张雅芳

副主编　刘　真　韦　力

编　者（以姓氏笔画为序）

王昭金（山东第一医科大学）　　韦　力（广西医科大学）

刘　真（山东大学）　　　　　　刘洪付（滨州医学院）

李七渝（陆军军医大学）　　　　李振中（山东大学）

李益民（哈尔滨医科大学）　　　沃　雁（上海交通大学）

张海英（海南医学院）　　　　　张展翅（河北医科大学）

张雅芳（哈尔滨医科大学）　　　陈胜国（新疆医科大学）

赵　鹏（江南大学）　　　　　　赵小贞（福建医科大学）

夏长丽（吉林大学）　　　　　　黄　飞〔康复大学（筹）〕

程　蓓（武汉大学）

绘　图

韩　霜（山东大学）

秘　书

王　震（山东大学）

U0298896

高等教育出版社·北京

内容简介

　　本教材除绪论外，分头部、颈部、胸部、腹部、盆部与会阴、脊柱区、上肢和下肢 8 章。内容包括：①基本要求：重点介绍学习本章节后所具备的能力；②解剖与观察：简明扼要、条理清楚地介绍局部解剖操作的步骤和观察的结构；③基本内容：在完成解剖操作之后，全面系统地介绍局部的层次关系、器官和结构的位置、毗邻、动脉供应、静脉和淋巴回流及神经支配；④病例与问题：结合所学内容介绍数个相关的病例，并提出有启发性的问题，供学生思考。

　　本教材配有精美插图 250 余幅，图注均采用中、英双语标注，专业名词标注英文，为学生学习专业外语提供了极大的方便。

　　本教材配有数字课程，为读者提供实地解剖操作视频、各章节课件、案例分析、复习备考测试题（包括名词解释、选择题、填空题和问答题 4 种题型）、模拟试卷（10 套），供读者完善学习内容。

　　本教材供临床、基础、预防、护理、口腔、检验、药学等专业用。

图书在版编目（ＣＩＰ）数据

局部解剖学 / 李振中，张雅芳主编. -- 4版. -- 北京 ： 高等教育出版社，2022.2
　供临床、基础、预防、护理、口腔、检验、药学等专业用
　ISBN 978-7-04-057919-2

Ⅰ. ①局… Ⅱ. ①李… ②张… Ⅲ. ①局部解剖学-高等学校-教材 Ⅳ. ①R323

中国版本图书馆CIP数据核字(2022)第017519号

策划编辑　瞿德竑　崔　萌　　　责任编辑　瞿德竑　　　封面设计　张　楠　　　责任绘图　李沛蓉
责任印制　存　怡

出版发行	高等教育出版社	网　　址	http://www.hep.edu.cn
社　　址	北京市西城区德外大街 4 号		http://www.hep.com.cn
邮政编码	100120	网上订购	http://www.hepmall.com.cn
印　　刷	鸿博昊天科技有限公司		http://www.hepmall.com
开　　本	889 mm×1194 mm　1/16		http://www.hepmall.cn
印　　张	16.75	版　　次	2004 年 8 月第 1 版
字　　数	530 千字		2022 年 2 月第 4 版
购书热线	010-58581118	印　　次	2022 年 2 月第 1 次印刷
咨询电话	400-810-0598	定　　价	69.80 元

数字课程（基础版）

局部解剖学

（第 4 版）

主编 李振中 张雅芳

① 重要通知 | APP下载

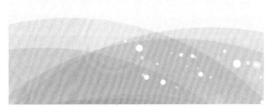

局部解剖学（第4版）

局部解剖学（第4版）数字课程与纸质教材一体化设计，紧密配合。数字课程包括教学PPT、病例分析、测试题、模拟试卷及答案等，在提升课程教学效果的同时，为学生学习提供思维与探索的空间。

课程教材　　版权信息　　联系方式

登录

http://abook.hep.com.cn/57919

扫描二维码，下载Abook应用

前言

　　《局部解剖学》(第4版)是由高等教育出版社组织全国15所高等医学院校的17位长期从事人体解剖学教学和科研工作的专家教授,在"十二五"普通高等教育本科国家级规划教材《局部解剖学》(第3版)的基础上修订而成的。本版教材是在"双一流"建设背景下,在"新医科"建设的时代、现代医学飞速发展的时代、充分倡导和体现课程思政的时代、充分体现以"教"为中心向以"学"为中心和以"教师"为中心向以"学生"为中心转变的时代,以知识、能力和素质作为教学目标的时代应运而生的。

　　本教材除绪论外,由头部、颈部、胸部、腹部、盆部与会阴、脊柱区、上肢和下肢共8章组成。除每章的概述一节外,其他各节均包括基本要求、解剖与观察和基本内容三部分。分别提出了每节学习的重点和学习后所具备的能力;介绍了局部解剖操作的步骤、方法和观察的结构;描述了各局部的层次关系,器官和结构的形态、位置、毗邻、动脉供应、静脉和淋巴回流及神经支配。每章之后还附有典型病例与问题,结合各章所讲述的内容,介绍数个与局部解剖学知识有关的病例,并提出若干个有启发性的问题,供教师指导和学生学习参考之用。

　　本版教材的特点体现在以下几个方面:①综合素养培养目标的体现:"基本要求"由只注重知识为主,改为以知识、能力和素质作为课程教学目标为导向的基本要求,以适应时代的发展需求;②信息化时代的体现:有内容丰富、形式多样的数字课程作为本教材的辅助;③国际化程度的体现:提供主要的英文解剖学专业术语,图注用中英文双语标注,数字课程中提供涵盖本教材主体内容的中、英文双语课件等。

　　本教材以一本短小精悍、内容全面、编排新颖、印刷精美的纸质版教材为主体,以实地解剖操作视频,以及涵盖本教材主体内容的选择题、名词解释、填空题、问答题、病例分析,中、英文双语课件等作为学习指导的丰富的数字课程为辅助,并附有体现本教材特点的10套模拟试卷,可以随时检测学生对局部解剖学知识的掌握程度。利用本教材及其配套数字课程可大大提高"教"与"学"的效率。希望本版教材为学习解剖学提供最大限度的帮助。

　　感谢本教材第1、2、3版主编和第4版主审王怀经教授,感谢第1、2版副主编、第3版主编和第4版主审应大君教授,为本版教材的编写所提出的指导性和建设性的意见和建议。他们严谨的治学态度和高深的学术造诣永远是我们学习的楷模。感谢参加第1、2、3版教材编写的所有专家教授为本版教材的顺利编写提供了坚实的基础。

　　鉴于本教材在内容选择、体现全新教学理念的程度、与现代医学最新进展的结合程度、解剖学最新进展的把握程度等均可能存在偏差,加之编者知识、能力、水平所限,本教材不当之处在所难免,敬请读者批评指正并不吝赐教,以便再版时更正、提高。

李振中　张雅芳

2021年9月于济南

目　　录

绪 论

　　局部解剖学 regional anatomy 是按照人体的局部分区,研究各区域的层次结构及其内的器官与结构的位置、毗邻关系和临床应用的科学。局部解剖学是解剖学的分科之一,它是在学习了系统解剖学的基础上,通过实地尸体解剖和观察,来巩固系统解剖学的知识,从而为进一步学习临床课程和临床实践打下坚实的基础。因此,局部解剖学是基础医学与临床医学之间的桥梁课程。

一、人体的基本结构

　　人体可分为头、颈、躯干(包括胸部、腹部、盆部与会阴)及四肢(包括上肢和下肢)。头与躯干的基本结构大致相同,均由皮肤、浅筋膜、深筋膜、肌和骨骼等共同构成腔或管,容纳并保护中枢神经、感觉器官和内脏器官等。四肢以骨骼为支架,肌跨越关节附着于骨,深筋膜包裹着肌,浅筋膜位于皮下。全身各局部、器官均有血管和神经分布。

　　（一）皮肤

　　皮肤 skin 被覆于全身表面,并借结缔组织纤维束与其深面的浅筋膜相连。人体各部的皮肤厚薄不一,一般而言,腹侧面皮肤较薄,背侧面皮肤较厚,但在手和足则相反。项部、背部、手掌和足底处皮肤最厚,而腋窝和面部的皮肤最薄。另外,全身各处皮肤的纹理也不一致,做皮肤切口时应注意上述特点。

　　（二）浅筋膜

　　浅筋膜 superficial fascia 位于皮下,又称皮下组织或皮下脂肪,属疏松结缔组织,且富有脂肪,遍布全身。儿童、妇女和肥胖者浅筋膜较厚,老年人、男性和瘦弱者则较薄。浅筋膜内纤维束的强弱和松紧,关系着皮肤移动性的大小,以及解剖时剥离皮肤的难易。头皮、项、背、手掌和足底等部位的浅

筋膜致密,使皮肤紧密连接于深部结构,其他部位的浅筋膜较疏松并有弹性。

　　浅筋膜内有皮神经,浅动、静脉和浅淋巴管分布。皮神经穿出深筋膜后,走行于浅筋膜内,并以细支分布于皮肤。浅动脉细小,而浅静脉较粗大,一般不与动脉伴行,多互相吻合,最后穿深筋膜注入深静脉。浅筋膜内有丰富的淋巴管,但均细小,壁薄透明,不易辨认。另外,在头、颈、腋窝和腹股沟等部位的浅筋膜内可见到淋巴结。

　　（三）深筋膜

　　深筋膜 deep fascia 又称固有筋膜,是位于浅筋膜深面包裹着肌的一层纤维组织膜。在四肢,深筋膜还深入肌群之间,附着于骨,构成肌间隔。深筋膜包裹肌形成肌鞘,包裹血管和神经形成血管神经鞘,包裹腺体形成筋膜鞘或囊。在某些部位,如腕部和踝部,深筋膜在局部横行增厚,且两端固定于骨性突起上,形成支持带,能约束其深面的肌腱。另外,深筋膜、肌间隔与骨和骨膜之间可形成骨筋膜鞘或筋膜间隙,内有疏松结缔组织充填,感染时脓液可在间隙中蓄积蔓延。解剖时应注意各处深筋膜的厚薄及其与肌的关系。

　　（四）肌

　　肌 muscle 包括平滑肌、心肌和骨骼肌。骨骼肌一般由肌腹和肌腱两部分组成。肌腹由肌纤维构成的肌束组成,具有收缩功能;肌腱呈索条状或带状,由胶原纤维束构成,骨骼肌以腱附着于骨面或筋膜上。某些肌或腱与骨、关节囊和筋膜的接触处,往往有滑膜囊形成,以减少摩擦。另外,在手足一些与骨面邻贴的长腱上,深筋膜与滑膜囊共同形成双层管状的腱鞘。每块肌均由邻近的动脉发支营养,动脉多与支配该肌的神经伴行,并经神经血管"门"进入。解剖肌时应先使之紧张,并认清其

边界,然后沿肌束的方向清除结缔组织,进行分离。

(五)血管

解剖操作时所能见到的血管是动脉和静脉。**动脉** artery 与其伴行静脉相比,管径细,壁厚腔圆且有弹性。尸体上,动脉一般颜色发白,腔内空虚,不含血液。**静脉** vein 管径较粗,壁薄且弹性差。尸体上,静脉腔内常含有凝固的血块,呈紫蓝色。静脉属支多,彼此之间多吻合。浅静脉多单独走行,而深静脉多以 2 支与动脉伴行,走行于动脉两侧。

(六)淋巴管与淋巴结

淋巴管 lymphatic vessel 形态结构与静脉相似,但管腔细,壁薄透明呈乳白色,除淋巴导管和淋巴干,以及位于淋巴结附近的淋巴管较易剖露以外,其他部位的淋巴管解剖时不易辨认。**淋巴结** lymph node 为大小不一的圆形或椭圆形小体,呈灰红色。淋巴结常沿血管配布,多位于人体的凹窝或较隐蔽处,如腋窝、腹股沟,以及胸、腹、盆腔内的大血管周围。

(七)神经

神经 nerve 呈白色条索状,除皮神经之外,常与血管伴行,由结缔组织包绕形成血管神经束。脏器周围的自主神经常缠绕在脏器和血管壁上形成自主神经丛,随血管分布,解剖时较难分离。

(八)骨与骨连结

骨 bone 是人体重要的器官之一。全身各骨借骨连结构成骨骼,形成人体的支架,赋予人体基本形态,并具有支持体重、保护器官的作用。骨为骨骼肌所附着,在神经系统的支配下,骨骼肌有序地收缩、舒张,以关节为支点改变骨的位置与角度,产生运动。

骨连结分为直接骨连结和间接骨连结,后者又

称为关节。关节由关节面、关节囊和关节腔组成,另有一些辅助结构,如韧带、关节盘、关节唇、滑膜襞和滑膜囊等。

二、解剖器械及其使用

(一)解剖刀

解剖刀 scalpel 为常用器械之一(图 0-1)。常以刀刃切开皮肤、切断肌和其他软组织,以刀尖修洁血管和神经,以刀柄钝性分离组织等。一般用右手持刀,方式可随不同需要而异。切皮时可用抓持法,即将刀柄捏于拇指与中、环和小指三指之间,示指指腹压于刀背上,用均衡的腕力切开皮肤;修洁神经、血管和其他结构时,可采用执笔法,即用拇、示和中指三指捏持刀柄前部,犹如执笔,多用手指指间关节和掌指关节的小幅度运动,沿血管和神经走行方向进行修洁(图 0-2)。用刀时应谨防误伤自己和他人。

(二)镊

镊子 forceps 分有齿镊和无齿镊两种(图 0-1)。前者用于夹持皮肤或较坚韧的结构,后者用于夹持神经、血管和肌等软组织。切忌用有齿镊夹持神经、血管或肌,以防损坏上述结构。一般用左手持镊,将镊子夹于拇指与示、中指指腹之间,用手指力量捏紧(图 0-2)。也可两手同时持镊,进行神经、血管的追踪和组织分离。

(三)剪

剪 scissors(图 0-1)有直剪和弯剪两种,并有圆头和尖头及长、短之分。圆头剪一般用于剪开、分离组织和修洁血管;尖头剪常用于剪断较坚韧的结构,如肌腱、韧带等。正确的持剪方法,是将拇

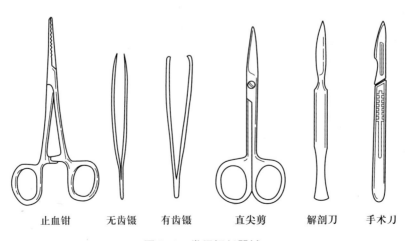

止血钳　无齿镊　有齿镊　　直尖剪　解剖刀　手术刀

图 0-1　常用解剖器械

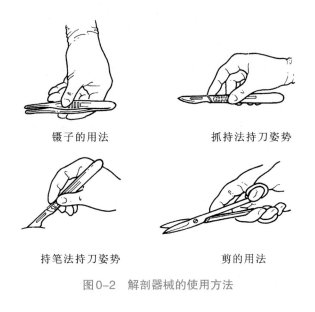

镊子的用法　　　　　　抓持法持刀姿势

持笔法持刀姿势　　　　　　剪的用法

图0-2　解剖器械的使用方法

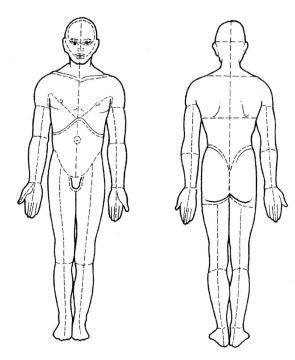

图0-3　全身皮肤切口

指和环指伸入剪柄的环内,中指放在剪环的前方,示指压在剪刀轴处,这样能起到稳定和定向的作用(图0-2)。

（四）血管钳

血管钳 hemostatic forceps（图0-1）通常用于分离软组织及神经、血管等,在解剖时也可钳夹肌腱、韧带和皮肤等,作牵引固定之用。使用方法与剪相同。

（五）其他解剖器械

肋骨剪,用于剪断肋骨;椎管双刃锯,用于打开椎管;弓形锯,用于开颅;咬骨钳,用于咬断骨并修整骨断端;拉钩,用于牵拉、暴露器官与结构。

三、解剖操作基本技术

（一）解剖皮肤

按各局部规定的切口切开皮肤(图0-3),切口深度以切透皮肤、但不伤及筋膜为宜。可先在尸体皮肤上,按拟做切口用刀尖背划一线痕,沿该线将刀刃与皮肤呈45°角切开皮肤。用有齿镊牵起切开皮肤的一角,将皮肤翻起,用刀刃将皮肤与皮下组织划割开,将皮肤剥离、翻起。勿使皮下组织附于皮片。

（二）解剖浅筋膜

浅筋膜的解剖主要是剖露浅静脉、皮神经,并清除纤维脂肪组织。浅静脉位于浅筋膜之中,沿其走行方向切开浅筋膜,暴露并分离之。皮神经先在浅筋膜深面走行,后逐渐分支浅出。于皮神经穿出深筋膜处开始,沿其走向剖查分离之。浅筋膜内,

在某些部位有浅淋巴结,用刀尖分离脂肪组织,寻找淋巴结,观察与淋巴结相连的输入和输出淋巴管。将解剖出的主要浅静脉和皮神经保留,其余纤维脂肪组织、淋巴结及小静脉一律清除,暴露深筋膜。

（三）解剖深筋膜

深筋膜覆盖在肌的表面,解剖时用镊子提起深筋膜,沿肌纤维方向,使刀刃平贴肌表面,将筋膜从肌表面分离并切除之。腰背部及四肢的深筋膜厚而致密,可成层切除或切开翻起;躯干部深筋膜大部分与肌层结合紧密,因此,只能小片切除。某些部位的深筋膜形成腱纤维鞘或作为肌的起点,则无需除去。

（四）解剖血管、神经

深部的血管、神经均走行于肌与肌之间、肌群与肌群之间,或位于脏器周围的结缔组织内,特别是脏器的"门",如肝门、肺门等处。解剖时,应先用刀尖沿血管、神经主干的走向,划开包绕它们的、由筋膜形成的血管神经鞘,显露出血管、神经的主干,然后用镊子提起血管、神经,沿其两侧用刀尖背面或剪刀仔细做钝性分离,剔除周围的结缔组织、脂肪,以及缠绕在血管壁上的自主神经丛,沿血管、神经的主干找出其分支,并按上述方法分离之。

（五）解剖肌

沿肌纤维的方向切开并剥离肌表面的深筋膜，修出肌的境界，然后进行观察。注意肌的位置、形态、起止、肌质与腱质的配布、肌纤维的方向及血管和神经的分布。有时需按规定将肌切断，以便观察深层结构。切断肌时，先将其边界完全分清，并用刀柄或将手指伸入肌的深面，将其与深面的结构分离，然后用剪刀将肌剪断；或在肌下垫一刀柄，用刀将肌横断，以免伤及深层结构。

（六）解剖脏器

打开胸、腹腔后，首先原位暴露脏器，观察其所在位置、体表投影、毗邻关系、浆膜配布等；然后剖查其血管、神经，或根据操作要求切断神经、血管及有关固定装置，取出脏器做进一步解剖观察，或切开脏器观察其腔内结构或腔壁。

四、解剖操作注意事项

第一，学习局部解剖学是在学习了系统解剖学的基础上进行的，只有在掌握各局部区域的器官配布情况之后，才能更好地进行解剖操作，故在进行解剖操作之前应做好预习，认真阅读局部解剖学的有关内容，以及系统解剖学的有关章节。

第二，尸体解剖是学习局部解剖学最重要的方法，故解剖时应勤于动手，善于观察，不断总结，做到理论联系实际，充分利用所解剖的尸体学好局部解剖学。

第三，要严格按照操作要求由浅入深逐层解剖。解剖时要主次分明，先剖查主要结构，再追寻次要结构。对主要结构要加以保护，必要时可切断，但不能切除。对于妨碍操作的次要结构，如伴行静脉、淋巴结等，虽可切除，但应按操作要求进行，不可乱割乱切。

第四，尸体解剖时不可能人人同时操作，故每次解剖操作之前应明确分工，如主刀、助手、阅读指导、查图等，其他同学应仔细观察所解剖出的每一个结构，认真总结记录。

第五，每次解剖操作结束时，应把解剖器械擦洗干净，妥善保存；把尸体盖好，不得暴露在外，以防干燥；将解剖下来的组织碎片收拾干净，保持实验室的清洁卫生。

（李振中）

数字课程学习……

 教学PPT

 自测题

第 1 章

头 部

第一节 概 述

头部包括面部与颅部两部分。

一、境界与分区

头部以下颌体下缘（下颌底）、下颌角、乳突尖、上项线和枕外隆凸的连线为界与颈部区分。头部本身又以眶上缘、颧弓上缘、外耳门上缘和乳突尖的连线为界，分为后上方的颅部和前下方的面部。

二、表面解剖

（一）体表标志

头部的下述体表标志具有重要的临床意义（图1-1、图1-2）。

1. **眉弓** superciliary arch　为位于眶上缘上方、额结节下方的弓状隆起，适对大脑额叶的下缘，其内侧部的深面有额窦。

2. **眶上切迹** supraorbital notch　少数为眶上孔，位于眶上缘的内、中 1/3 交界处，距正中线约 2.5 cm，眶上血管和神经由此出入。

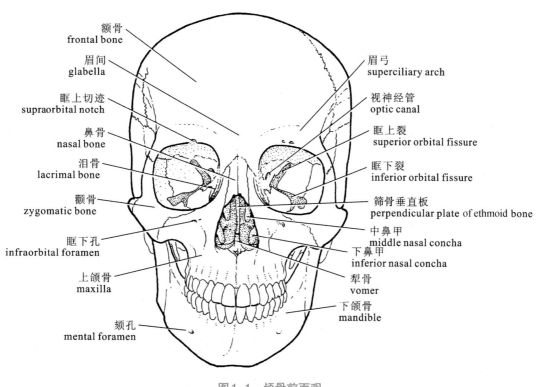

图 1-1　颅骨前面观

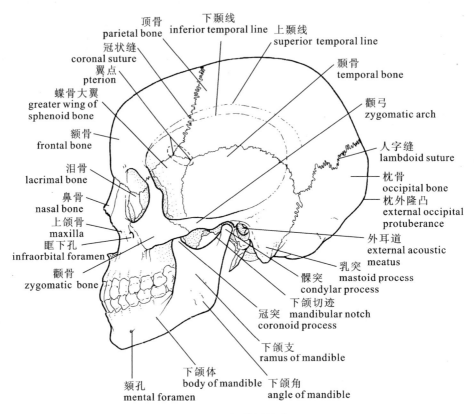

图1-2　颅骨侧面观

3. **眶下孔** infraorbital foramen　位于眶下缘中点的下方约 1 cm 处,眶下血管和神经由此出入,可于此处行眶下神经阻滞麻醉。

4. **颏孔** mental foramen　成人位于下颌第二前磨牙牙根的下方,下颌体上、下缘连线的中点,距正中线约 2.5 cm。颏孔为下颌管的开口,朝向后上外方,有颏血管和神经出入,为颏神经阻滞麻醉的部位。

眶上切迹、眶下孔和颏孔三者间的连线,一般为一条直线(图 1-1)。

5. **翼点** pterion　为额、顶、颞、蝶四骨相连接处的缝,多呈 H 形,位于颅骨侧面,颧弓上缘中点上方约 3.8 cm 处。翼点是颅骨骨质薄弱的部位,其内面恰有脑膜中动脉前支经过,此处受暴力打击时,易发生凹陷性骨折,并常伴有该动脉的撕裂出血,形成硬膜外血肿。

6. **颧弓** zygomatic arch　由颞骨的颧突和颧骨的颞突共同组成,全长于皮下均可触及。颧弓上缘相当于大脑颞叶前端的下缘。颧弓下缘与下颌切迹间的半月形间隙的中点,为咬肌神经封闭及上、下颌神经阻滞麻醉的进针点。

7. **乳突** mastoid process　位于耳垂后方,为一圆锥形隆起,其根部的前内方有茎乳孔,面神经由此孔出颅。在乳突后部的颅骨内面有乙状窦沟,容纳乙状窦。乳突根治术时,注意勿损伤面神经及乙状窦。

8. **枕外隆凸** external occipital protuberance　是枕骨外面正中最突出的隆起,与枕骨内面的窦汇相对。枕外隆凸向两侧延伸至乳突的骨嵴称**上项线** superior nuchal line。

9. **下颌角** angle of mandible　由下颌体下缘与下颌支后缘相交形成,为下颌骨骨折的好发部位。

(二)体表投影

为描述大脑半球背外侧面主要沟回和脑膜中动脉的体表投影,可先确定以下 6 条标志线(图 1-3)。①下水平线,通过眶下缘与外耳门上缘;②上水平线,经过眶上缘,与下水平线平行;③矢状线,从鼻根沿颅顶正中线至枕外隆凸的弧线;④前垂直线,通过颧弓中点;⑤中垂直线,经下颌骨髁突中点;⑥后垂直线,经过乳突基部后缘,所做垂直线均向上延伸达矢状线。

1. **中央沟**　投影在前垂直线和上水平线交点

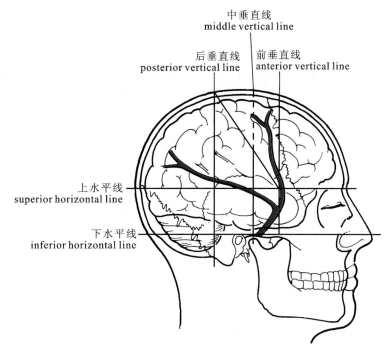

图1-3 大脑重要沟回和脑膜中动脉的体表投影

与后垂直线和矢状线交点的连线上,介于中垂直线与后垂直线间的一段。

2. 中央前、后回 分别投影于中央沟投影线前、后各1.5 cm宽的范围内。

3. 外侧沟 其后支投影于上水平线与中央沟投影线夹角的等分线上,其前端起自翼点,沿颞骨鳞部上缘的前份向后,终于顶结节下方附近。

4. 大脑下缘 其投影为由鼻根中点上方1.25 cm处开始向外,沿眶上缘向后,经颧弓上缘、外耳门上缘至枕外隆凸的连线。

5. 脑膜中动脉 主干多经过前垂直线与下水平线交点;前支经过前垂直线与上水平线的交点;后支经过后垂直线与上水平线的交点。

第二节 面 部

面部可分为眶区、鼻区、口区和面侧区。考虑到临床实际应用,本节仅叙述面部浅层结构和面侧区。

一、基本要求

通过对面部结构由浅入深地实地解剖操作,观察面部各器官和结构的位置、形态及其毗邻关系,重点观察穿经腮腺的结构及其位置关系,为口腔颌面外科的实际应用打下坚实的解剖学基础。

二、解剖与观察

(一)解剖面部浅层和腮腺咬肌区

1. 皮肤切口 尸体取仰卧位,肩下垫木枕,做以下切口(图0-3):①自颅顶正中向前下,经眉间、鼻背、人中至下颌体下缘做矢状切口;②自颅顶正中向两侧至耳廓上端做冠状切口;③沿上下睑缘、鼻孔周缘及唇缘各做环形切口,其中沿睑外侧缘做横行切口至耳廓前方;④沿下颌骨下缘做横行切口至下颌角、乳突尖。

将面部皮肤翻向两侧时,注意面部皮肤较薄,做切口和翻皮时不宜过深,以免伤及深面的面肌、神经和血管。

2. 剖查面肌 依次剖修出眼轮匝肌、枕额肌额腹、口轮匝肌、颧肌、提上唇肌、降口角肌、降下唇肌及面部下缘的颈阔肌。解剖面肌时,尽可能保留穿面肌达浅层的血管和神经分支。

3. 解剖腮腺鞘及腮腺管 修洁腮腺咬肌筋膜形成的腮腺鞘,观察有无腮腺浅淋巴结。在腮腺前缘、平颧弓下约1 cm处,寻认经过咬肌表面的腮腺管,可见其至咬肌前缘处,呈直角折转穿入颊肌。

4. 解剖穿出腮腺上缘、前缘及下端的结构

(1)在腮腺上缘近耳根处找出颞浅动、静脉,在

血管后方找到耳颞神经,在血管前方找出数条面神经颞支。

(2) 在腮腺前缘,以腮腺管为标志,在其上方寻找面横血管和数条面神经颧支;在腮腺管上、下方找出数条面神经颊支;去掉咬肌前缘深面的颊脂体,追踪颊支至颊肌,注意在颊肌表面还有自咬肌前缘浅出的颊神经(来自三叉神经),予以保留;在腮腺前缘近下端处,找出沿下颌体下缘走行并跨越面血管浅面的面神经下颌缘支。

(3) 在腮腺下端找出面神经发出的颈支和下颌后静脉的前、后支,并循前支向下追踪至其与面静脉汇合处。

5. 解剖面动、静脉 在咬肌前缘与下颌体下缘相交处寻找面动脉及其后方的面静脉,向前上方追踪,可见面动脉穿行于面肌之间,经口角、鼻翼外侧至内眦处移行为内眦动脉,途中发出分支至上、下唇和鼻翼等处。面静脉的属支基本与面动脉伴行。

6. 剖查三叉神经在面部的感觉支末支

(1) 在眶上缘中、内1/3交界处的上方剥开眼轮匝肌,寻找自眶上孔浅出的眶上神经和眶上血管,并在其内侧约1 cm处寻认滑车上神经和滑车上血管。

(2) 沿眶下缘中点下方0.5~1 cm处纵行切开眼轮匝肌,寻找自眶下孔穿出的眶下神经及眶下血管。

(3) 在距中线2~3 cm的下颌体上、下缘中点处剥离该处的肌,寻找自颏孔浅出的颏神经及颏血管。

7. 解剖腮腺及穿经腮腺的结构 沿面神经的一支切开其表面的腮腺组织,暴露面神经在腮腺内交织成网的情况,继续除去腮腺组织,向后追踪面神经干。在向深处去除腮腺深部组织的过程中,依次找出下颌后静脉、颈外动脉及其二终支,向上追踪颞浅动脉。

(二) 解剖颞区和面侧深区

1. 解剖颞筋膜、颞肌及颞下颌关节

(1) 沿颧弓上缘切开附于颧弓外面的颞筋膜浅层,向上翻起,去除其深面的脂肪,再沿颧弓上缘切开颞筋膜深层,向上翻起以暴露颞肌。

(2) 分别在颧弓最前端和关节结节前方锯断颧弓,将颧弓和咬肌边剥离边向下翻,打开咬肌间隙,观察并切断穿经下颌切迹进入咬肌的血管和神经。剥离咬肌附于下颌支上的止点,把咬肌翻

向下颌角。

(3) 修洁颞肌,在颞肌下部的深面找出向前下走行的颊神经(有时穿过颞肌),注意分离保护。将刀柄经下颌切迹向前下方深入冠突深面以保护深部结构,在下颌切迹中点到下颌支前缘与下颌体交界处锯断冠突;连带冠突向上翻起颞肌,用刀柄钝性分离颞肌,将其从颞窝下部的骨面分离,可见颞深血管和颞深神经进入该肌。

(4) 修洁颞下颌关节的关节囊,观察颞下颌韧带,然后除去颞下颌韧带,切开关节囊,观察关节盘和上、下关节腔的形态。

2. 解剖面侧深区

(1) 暴露面侧深区 将刀柄自下颌颈和下颌支后缘插入下颌支深面,使其与深面的软组织分离,刀柄向下移动受阻处即是下牙槽神经和血管进入下颌孔处。于翼外肌止点下方用骨剪剪断下颌颈,在平下颌孔上方水平锯断下颌支,显露深面的肌、血管及神经。

(2) 解剖面侧深区浅部结构

1) 观察翼外肌和翼内肌的位置、起止和走行。

2) 解剖观察翼静脉丛 细心清除翼外、内肌表面的结缔组织,遇到交织成网的小静脉即翼静脉丛,它向后汇成上颌静脉。观察完毕后可去除翼静脉丛。

3) 解剖上颌动脉及其分支 上颌动脉第一段行于下颌颈内侧,其主要分支有下牙槽动脉和脑膜中动脉,向上追踪脑膜中动脉至翼外肌深面,向前下追踪下牙槽动脉和神经至下颌孔入下颌管;第二段通常行于翼外肌浅面(约占2/3),有时行于翼外肌下头的深面(约占1/3),其分支有颊动脉和分布到咀嚼肌的动脉;第三段经翼外肌两头之间进入翼腭窝,其分支有眶下动脉和上牙槽后动脉等。

4) 解剖下颌神经的分支 在下颌孔处找到下牙槽神经和动脉,向上追踪至翼外肌下缘。在下牙槽神经进入下颌孔的稍上方,可见它发出细小的下颌舌骨肌神经。在下牙槽神经的前方、翼内肌的表面寻找舌神经。在翼外肌两头之间寻找颊神经,向下追踪至颊肌表面。

(3) 解剖面侧深区深部结构

1) 小心除去翼外肌、颞下颌关节盘和下颌头,注意保护翼外肌深面的血管和神经。

2) 修洁上颌动脉第一段,追踪脑膜中动脉至棘孔,观察耳颞神经的两根包绕脑膜中动脉的

情况。

3）观察、修洁下颌神经及其分支　循下牙槽神经和舌神经向上追踪到卵圆孔，辨认下颌神经及其分支颊神经和耳颞神经。观察耳颞神经的走行。牵拉舌神经向前，找出加入其后缘的鼓索。扭转下颌神经干，试寻找位于其深面的耳神经节和连于耳神经节的小支。

4）在翼上颌裂处观察上颌神经，找出它发出的分支上牙槽后神经和其终支眶下神经。

三、基本内容

（一）面部浅层结构

1. 皮肤与浅筋膜　面部皮肤薄而柔软，富有弹性，含有较多的皮脂腺、汗腺和毛囊，是疖肿的好发部位。浅筋膜主要由疏松结缔组织构成，内有血管和神经穿行。睑部皮下组织少而疏松，因而易形成水肿。多数人的颊部脂肪组织聚成明显的团块，称颊脂垫。浅筋膜内血供丰富，因此，面部创口愈合快。

2. 面肌　面肌薄而纤细，大多起自面颅诸骨或筋膜，止于皮肤，属于皮肌。由于面肌收缩牵动皮肤，使面部呈现各种表情，故又称**表情肌**。面肌主要集中分布在眼裂、口裂和鼻孔周围。分布在眼裂周围的是**眼轮匝肌** orbicularis oculi，此肌分为眶部、睑部和泪部，主要作用是使眼睑闭合。分布在口裂周围的面肌除了环状的口轮匝肌外，尚有与之交织的呈辐射状分布的提上唇肌、颧大肌、颧小肌、降下唇肌和降口角肌等，主要作用是使口形发生变化。分布在鼻孔周围的主要是开大和缩小鼻孔的鼻肌。此外，在口角的外侧有参与咀嚼和吸吮的颊肌，在前额有使额部皮肤出现横纹的枕额肌额腹。面肌由面神经支配，面神经受损时，可引起面瘫（表1-1）。

3. 血管、淋巴引流和神经

（1）血管　分布于面部浅层的血管主要为面动脉和面静脉（图1-4）。

1）**面动脉** facial artery　在颈动脉三角内起自颈外动脉，向前行于二腹肌和下颌下腺深面，至咬肌前缘与下颌体下缘交点处，绕下颌体下缘浅出入面部。此处可以触及面动脉的搏动，面动脉供区出血时，可压迫此处进行止血。面神经的下颌缘支常在此处沿下颌体下缘面动脉的浅面横越前行。面动脉在面部行程迂曲，斜向前上行，浅面常有部分面肌覆盖，经口角、鼻翼外侧至内眦，自此更名为**内眦动脉** angular artery。面动脉沿途发出**下唇动脉**、**上唇动脉**和**鼻外侧动脉**，分布至相应部位。

表 1-1　面　肌

部位	名称		形状与位置	作用	神经支配
眼裂周围	眼轮匝肌	睑部	环状:围绕眼裂	眨眼	面神经颞支与颧支
		眶部	环状:围绕眼眶	闭眼	
		泪部	束状:泪囊部	扩大泪囊,使泪液流通	
鼻孔周围	鼻肌	横部	鼻背	缩小鼻孔	面神经颊支
		翼部	鼻翼后部	开大鼻孔	
口裂周围	浅层	口轮匝肌	环状:围绕口裂	闭口	颊支与下颌缘支
		提上唇肌(分三头)	近四边形:眶下缘与上唇之间	上提上唇,开大鼻孔	颧支与颊支
		颧肌	束状:提上唇肌的外上方	牵口角向外上方	颧支
		笑肌	束状:横向位于口角外侧	牵口角向外	颊支
		降口角肌	三角形:口角下方	牵口角向下	颊支与下颌缘支
	中层	提口角肌	束状:尖牙窝	上提口角	面神经颊支
		降下唇肌	菱形:颏孔与颏联合之间	下降下唇	面神经颊支
	深层	颊肌	长方形:颊部横向	使唇颊紧贴牙龈,参加咀嚼与吮吸	面神经颊支
		颏肌	锥形:颏联合两侧	上提颏部皮肤,前送下唇	面神经下颌缘支

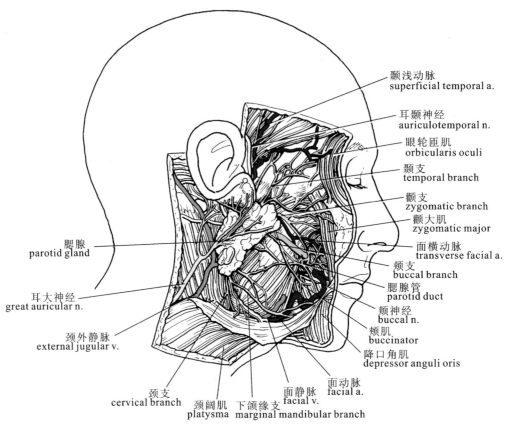

颞浅动脉
superficial temporal a.

耳颞神经
auriculotemporal n.

眼轮匝肌
orbicularis oculi

颞支
temporal branch

颧支
zygomatic branch

颧大肌
zygomatic major

面横动脉
transverse facial a.

颊支
buccal branch

腮腺管
parotid duct

颊神经
buccal n.

颊肌
buccinator

降口角肌
depressor anguli oris

面动脉
facial a.

面静脉
facial v.

下颌缘支
marginal mandibular branch

颈支
cervical branch

颈阔肌
platysma

颈外静脉
external jugular v.

耳大神经
great auricular n.

腮腺
parotid gland

图1-4 面部浅层结构

2）**面静脉 facial vein** 起自**内眦静脉**，伴行于面动脉的后方，位置较浅，行程也不如面动脉迂曲。至下颌角下方，接受下颌后静脉的前支，穿深筋膜注入颈内静脉。内眦静脉可通过眼上静脉与颅内海绵窦相交通，面静脉还可经面深静脉、翼静脉丛与颅内海绵窦交通，加之口角平面以上的面静脉段通常无瓣膜。因此，面部感染可通过上述途径，逆行蔓延至颅内导致海绵窦血栓或颅内感染。故将面静脉所经过的鼻根与左、右两侧口角之间的三角区称为"危险三角"。

（2）淋巴引流 面部浅层的淋巴管丰富，吻合成网，通常注入**下颌下淋巴结**和**颏下淋巴结**。

（3）神经 面部的感觉神经来自三叉神经，面肌的运动神经来自面神经。

1）**三叉神经 trigeminal nerve** 为混合性神经，于颅腔内分为眼神经、上颌神经和下颌神经三大分支，其感觉支除分布于面深部结构外，终末支穿面颅相关孔裂，分布于相应区域的皮肤。3个主要的终末支是：①**眶上神经 supraorbital nerve**，为眼神经分出的额神经的分支，有同名血管伴行，由眶上

切迹或孔穿出，分布于额部和上睑皮肤；②**眶下神经 infraorbital nerve**，为上颌神经的分支，有同名血管伴行，经眶下孔穿出，分为数支，分布于下睑、鼻背外侧和上唇皮肤；③**颏神经 mental nerve**，为下颌神经的分支下牙槽神经的终支，有同名血管伴行，出颏孔，分布于下唇及颏区的皮肤（图1-5）。三叉神经的三大分支在面部的分布以眼裂和口裂为界，眼裂以上为眼神经分支分布，口裂以下为下颌神经分支分布，两者之间为上颌神经分支分布（图1-6）。

2）**面神经 facial nerve** 自茎乳孔出颅后，向前入腮腺浅部，通常先分为上、下两干，然后各分为数支在腮腺内交织成丛，最后呈扇形分为5组分支穿出腮腺，支配面肌和颈阔肌（图1-4）。5组分支分别是：①**颞支 temporal branch**，有2~3支，由腮腺上缘穿出，越过颧弓浅面，支配眼轮匝肌上份及枕额肌额腹；②**颧支 zygomatic branch**，有3~4支，由腮腺前缘上端穿出，支配眼轮匝肌下份及上唇诸肌；③**颊支 buccal branch**，有3~4支，由腮腺前缘穿出，平行走行于腮腺管上、下方，支配颊肌和口裂周围

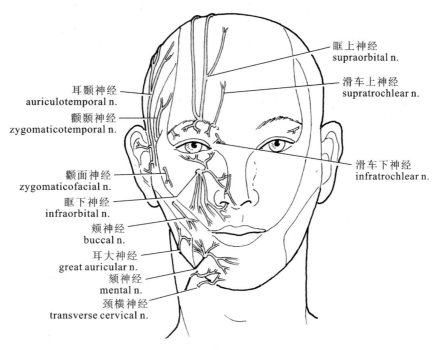

图1-5 头面部感觉神经分布

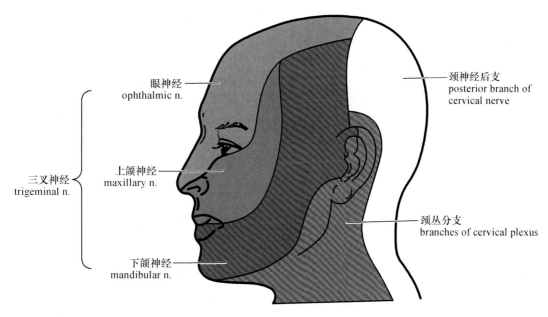

图1-6 三叉神经在头面部的分布区

诸肌;④**下颌缘支** marginal mandibular branch,常为1支,于腮腺前缘近下端处穿出,行于颈阔肌深面,跨越面动、静脉的浅面,沿下颌骨下缘前行,支配下唇诸肌;⑤**颈支** cervical branch,常为1支,由腮腺下端穿出,向前下在下颌角下方入颈部,行于颈阔肌深面,并支配该肌。

(二)面侧区结构

面侧区是指由颧弓、鼻唇沟、下颌骨下缘和胸锁乳突肌上份前缘围成的区域,包括颊区、腮腺咬肌区和面侧深区。下面主要叙述腮腺咬肌区、面侧深区及面侧区的间隙。

1. **腮腺咬肌区** 此区的主要结构为腮腺、咬肌,以及有关的血管、神经等。

(1)**腮腺** parotid gland 质软,色淡黄,大致呈楔形,底向外侧,尖向前内适对咽侧壁。腮腺分为浅、深两部,通常以下颌支后缘或以穿过腮腺的面神经丛作为两部的分界。浅部位于咬肌的后方和咬肌后份浅面;深部位于下颌支后内侧。浅、深两部于下颌支后缘处相连(图1-7)。

腮腺上缘邻接颧弓、外耳道和颞下颌关节;下端平下颌角;前邻咬肌、下颌支和翼内肌的后缘,其浅部向前延伸,覆盖于咬肌后份的浅面;后缘邻接乳突和胸锁乳突肌上份的前缘。腮腺的深面与茎突诸肌,颈内动、静脉和舌咽神经、迷走神经、副神经及舌下神经相邻,这些结构共同形成"腮腺床"(图1-4、图1-7)。

(2) **腮腺咬肌筋膜** 为颈筋膜浅层向上的延续,其在腮腺后缘分为浅、深两层,包被腮腺形成腮腺鞘。鞘浅层致密,深层薄弱,鞘与腮腺结合紧密并发出许多间隔,将腮腺分隔成许多小叶。由于以上结构特点,腮腺炎症常引起剧痛。腮腺化脓时多为小叶性脓肿,切开排脓时须注意引流每一脓腔。腮腺脓肿不易穿透浅层,而易穿透深层向深部蔓延形成咽旁脓肿。浅、深两层筋膜在腮腺前缘处又合二为一,覆盖于咬肌表面,称咬肌筋膜。

(3) **腮腺管** parotid duct 自腮腺浅部前缘发出,在颧弓下约1 cm处横跨咬肌表面至该肌前缘,继而急转向内穿颊肌,开口于与上颌第二磨牙牙冠相对的颊黏膜上。开口处黏膜隆起,称腮腺管乳头。腮腺管全长3.5~5 cm,直径约0.3 cm,管壁厚而坚韧,用力咬合时,在咬肌前缘处可以触摸到腮腺管(图1-4)。

(4) **腮腺淋巴结** parotid lymph node 分浅、深两群,分别位于腮腺表面和腮腺实质内。浅淋巴结收纳耳廓、颅顶前部和面上部的淋巴;深淋巴结收纳外耳道、中耳、鼻、腭和颊深部的淋巴。浅、深淋巴结输出管均注入颈外侧淋巴结。

(5) **穿经腮腺的结构** 在腮腺内部纵行的有颈外动脉,颞浅动、静脉,下颌后静脉及耳颞神经;横行的有上颌动、静脉,面横动、静脉,面神经及其分支。上述较为重要的血管和神经的位置关系由浅入深依次为:面神经及其分支、下颌后静脉、颈外动脉及耳颞神经(图1-7、图1-8)。

1) **面神经** facial nerve 在颅外的行程中,因穿腮腺而分为3段。

第一段:是面神经干从茎乳孔穿出至进入腮腺以前的一段,长1~1.5 cm,向前经过茎突根部的浅面。此段虽被腮腺遮盖,但尚未进入腮腺实质内,显露面神经主干可在此段进行。

第二段:为腮腺内段。面神经主干从腮腺后内侧面进入腮腺,在腮腺内通常分为上、下两干,再发出分支,彼此交织成丛,由丛发出颞支、颧支、颊支、下颌缘支和颈支5组分支。面神经及其分支位于颈外动脉和下颌后静脉的浅面。正常情况下,面神经外膜与腮腺组织容易分离,但在病变时两者常紧密粘连,手术分离较为困难。腮腺肿瘤可压迫面神经,引起面瘫。

第三段:为面神经穿出腮腺后的部分。面神经

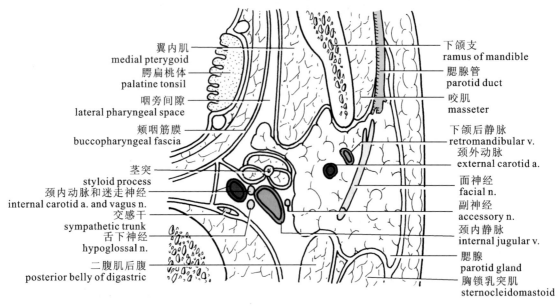

图1-7 腮腺和面侧区的水平断面(左侧下面观)

翼内肌 medial pterygoid
腭扁桃体 palatine tonsil
咽旁间隙 lateral pharyngeal space
颊咽筋膜 buccopharyngeal fascia
茎突 styloid process
颈内动脉和迷走神经 internal carotid a. and vagus n.
交感干 sympathetic trunk
舌下神经 hypoglossal n.
二腹肌后腹 posterior belly of digastric

下颌支 ramus of mandible
腮腺管 parotid duct
咬肌 masseter
下颌后静脉 retromandibular v.
颈外动脉 external carotid a.
面神经 facial n.
副神经 accessory n.
颈内静脉 internal jugular v.
腮腺 parotid gland
胸锁乳突肌 sternocleidomastoid

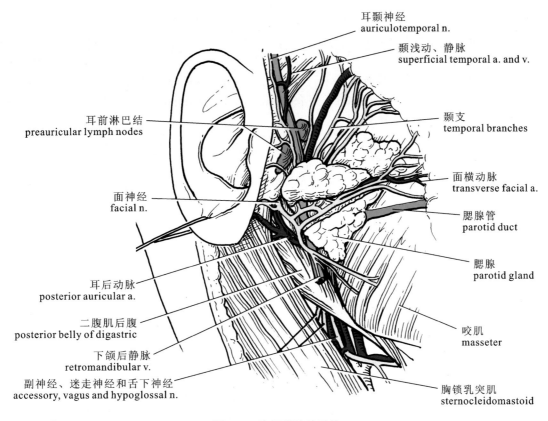

图1-8 穿经腮腺的结构

的5组分支分别由腮腺浅部的上缘、前缘和下端呈辐射状穿出至各相应区域,支配面肌。

2) **下颌后静脉** retromandibular vein 颞浅静脉和上颌静脉与同名动脉伴行,穿入腮腺,汇合形成下颌后静脉,其在颈外动脉的浅面下行,穿出腮腺下端,分为前、后两支。前支与面静脉汇合,注入颈内静脉;后支与耳后静脉汇合,形成颈外静脉。

3) **颈外动脉** external carotid artery 由颈部上行,经二腹肌后腹和茎突舌骨肌深面,入下颌后窝,在下颌支后缘中、下1/3交界处水平由深面穿入腮腺深部,行于下颌后静脉的前内侧,至下颌颈平面分为上颌动脉和颞浅动脉两终支。其中上颌动脉行经下颌颈内侧出腮腺入颞下窝;颞浅动脉在腮腺深部上行跨颧弓穿出腮腺上缘至颞区,途中发出面横动脉。

此外,耳颞神经亦穿入腮腺鞘,在腮腺深部上行,与颞浅动、静脉伴行穿出腮腺上缘至颞区。当耳颞神经因腮腺肿胀或受肿瘤压迫时,可引起由颞区向颅顶部放射的剧痛。

(6) **咬肌** masseter 起自颧弓下缘及其深面,止于下颌支外侧面和咬肌粗隆。该肌的后上份为

腮腺浅部所覆盖,表面覆以咬肌筋膜,浅面有面横血管、腮腺管、面神经颊支和下颌缘支横过。咬肌与位于颞区的颞肌和位于面侧深区的翼内、外肌共同组成咀嚼肌(表1-2)。

2. **面侧深区** 此区又称为颞下窝,位于颅底下方,口腔及咽的外侧,其上方为颞窝。

(1) **境界** 此区为有一顶、一底和四壁的腔隙,内有翼内、外肌及出入颅底的血管和神经。顶为蝶骨大翼的颞下面;底平下颌骨下缘;前壁为上颌体的后面;后壁为腮腺深部;外侧壁为下颌支;内侧壁为翼突外侧板和咽侧壁。内侧壁与前壁之间有翼上颌裂,向内通翼腭窝(图1-9)。

(2) **内容** 见图1-10、图1-11。

1) **翼内、外肌** **翼内肌** medial pterygoid 起自蝶骨翼窝和上颌结节,肌纤维斜向后、外、下走行,止于下颌支内侧面的翼肌粗隆。**翼外肌** lateral pterygoid 有两头,上头起自蝶骨大翼的颞下面,下头起自翼突外侧板的外面。两束肌纤维均斜向外后方走行,止于下颌颈前面的翼肌凹及颞下颌关节囊。翼内肌位于颞下窝的下内侧部,翼外肌位于上外侧部。两肌之间及其周围的疏松结缔组织中,有

13

表 1-2　咀　嚼　肌

层次	名称	起点	止点	作用	神经支配
浅层	颞肌	颞窝 颞筋膜深面	下颌骨冠突	前部：提下颌骨（闭口） 后部：拉下颌骨（向后）	颞深神经（V₃）
	咬肌	浅层：颧弓前 2/3 深层：颧弓后 1/3	咬肌粗隆	上提下颌骨（闭口）	咬肌神经（V₃）
深层	翼外肌	颞下窝、颞下嵴 翼突外侧板	下颌骨髁突 翼肌凹及关节囊	单侧：下颌骨向对侧移 双侧：协助开口	翼外肌神经（V₃）
	翼内肌	蝶骨翼窝 上颌结节	翼肌粗隆	上提下颌骨，并向前	翼内肌神经（V₃）

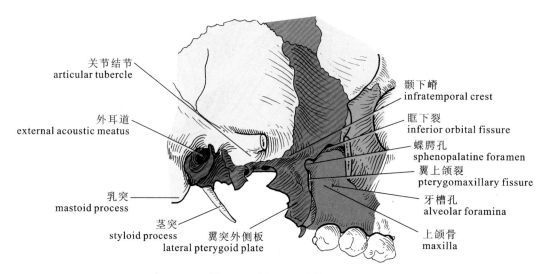

关节结节 articular tubercle

外耳道 external acoustic meatus

乳突 mastoid process

茎突 styloid process

翼突外侧板 lateral pterygoid plate

颞下嵴 infratemporal crest

眶下裂 inferior orbital fissure

蝶腭孔 sphenopalatine foramen

翼上颌裂 pterygomaxillary fissure

牙槽孔 alveolar foramina

上颌骨 maxilla

图 1-9　面侧深区的境界

重要的血管和神经穿行。翼内、外肌的作用和神经支配见表 1-2。

2) **翼静脉丛** pterygoid venous plexus　位于颞下窝浅部，在翼内、外肌与颞肌之间。翼静脉丛收纳与上颌动脉分支伴行的静脉，向后汇合成上颌静脉，回流到下颌后静脉。

翼静脉丛可通过眼下静脉和面深静脉与面静脉相通，还可经卵圆孔网及破裂孔导血管与颅内的海绵窦相通，故口、鼻、咽等部位的感染可沿上述途径蔓延至颅内。

3) **上颌动脉** maxillary artery　为颈外动脉的两终支之一。该动脉在腮腺内、平下颌颈处自颈外动脉发出后走向前内，经下颌颈深面进入颞下窝，依次行于翼外肌的下缘、浅面或深面，经翼上颌裂入翼腭窝。上颌动脉以翼外肌为标志可分为 3 段。

第一段：位于下颌颈深面，自起点至翼外肌下缘。此段经下颌颈深面时与其上方的耳颞神经平行，故行髁突切除术时，应注意保护此二结构。该段的主要分支：①**下牙槽动脉** inferior alveolar artery，与同名静脉和神经伴行，向下经下颌孔入下颌管，在管内发支至下颌骨、下颌牙及牙龈，终支出颏孔称**颏动脉** mental artery，分布于颏区。②**脑膜中动脉** middle meningeal artery，发出后于翼外肌深面上行，穿耳颞神经两根之间，经棘孔入颅，在颅内分为前、后两支，分布于颞顶区内面的硬脑膜。其中前支较大，适经翼点内面，此部位颅骨骨折损伤该血管时，常导致硬膜外血肿。

第二段：多位于翼外肌下头的浅面或深面。分支主要分布于咀嚼肌和颊肌。至咀嚼肌的分支与同名神经和静脉伴行进入各肌；另发出**颊动脉** buccal artery 与颊神经伴行，分布于颊肌和颊黏膜。

第三段：是从翼外肌两头之间至进入翼腭窝以后的一段。其主要分支有：①**上牙槽后动脉**

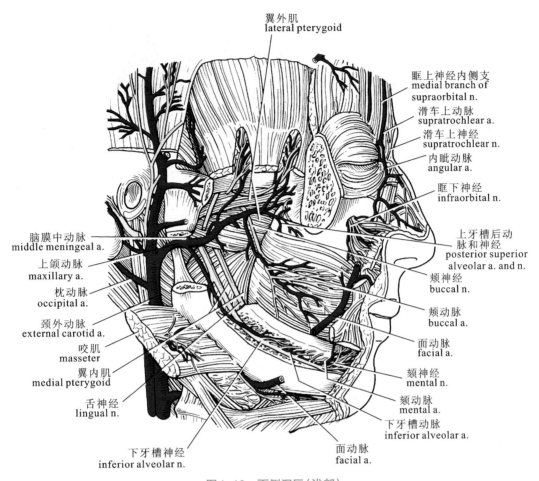

图1-10 面侧深区（浅部）

posterior superior alveolar artery，在上颌动脉即将进入翼腭窝时发出，向前下穿入上颌骨后面的牙槽孔，分布于上颌后份的牙槽突、牙、牙龈和上颌窦黏膜；②眶下动脉 infraorbital artery，经眶下裂、眶下管，出眶下孔，沿途发出分支，分布于上颌前份的牙槽突、牙、牙龈及下睑和眶下方的皮肤。

4）下颌神经 mandibular nerve 为三叉神经最大的分支，自卵圆孔出颅进入颞下窝深部，主干短，行于翼外肌的深面。下颌神经发出的运动支支配咀嚼肌，包括翼内肌神经、翼外肌神经、咬肌神经和颞深前、后神经。下颌神经还发出下述4条感觉支：①颊神经 buccal nerve，经翼外肌两头之间穿出，沿下颌支前缘的内侧下行至咬肌前缘，穿颊肌分布于颊黏膜、颊侧牙龈，另有分支穿颊脂垫分布于颊区和口角的皮肤。②耳颞神经 auriculotemporal nerve，以两根起自下颌神经，夹持脑膜中动脉向后合成一支，沿翼外肌深面，经下颌颈深面至其后方转向上行，穿入腮腺，于腮腺上缘浅出，分布于外耳

道、耳廓及颞区的皮肤。③舌神经 lingual nerve，经翼外肌深面下行，途中接受来自面神经的鼓索，然后自翼外肌下缘浅出，经翼内肌表面向前下行，达下颌下腺深部的上方，再沿舌骨舌肌的浅面前行至口底，分布于下颌舌侧牙龈、下颌下腺、舌下腺、舌前 2/3 及口底的黏膜，其中来自鼓索的味觉纤维分布于舌前 2/3 的味蕾。④下牙槽神经 inferior alveolar nerve，位于舌神经的后方，经翼外肌深面，自其下缘浅出，然后与同名动、静脉伴行，经下颌孔，入下颌管，发支分布于下颌骨及下颌诸牙。终支出颏孔后，称颏神经，分布于颏区皮肤。

3. 面侧区的间隙 面侧区的间隙位于颅底与上、下颌骨之间，是散在于骨与肌、筋膜之间的间隙，彼此相通。间隙内充满疏松结缔组织，感染易沿间隙扩散。下面主要叙述咬肌间隙和翼下颌间隙（图1-12）。

（1）咬肌间隙 masseter space 为位于咬肌深面与下颌支上部之间的狭小间隙。咬肌的血管和

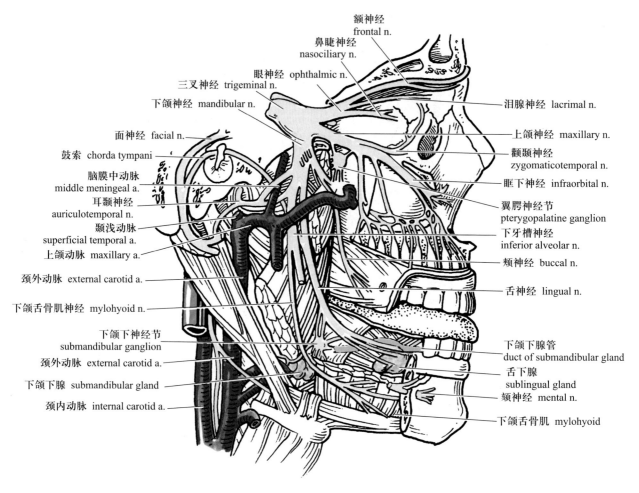

额神经 frontal n.
鼻睫神经 nasociliary n.
眼神经 ophthalmic n.
三叉神经 trigeminal n.
下颌神经 mandibular n.
面神经 facial n.
鼓索 chorda tympani
脑膜中动脉 middle meningeal a.
耳颞神经 auriculotemporal n.
颞浅动脉 superficial temporal a.
上颌动脉 maxillary a.
颈外动脉 external carotid a.
下颌舌骨肌神经 mylohyoid n.
下颌下神经节 submandibular ganglion
颈外动脉 external carotid a.
下颌下腺 submandibular gland
颈内动脉 internal carotid a.

泪腺神经 lacrimal n.
上颌神经 maxillary n.
颧颞神经 zygomaticotemporal n.
眶下神经 infraorbital n.
翼腭神经节 pterygopalatine ganglion
下牙槽神经 inferior alveolar n.
颊神经 buccal n.
舌神经 lingual n.
下颌下腺管 duct of submandibular gland
舌下腺 sublingual gland
颏神经 mental n.
下颌舌骨肌 mylohyoid

图 1-11 面侧深区的血管和神经（深部）

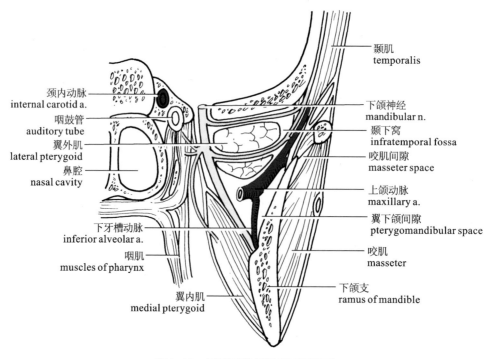

颈内动脉 internal carotid a.
咽鼓管 auditory tube
翼外肌 lateral pterygoid
鼻腔 nasal cavity
下牙槽动脉 inferior alveolar a.
咽肌 muscles of pharynx
翼内肌 medial pterygoid

颞肌 temporalis
下颌神经 mandibular n.
颞下窝 infratemporal fossa
咬肌间隙 masseter space
上颌动脉 maxillary a.
翼下颌间隙 pterygomandibular space
咬肌 masseter
下颌支 ramus of mandible

图 1-12 面侧区的间隙（冠状断面）

神经通过下颌切迹穿入此间隙,从深面进入咬肌。此间隙的前方紧邻下颌第三磨牙,许多牙源性感染,如第三磨牙冠周炎、牙槽脓肿和下颌骨骨髓炎等,均有可能扩散至咬肌间隙而引起继发感染。

(2) **翼下颌间隙** pterygomandibular space 位于翼内肌与下颌支之间,隔下颌支与咬肌间隙相邻,两间隙经下颌切迹相交通。此间隙内有舌神经、下牙槽神经和同名动、静脉通过。行下牙槽神经阻滞麻醉术时,麻醉药注射于此间隙内。牙源性感染亦常累及此间隙。

(程 蓓)

第三节 颅 部

一、基本要求

通过对颅部结构由浅入深的实地解剖操作,观察颅部各器官和结构的位置、形态及其毗邻关系,重点观察颅顶软组织(额顶枕区、颞区)的层次结构,海绵窦的位置、毗邻和交通关系,以及穿经海绵窦结构的名称和位置排列关系,为神经外科的实际应用打下坚实的解剖学基础。

二、解剖与观察

(一)解剖颅顶部软组织

1. 剥离皮肤和浅筋膜 将颅顶正中矢状切口向后延至枕外隆凸,连同前面已做的颅顶冠状切口,分4片剥下皮肤和浅筋膜,前达眉弓,后达枕外隆凸,两侧达耳根。查证颅顶部皮肤借浅筋膜内结缔组织与帽状腱膜紧密连接不易剥离。注意保留和观察浅筋膜中的血管和神经。

2. 剖查帽状腱膜 去除浅筋膜,显露帽状腱膜,观察帽状腱膜向前、后分别与枕额肌的额腹和枕腹相连,两侧续接颞筋膜。

3. 剖查腱膜下疏松结缔组织 沿原皮肤切口方向十字切开帽状腱膜,插入刀柄检查其深面的腱膜下疏松结缔组织,然后翻开腱膜。

4. 剖查颅骨外膜 切开颅骨外膜,观察其与骨缝粘连的情况。

(二)开颅取脑

1. 锯除颅盖 于前方平眶上缘上方1.5 cm、后方平枕外隆凸上方1.5 cm处的平面系一细绳,并用铅笔沿绳做一环形连线,沿此线剥离骨膜并将颅骨锯

开。注意此线对应的颞窝骨壁较薄,眉弓、枕外隆凸和上项线上方等处的骨壁较厚,锯骨时深浅以不伤及脑膜和脑为度。颅骨锯开后,用骨凿沿锯缝撬开颅盖。

2. 解剖硬脑膜 揭开颅盖后即见硬脑膜。其内有脑膜中动脉走行,观察其前支经翼点内面走行的情况。循正中矢状线切开上矢状窦,除去窦内血块,寻认突入窦腔的蛛网膜粒。沿上矢状窦两侧约0.5 cm处纵切硬脑膜,自此切口的中点,向两侧耳廓方向各做上、下切口,揭起4片硬脑膜翻下,切断所有进入上矢状窦的大脑上静脉。用镊尖挑起蛛网膜,观察蛛网膜下隙及随软脑膜分布的脑表面血管。在颅前窝处,将额叶轻轻撬起,切断大脑镰在鸡冠处的附着,拉大脑镰向后至其与小脑幕上面的连接处。切断进入直窦的大脑大静脉。

3. 取脑

(1) 将头移至解剖台的一端,并超出台边,使头自然后仰下垂。一手托住大脑,自颅前窝微撬额叶,将刀深入,轻轻离断穿过筛孔的嗅神经丝,把嗅球从筛板上挑起。

(2) 将额叶向上推离颅前窝,在颅前窝中间部前方的视神经管处,切断视神经及位于其后外方的颈内动脉;于视交叉的后下方,紧贴鞍膈切断漏斗,将垂体留于垂体窝内;在鞍背两侧切断动眼神经和位于其外侧被小脑幕游离缘遮盖的滑车神经。

(3) 将头转向左侧,切断注入右侧横窦的大脑下静脉,将右侧颞极自颅中窝分离,轻轻揭起颞叶,在颞叶与颅中窝之间,辨认小脑幕在颞骨岩部的附着缘及其游离缘附着于前、后床突的部分;自小脑幕附着缘的前端,向后外沿颞骨岩部上缘和小脑幕后缘切断小脑幕。注意勿损伤深面的小脑。用相同的方法处理左侧小脑幕。

(4) 将额叶及颞叶由颅前、中窝轻轻掀起,使脑桥和延髓腹侧面离开颅底斜坡;在颞骨岩部尖端附近,切断三叉神经根;在三叉神经根的下方内侧,鞍背后面的下部,切断展神经根;在展神经根的后外方,有出入内耳门的面神经根和前庭蜗神经根,将它们切断;在枕骨大孔前外侧,切断穿经颈静脉孔的颈内静脉及舌咽神经、迷走神经和副神经根;在枕骨大孔前外侧缘处,切断穿舌下神经管的舌下神经根;将刀伸入椎管,于枕骨大孔水平切断脊髓和左、右椎动脉,取出全脑。

4. 剖查硬脑膜形成的结构 观察大脑镰、小脑幕和小脑镰,显露上、下矢状窦及直窦、横窦、乙

17

状窦、海绵窦。

5.解剖颅底内面

(1)剖查垂体 切开鞍膈前、后缘,用刀从垂体窝中挑出垂体。

(2)解剖海绵窦 紧贴垂体窝两侧纵行切开海绵窦上壁,找到行于窦腔内的颈内动脉和展神经;仔细剖开窦的外侧壁,观察自上而下排列的动眼神经、滑车神经、眼神经和上颌神经。追踪前三条神经至眶上裂,追踪上颌神经至圆孔。

(3)剖查三叉神经节 自颞骨岩部尖端的前上面剥离硬脑膜,暴露三叉神经节。观察此节向前下方发出的眼神经、上颌神经和下颌神经。追踪下颌神经至卵圆孔。

三、基本内容

颅部由颅顶、颅底和颅腔三部分组成。颅顶又分为额顶枕区和颞区,并包括其深面的颅顶诸骨。颅底有内、外面之分,内面又分为颅前窝、颅中窝和颅后窝三部分。颅底有许多孔裂,是神经、血管出入颅的部位。颅内的空腔为颅腔,容纳脑及其被膜。

(一)颅顶

1.额顶枕区

(1)境界 前为眶上缘,后为枕外隆凸和上项线,两侧借上颞线与颞区分界。

(2)层次结构 颅顶软组织在额顶枕区,由浅入深分为皮肤、浅筋膜、帽状腱膜和枕额肌、腱膜下疏松结缔组织和颅骨外膜5层(图1-13)。

1)皮肤 厚而致密,并有两个显著特点:一是含有大量毛囊、汗腺和皮脂腺,为疖肿、皮脂腺囊肿的好发部位;二是具有丰富的血管,外伤时易致出血,但创口愈合较快。

2)浅筋膜 由致密的结缔组织和脂肪组织构成,前者还形成许多结缔组织小梁,使皮肤和帽状腱膜紧密连接,并将脂肪分隔成许多小格,内有血管和神经穿行。感染时渗出物不易扩散,早期即可压迫神经末梢引起剧痛。此外,小格内血管丰富,多被周围结缔组织固定,创伤性血管断端不易自行收缩闭合,故出血较多,常需压迫或缝合止血。浅筋膜内的血管和神经,可分为前、外侧、后3组(图1-14)。

前组:包括滑车上动、静脉及滑车上神经和眶上动、静脉及眶上神经两组。**滑车上动脉**supratrochlear artery为眼动脉的终支之一,**滑车上神经**supratrochlear nerve为眼神经发出的额神经的分支,两者伴行,于眶上切迹(孔)内侧穿出,绕眶上缘分布于额内侧部皮肤。**眶上动脉**supraorbital artery自眼动脉发出,眶上神经为额神经较大的分支,两者伴行,经眶上切迹(孔)绕过眶上缘分布于额、顶部外侧皮肤。

外侧组:包括耳前和耳后两组。耳前组有颞浅动、静脉和耳颞神经,**颞浅动脉**superficial temporal artery为颈外动脉的终支之一,从腮腺的深部发出。颞浅动脉在颧弓下方发出面横动脉后跨颧弓浅面穿出腮腺上缘到达颞区,其搏动可在耳屏前触及,该动脉在颧弓上方2~3 cm处分为额、顶两支,分布于额、顶部皮肤。**颞浅静脉**superficial temporal vein与颞浅动脉伴行向下走行,在下颌支后方与上颌静脉汇合形成下颌后静脉。耳颞神经伴行于颞浅动脉后方,分布于外耳道、耳廓和颞区的皮肤。耳后组有耳后动、静脉和枕小神经。**耳后动脉**posterior

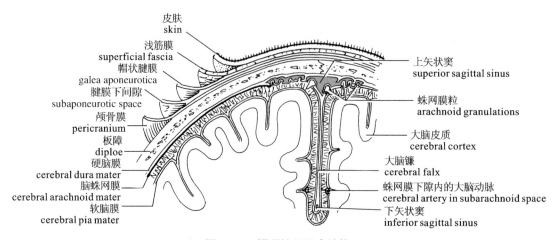

图1-13 额顶枕区层次结构

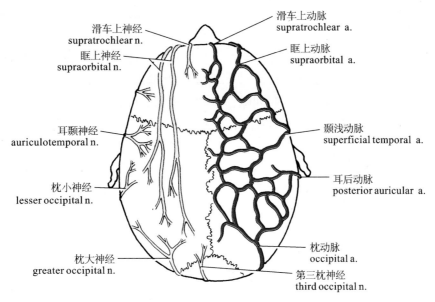

图1-14　颅顶软组织的神经、血管

auricular artery 发自颈外动脉，分布于腮腺和耳廓。**耳后静脉** posterior auricular vein 与同名动脉伴行。**枕小神经** lesser occipital nerve 亦是颈丛的皮支之一，分布于耳廓及其周围皮肤。

后组：包括枕动、静脉和枕大神经。**枕动脉** occipital artery 发自颈外动脉，沿二腹肌后腹深面行向后上方，在斜方肌和胸锁乳突肌止点之间穿至皮下，分布于枕部。**枕静脉** occipital vein 与耳后静脉汇合后，在腮腺下方与下颌后静脉后支汇合形成颈外静脉。**枕大神经** greater occipital nerve 为颈丛的皮支之一，位于枕动脉的内侧，在上项线平面距正中线 2 cm 处，穿斜方肌腱膜，分布于上项线以上颅顶部皮肤。

综上所述，颅顶软组织内的动脉和神经均是从四周向颅顶走行，其中动脉有广泛的吻合，所以头皮在发生大块撕裂时也不易坏死，但外伤时出血较多，常需缝扎止血。颅顶的神经在分布上互相重叠，所以局部麻醉时，必须将麻醉药注射在皮下组织内。由于血管、神经从四周向颅顶走行，因此，在开颅手术做皮瓣时，皮瓣的蒂应在下方，瓣蒂应是血管和神经干所经部位，以保证皮瓣的营养。做一般切口则应呈放射状，以免损伤血管和神经干。

3）帽状腱膜和枕额肌　**帽状腱膜** galea aponeurotica 为枕额肌额腹与枕腹之间的腱膜，厚而坚韧，两侧逐渐变薄，续于颞筋膜。帽状腱膜与浅层的皮肤和浅筋膜紧密相连，难以分离，头皮撕脱伤常常是这3层一并撕脱。临床上的所谓头皮，就是这3层的合称。因此，头皮外伤若未伤及帽状腱

膜，伤口裂开不明显；如帽状腱膜遭横断损伤，由于枕额肌额腹、枕腹的收缩而致伤口裂开，手术时需缝合此层。

4）腱膜下疏松结缔组织　此层又称腱膜下间隙 subaponeurotic space，是位于帽状腱膜与颅骨外膜之间的薄层疏松结缔组织。此间隙范围较广，前至眶上缘，后达上项线。头皮借此层与颅骨外膜疏松连接，故移动性大，头皮撕脱伤多沿此层分离。腱膜下间隙出血或化脓时，血液或积脓可沿此间隙蔓延。此间隙内的静脉可经若干导静脉与颅骨的板障静脉及颅内的硬脑膜窦相通，因此，此隙内的感染可经上述途径继发颅骨骨髓炎或向颅内扩散，所以该间隙被称为颅顶部的"危险区"。

5）颅骨膜　由致密结缔组织构成，借少量结缔组织与颅骨表面疏松连接，两者易于剥离。严重的头皮撕脱伤可将头皮连同部分颅骨外膜一并撕脱。颅骨外膜与骨缝愈着紧密，因此，颅骨外膜下发生血肿时，常局限在一块颅骨的范围内。

2. 颞区

（1）境界　位于颅顶的两侧，介于上颞线与颧弓上缘之间。

（2）层次结构　颞区的软组织由浅入深亦为5层，依次为皮肤、浅筋膜、颞筋膜、颞肌和颅骨膜。

1）皮肤　比额顶枕区稍薄，移动性较大，有利于切口缝合。

2）浅筋膜　前部较薄，后部较厚，此层脂肪组织较少，上方与额顶枕区浅筋膜相连，下方续于面

部的浅筋膜,此层内有颞浅动、静脉,耳颞神经及面神经颞支(见前述)。

3) **颞筋膜** temporal fascia　起自上颞线,向下在接近颧弓处分为浅、深两层,分别附于颧弓内、外侧面(图 1-15)。这两层之间的间隙称颞筋膜间隙,内有脂肪组织,颞中动脉(发自颞浅动脉)及颞中静脉由此经过。

4) **颞肌** temporalis　位于颞筋膜深层深面,呈扇形,起自颞窝和颞筋膜深面,前部肌纤维向下,后部肌纤维向前下,肌束向下逐渐集中,经颧弓深面止于下颌骨冠突(图 1-15)。颞区开颅时即使切除颞骨鳞部,颞肌和颞筋膜一起仍能对其深面的脑膜和脑组织起到很好的保护作用。颞肌与其浅面的颞筋膜深层之间有少量脂肪组织充填,称颞浅间隙;而颞肌与其深面的颅骨外膜之间,内有较多的脂肪组织,称颞深间隙,内有数支颞深血管和神经经过。**颞深动脉** deep temporal artery 来自上颌动脉;**颞深神经** deep temporal nerve 来自下颌神经,支配颞肌。

5) **颅骨膜**　较薄,紧贴于颞骨表面,因而此区很少发生骨膜下血肿。

3. **颅顶骨**　颅顶骨在胚胎发育时期由膜内化骨而形成,出生时尚未完全骨化,因此,在多骨交接处仍保留膜性结构,如前囟和后囟等处。颅顶各骨均属扁骨。前为额骨,后为枕骨,两骨之间是左、右顶骨,两侧前方小部分为蝶骨大翼,后方大部分为颞骨鳞部。成人颅顶骨的厚度约为 0.5 cm,最厚的部位可达 1 cm,颞骨最薄处仅约 0.2 cm。由于颅顶骨各部的厚度不一,故开颅钻孔时应予注意。颅顶部呈圆顶状,受外力打击时,受力点的能量可经颅顶表面向四周分散,故具有一定的抗打击能力;小儿颅顶骨韧性较大,故外伤时易发生凹陷性骨折。

颅顶骨分为外板、板障和内板 3 层。**外板**较厚,对张力的耐受性较大,弧度较内板为小。**内板**较薄,质地较脆,又称玻璃样板。因此,一定程度的外伤,有时外板可保持完整,而内板却发生骨折,骨折片可刺伤局部脑膜和脑组织的血管而引起颅内血肿。**板障**是内、外板之间的骨松质,含有骨髓,并有板障静脉位于板障管内。板障管在 X 线片上呈裂纹状,有时被误认为骨折线,应注意鉴别。**板障静脉** diploic vein 通常可分为 4 组:①**额板障静脉** frontal diploic vein;②**颞前板障静脉** anterior temporal diploic vein;③**颞后板障静脉** posterior temporal diploic vein;④**枕板障静脉** occipital diploic vein(图 1-16)。

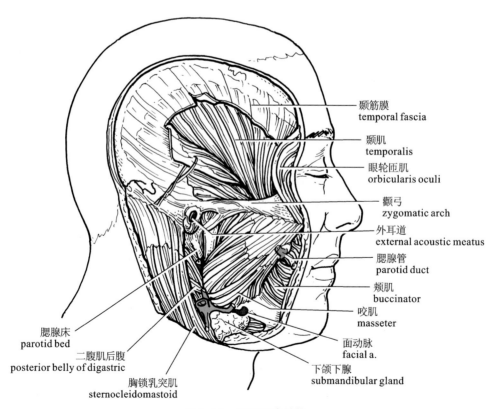

颞筋膜
temporal fascia

颞肌
temporalis

眼轮匝肌
orbicularis oculi

颧弓
zygomatic arch

外耳道
external acoustic meatus

腮腺管
parotid duct

颊肌
buccinator

咬肌
masseter

面动脉
facial a.

下颌下腺
submandibular gland

腮腺床
parotid bed

二腹肌后腹
posterior belly of digastric

胸锁乳突肌
sternocleidomastoid

图 1-15　颞区层次结构

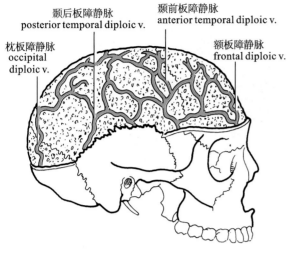

图 1-16 板障静脉

（二）颅底内面

颅底在结构与邻接上有以下特点：①颅底的各部骨质厚薄不一，由前向后逐渐增厚，颅前窝最薄，颅后窝最厚，骨质较薄的部位在外伤时易骨折。②颅底的孔、裂、管是神经、血管出入的通道，而某些骨内部又形成空腔性结构，如鼻旁窦、鼓室等，这些部位都是颅底本身的薄弱点，不但外伤时容易骨折，而且常伴有相应的脑神经和血管损伤。③颅底与颅外的一些部位不但关系密切，而且连接紧密，如翼腭窝、咽旁间隙、眶等，这些部位的病变，如炎症、肿瘤等，可蔓延入脑；颅内病变也可引起其中某些部位受累的症状。④颅底骨与硬脑膜紧密愈着，发生骨折时不会形成硬膜外血肿，但脑膜往往同时损伤，引起脑脊液外漏（图 1-17）。

1. **颅前窝** anterior cranial fossa 容纳大脑半球额叶，正中部凹陷，由筛骨筛板构成鼻腔顶，前外侧部形成额窦和眶的上壁即眶板。颅前窝骨折涉及筛板时，常伴有脑膜和鼻腔顶部黏膜撕裂，脑脊液或血液直接漏至鼻腔，若伤及嗅神经会导致嗅觉丧失；骨折线经过额骨眶板时，可见结膜下出血的典型症状。此外，额窦亦常受累，脑脊液和血液也可经额窦而流入鼻腔（图 1-17）。

2. **颅中窝** middle cranial fossa 呈蝶形，可分为较小的中央部（鞍区）和两个较大而凹陷的外侧部（图 1-18、图 1-19）。

（1）鞍区 位于蝶骨体上面，为蝶鞍（垂体窝和鞍背）及其周围附近区域。该区主要结构有垂体、垂体窝和两侧的海绵窦等。

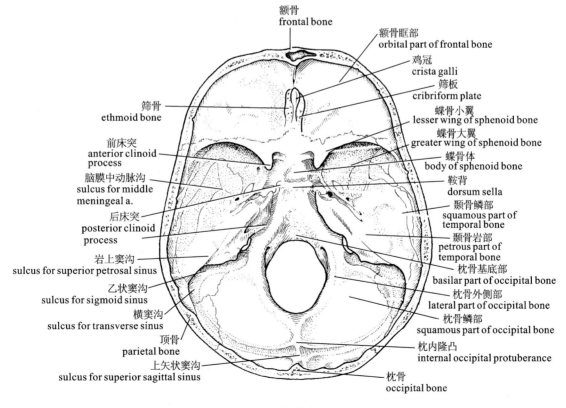

图 1-17 颅底内面观

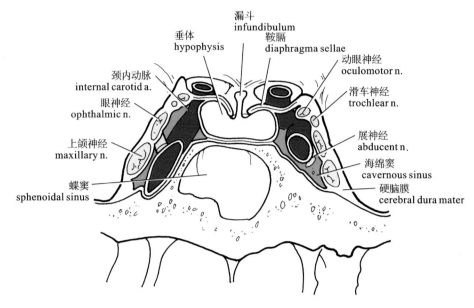

图1-18　海绵窦（冠状断面）

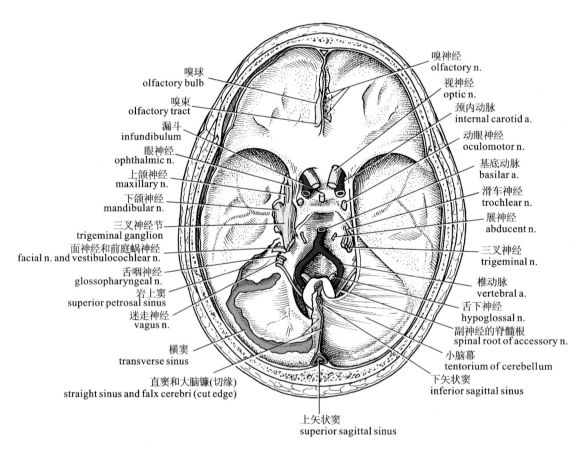

图1-19　小脑幕及颅底的神经、血管

1）垂体与垂体窝　**垂体** hypophysis 位于蝶鞍中央的**垂体窝** hypophysial fossa 内，借垂体柄及漏斗穿过**鞍膈** diaphragma sellae 与第三脑室底的灰结节相连。垂体肿瘤可突入第三脑室，引起脑脊液循

环障碍，导致颅内压增高。

垂体在冠状断面和矢状断面上均呈横置的肾形。据统计，垂体的前后径约为 0.8 cm，垂直径约为 0.6 cm；蝶鞍的前后径平均为 1.19 cm，横径平均

为 1.4 cm，深度平均为 0.7 cm。垂体肿瘤患者的 X 线片常可见蝶鞍扩大、变形，这对诊断垂体病变有重要的参考价值。垂体窝的顶为硬脑膜形成的鞍膈，鞍膈的前上方有视交叉和经视神经管入颅的视神经。垂体前叶的肿瘤可将鞍膈的前部推向上方，压迫视交叉，出现视野缺损。垂体窝的底仅隔一薄层骨壁与蝶窦相邻。垂体病变时，可使垂体窝的深度增加，甚至侵入蝶窦。垂体窝的前方为**鞍结节** tuberculum sella，后方为**鞍背** dorsum sella，垂体发生肿瘤时，两处的骨质因受压而变薄，甚至出现骨质破坏的现象。垂体窝的两侧为海绵窦，垂体肿瘤向两侧扩展时，可压迫海绵窦，发生海绵窦淤血及脑神经受损的症状。在垂体肿瘤切除术中，要注意避免损伤视神经及视交叉、海绵窦和颈内动脉等。

2）**海绵窦** cavernous sinus 位于蝶鞍两侧，前达眶上裂内侧部，后至颞骨岩部尖端。为一对重要的硬脑膜窦，由硬脑膜两层间的腔隙构成。窦内有颈内动脉、展神经通行。在窦的外侧壁内，自上而下排列有动眼神经、滑车神经、眼神经与上颌神经（图 1-18）。窦内间隙有许多结缔组织小梁，将窦腔分隔成许多小的腔隙，窦中血流缓慢，感染时易形成栓塞。海绵窦一旦发生病变，可出现海绵窦综合征，表现为上述神经麻痹与神经痛、结膜充血及水肿等症状。两侧海绵窦经垂体前、后的海绵间窦相交通，故一侧海绵窦的感染可蔓延至对侧。

海绵窦的内侧壁上部与垂体相邻，垂体肿瘤可压迫动眼神经和展神经等，引起眼球运动障碍、眼睑下垂、瞳孔开大及眼球突出等。窦的内侧壁下部借薄的骨壁与蝶窦相邻，故蝶窦炎亦可引起海绵窦血栓形成。

海绵窦的前端接受眼静脉、翼静脉丛的血流，因而可分别通过内眦静脉、面深静脉与面静脉相交通，面部的化脓性感染可借上述通道扩散至海绵窦，引起海绵窦炎与血栓形成。窦的后端在颞骨岩部尖处分别与岩上、下窦相连，通过岩上窦汇入横窦或乙状窦，通过岩下窦经颈静脉孔汇入颈内静脉。海绵窦向后还与枕骨斜坡上的基底静脉丛相连，后者向下续于椎内静脉丛。椎内静脉丛又与体壁的静脉相通，故腹膜后隙的感染亦可经基底静脉丛蔓延至颅内。

（2）**外侧部** 容纳大脑半球的颞叶。眶上裂内有动眼神经、滑车神经、展神经、眼神经及眼上静脉穿行。颈动脉沟外侧由前内向后外，有圆孔、卵圆孔和棘孔，分别有上颌神经、下颌神经及脑膜中动脉通过。在弓状隆起的外侧有鼓室盖，由薄层骨板构成，分隔鼓室与颞叶及脑膜。在颞骨岩部尖端处有三叉神经压迹，三叉神经节即位于此处（图 1-19）。

颅中窝由于有多个孔、裂和腔，为颅底骨折的好发部位，多发生于蝶骨中部和颞骨岩部。蝶骨中部骨折时，常同时伤及脑膜和蝶窦黏膜而使蝶窦与蛛网膜下隙相通，血性脑脊液经鼻腔流出；如伤及颈内动脉（或分支）和海绵窦，可形成动静脉瘘，而引起眼静脉淤血，并伴有搏动性突眼症状；如累及穿过窦内和窦壁的神经，则出现眼球运动障碍和三叉神经刺激症状。岩部骨折侵入鼓室盖且伴有鼓膜撕裂时，血性脑脊液乃经外耳道溢出，穿经岩部内的面神经和前庭蜗神经亦可能受累。

3. **颅后窝** posterior cranial fossa 由颞骨岩部后面和枕骨内面组成。在 3 个颅窝中，此窝最深，面积最大，容纳小脑、脑桥和延髓。窝底的中央有枕骨大孔，为颅腔与椎管相接处，孔的前后径约 3.6 cm，宽约 3 cm，延髓经此孔与脊髓相连，并有左、右椎动脉和副神经的脊髓根通过。颅内的 3 层脑膜在枕骨大孔处与脊髓被膜相应的 3 层相互移行，但硬脊膜在枕骨大孔边缘与枕骨紧密愈着，故硬膜外隙与颅腔互不相通。枕骨大孔的前方为斜坡。在枕骨大孔的前外侧缘有舌下神经管，为舌下神经出颅的部位。

颞骨岩部后面的中份有内耳门，内有面神经、前庭蜗（位听）神经和迷路动、静脉通过。枕骨外侧部与颞骨岩部间有颈静脉孔，舌咽神经、迷走神经、副神经和颈内静脉在此通过。

枕内隆凸为窦汇所在处，横窦起自窦汇的两侧，在同名沟内走向颞骨岩部上缘的后端，续于乙状窦。乙状窦沿颅腔侧壁下行，继而转向内侧，达颈静脉孔，续于颈内静脉。乙状窦与乳突小房仅以薄层骨板相隔，术中凿开乳突时，注意勿损伤乙状窦。

颅后窝骨折时，由于出血和渗漏的脑脊液无排出通道，易被忽视，因而更具危险性。当小脑或脑干受累时，可出现相应的症状，骨折后数日，乳突部皮下可出现淤斑。

小脑幕 tentorium of cerebellum 是一个由硬脑膜内层形成的宽阔的半月襞，介于大脑半球枕叶与小脑之间，并构成颅后窝的顶。小脑幕圆凸的后外侧缘附着于横窦沟及颞骨岩部的上缘，达后床突而告终;其凹陷的前内侧缘游离,向前延伸附着于前床突,形成小脑幕切迹(图1-19)。小脑幕切迹与鞍背共同形成一卵圆形的孔,环绕着中脑。小脑幕切迹上方与大脑半球颞叶的海马旁回和钩紧邻。当幕上的颅内压显著增高(如颅内血肿)时,海马旁回和钩被推移至小脑幕切迹的下方,形成小脑幕切迹疝,使脑干受压,并导致动眼神经的牵拉或挤压,出现同侧瞳孔扩大,对光反射消失,对侧肢体轻瘫等体征。

枕骨大孔的后上方邻近小脑半球下面内侧的小脑扁桃体,颅内压增高时,因受挤压而嵌入枕骨

大孔,则形成枕骨大孔疝,压迫延髓的呼吸和心血管运动中枢(生命中枢),将危及患者的生命。

(三) 颅内、外静脉的交通

颅内的静脉除经乙状窦汇入颈内静脉外,还可经由下列途径使颅内、外的静脉相互交通(图1-20)。

1. 通过眼静脉、卵圆孔静脉丛和破裂孔导血管的交通途径 经过上述静脉,使面静脉和翼静脉丛与海绵窦相交通。

2. 通过**导静脉** emissary vein 的交通途径

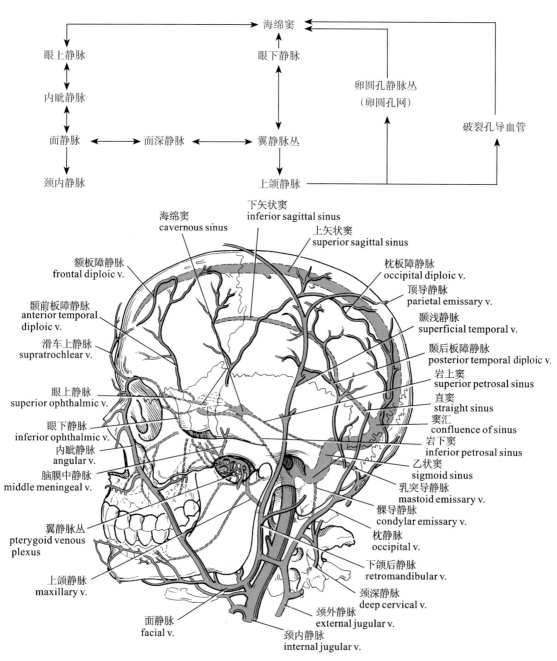

图1-20 颅内、外静脉的交通

（1）**顶导静脉** parietal emissary vein 通过顶孔，使颞浅静脉与上矢状窦相交通。

（2）**乳突导静脉** mastoid emissary vein 经乳突孔，使枕静脉与乙状窦相交通。

（3）**髁导静脉** condylar emissary vein 有时存在，通过髁管，使枕下静脉丛与乙状窦相交通。

（4）**额导静脉** frontal emissary vein 见于儿童及部分成人，通过盲孔，使额窦及鼻腔的静脉与上矢状窦相交通。

3. 通过板障静脉的交通途径

（1）**额板障静脉** 使眶上静脉与上矢状窦相交通。

（2）**颞前板障静脉** 使颞深前静脉与蝶顶窦相交通。

（3）**颞后板障静脉** 使颅外浅静脉与横窦相交通。

（4）**枕板障静脉** 使枕静脉与横窦相交通。

（陈胜国）

附：病例与问题

病例一：面神经麻痹（面瘫）

患者，女性，18岁，夜间开窗，靠窗而睡，晨起后感觉右耳内及耳后疼痛，右侧面部麻木，当时未在意。次日发现面部歪斜变形，右眼不能闭合，咀嚼时食物滞留于右侧齿颊间隙内，舌前右侧半味觉障碍，右侧口角流涎，遂就医。

体检发现：患者右侧面部表情动作丧失；右侧额纹消失，不能皱额和皱眉；右眼不能闭合，睑裂扩大；右侧鼻唇沟变浅，鼓腮时右侧唇闭合不紧，不能吹口哨；口角下垂并歪向左侧，露齿时更明显。诊断为右侧面神经麻痹。

问题：

1. 患者为什么会出现右侧不能皱额和皱眉，右眼不能闭合及睑裂扩大？

2. 患者为什么右侧鼻唇沟变浅，鼓腮时右侧唇闭合不紧且不能吹口哨？

3. 患者为什么口角下垂并歪向左侧？

4. 患者为什么咀嚼时食物会滞留于右侧齿颊间隙内？

5. 患者为什么出现味觉障碍？

病例二：三叉神经痛

患者，女性，48岁，右下眼睑、右侧鼻颊部和右上唇剧烈刺痛反复发作1年余。发作初期疼痛并不剧烈，发作次数亦不频繁，而且疼痛仅限于鼻部。首次发作2个月后疼痛又发作，呈刺痛，每次发作持续数秒至2 min左右，开始和终止都很突然。此后疼痛加剧且发作频繁，并扩散至右侧眼裂与口裂之间，咀嚼、饮水、洗脸和刷牙等均可引起发作。为此，患者曾拔掉2颗右上颌牙齿，但疼痛仍未缓解。

检查发现：患者无明显阳性体征，各脑神经功能正常，三叉神经感觉无障碍。患者发作时面部呈抽搐扭曲状，其他无异常。诊断为三叉神经痛（右侧上颌支）。

问题：

1. 上述诊断的依据是什么？

2. 患者拔除2颗右上颌牙齿后疼痛仍未缓解，说明什么？

3. 根据所学知识，思考管理面部皮肤感觉的神经有哪些。

病例三：海绵窦栓塞

患者，男性，40岁，因高热伴剧烈头痛、呕吐2天急诊入院。患者4天前右上唇处有一疖肿，刮脸时不慎刮破，并挤压之；2天前患者发热并伴有剧烈头痛、呕吐，在家肌注抗生素，但病情未见好转，患者出现烦躁不安和谵妄，家人急送医院。

检查发现：患者神志尚清，但烦躁，体温39.5 ℃，右侧上唇处有一疖肿，有脓栓，局部红肿，右面颊部肿胀，右侧上、下眼睑和睑结膜及球结膜肿胀，右眼球突出。右眼底视网膜静脉淤血、扩张，视乳头水肿，右眼外肌随意运动消失，眼球活动受限，瞳孔扩大，光反应消失，三叉神经眼支分布区感觉障碍，角膜反射消失。白细胞计数$20×10^9$/L，中性粒细胞百分数为89%。诊断为右侧感染性海绵窦栓塞。

问题：

1. 什么是海绵窦？

2. 什么是面部的"危险三角"？

3. 本例诊断为右侧感染性海绵窦栓塞的依据是什么？

病例四：翼点后颞骨骨折并发硬膜外血肿

患者，男性，22岁，参加学校篮球竞赛，争抢中不慎被对手肘部撞击左侧颞部，倒地不省人事，1 min后又恢复意识。同学们将其抬入更衣室，伤者诉说极度虚弱和困倦，要求平躺。考虑到可能有颅骨骨折，急送医院求治。

检查发现患者左侧颞部肿胀、淤血，左侧瞳孔扩大，对光反射迟缓，CT检查显示左侧颞骨鳞部骨折和颅内血肿，遂急转入神经外科处理。在转科过程中患者陷入昏迷，瞳孔极度扩大，对光反射消失。诊断为左侧颞骨骨折并发硬膜外血肿。

问题：

1. 什么是翼点？为什么翼点在临床上特别重要？

2. 该病例中什么动脉最有可能被撕裂导致出血？有何危害？

3. 患者出现左侧瞳孔扩大，对光反射障碍的体征说明什么？

（程　蓓　陈胜国）

数字课程学习……

 教学PPT　　　　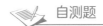 自测题

第 2 章

颈 部

第一节 概 述

颈部位于头与胸和上肢之间。脊柱颈段是颈部的支持性结构,其前面正中有消化管和呼吸道的颈部;两侧有纵行排列的神经和大血管;颈根部有肺尖、胸膜顶,以及出入胸廓上口的血管和神经干等。甲状腺和甲状旁腺亦是颈部的重要器官。颈部筋膜包绕各层颈肌,以及血管、神经和脏器;诸结构之间有疏松结缔组织充填,并形成筋膜鞘和筋膜间隙。颈部淋巴结较多,主要沿浅静脉和深部血管、神经束排列,癌肿转移时常受累。颈部肌多为纵行,不仅使头部产生复杂灵活的运动,而且参与呼吸、发音、吞咽等生理活动。

一、境界与分区

(一)境界

颈部 neck 上方以下颌骨下缘、下颌角、乳突尖、上项线和枕外隆凸的连线与头部为界;下方以胸骨颈静脉切迹、胸锁关节、锁骨上缘和肩峰至第7颈椎棘突的连线与胸和上肢为界。

(二)分区

颈部分为固有颈部和项区(图2-1)。

1. **固有颈部** 位于两侧斜方肌前缘之间与脊柱颈段前方的区域,即通常所指的颈部。以胸锁乳突肌前、后缘为界,分为颈前区、胸锁乳突肌区和颈外侧区。

(1)**颈前区** anterior region of neck 上界为下

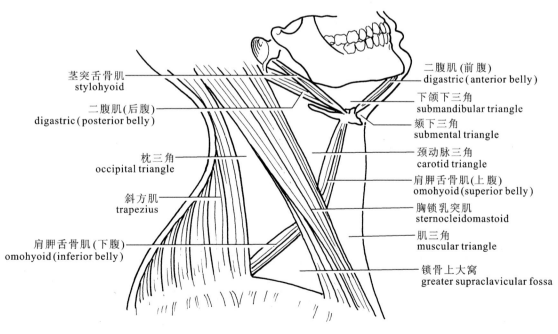

茎突舌骨肌
stylohyoid

二腹肌(后腹)
digastric(posterior belly)

枕三角
occipital triangle

斜方肌
trapezius

肩胛舌骨肌(下腹)
omohyoid(inferior belly)

二腹肌(前腹)
digastric(anterior belly)

下颌下三角
submandibular triangle

颏下三角
submental triangle

颈动脉三角
carotid triangle

肩胛舌骨肌(上腹)
omohyoid(superior belly)

胸锁乳突肌
sternocleidomastoid

肌三角
muscular triangle

锁骨上大窝
greater supraclavicular fossa

图2-1 颈部的分区

颌骨下缘,内侧界为颈前正中线,外侧界为胸锁乳突肌前缘,又称为**颈前三角** anterior triangle of neck。该区以舌骨为界,分为舌骨上区和舌骨下区;前者包括颏下三角和左、右下颌下三角,后者分为颈动脉三角和肌三角。

(2)**胸锁乳突肌区** sternocleidomastoid region　指该肌所在的区域。

(3)**颈外侧区** lateral region of neck　位于胸锁乳突肌后缘、斜方肌前缘和锁骨中 1/3 上缘之间,又称**颈后三角** posterior triangle of neck。肩胛舌骨肌下腹将其分为枕三角和锁骨上三角。

2. **项区** nuchal region　位于两侧斜方肌之间与脊柱颈段后方的区域,又称**颈后区** posterior region of neck。

二、表面解剖

(一)体表标志

1. **舌骨** hyoid bone　位于甲状软骨上方,适对第 3、4 颈椎间盘平面。舌骨体两侧可扪及舌骨大角,是寻找舌动脉的标志。

2. **甲状软骨** thyroid cartilage　位于舌骨下方,上缘平对第 4 颈椎椎体上缘,即颈总动脉分为颈内、外动脉处。在前正中线上,甲状软骨前角上部向前的突起称为**喉结** laryngeal prominence。

3. **环状软骨** cricoid cartilage　位于甲状软骨下方,环状软骨弓平对第 6 颈椎高度,是咽与食管、喉与气管的分界标志,也是计数气管软骨环和甲状

腺触诊的标志。

4. **颈动脉结节** carotid tubercle　即第 6 颈椎横突前结节,颈总动脉行经其前方。在环状软骨弓与胸锁乳突肌之间,向后可触及颈总动脉搏动。向后压迫可临时阻止头面部出血。

5. **胸锁乳突肌** sternocleidomastoid　是颈部分区的重要标志。其起端两头之间称为**锁骨上小窝** lesser supraclavicular fossa,位于胸锁关节上方。

6. **锁骨上大窝** greater supraclavicular fossa　位于锁骨中 1/3 上方,又称锁骨上三角,在窝底可扪及锁骨下动脉的搏动和第 1 肋。锁骨上臂丛麻醉在此窝内进行。

7. **胸骨上窝** suprasternal fossa　位于胸骨颈静脉切迹上方,是触诊气管的部位(图 2-1、图 2-2)。

(二)体表投影

1. **颈总动脉** common carotid artery 及**颈外动脉** external carotid artery　下颌角与乳突尖连线的中点,右侧至胸锁关节,左侧至锁骨上小窝的连线,即两动脉的体表投影。甲状软骨上缘是两者的分界处。

2. **锁骨下动脉** subclavian artery　相当于右侧自胸锁关节、左侧自锁骨上小窝向外上至锁骨上缘中点所画的弧线,其最高点距锁骨上缘约 1 cm。

3. **颈外静脉** external jugular vein　为下颌角至锁骨中点的连线。该静脉是小儿静脉穿刺的常用部位。

4. **副神经** accessory nerve　自下颌角与乳突

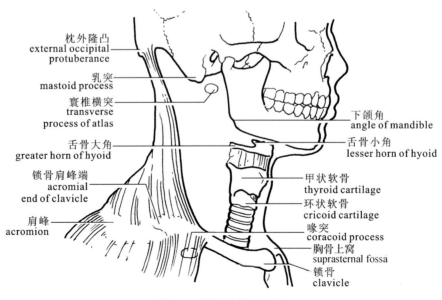

枕外隆凸 external occipital protuberance
乳突 mastoid process
寰椎横突 transverse process of atlas
舌骨大角 greater horn of hyoid
锁骨肩峰端 acromial end of clavicle
肩峰 acromion
下颌角 angle of mandible
舌骨小角 lesser horn of hyoid
甲状软骨 thyroid cartilage
环状软骨 cricoid cartilage
喙突 coracoid process
胸骨上窝 suprasternal fossa
锁骨 clavicle

图 2-2　颈部的体表标志

尖连线的中点,经胸锁乳突肌后缘上、中 1/3 交点至斜方肌前缘中、下 1/3 交点的连线。

5. **臂丛** brachial plexus　为自胸锁乳突肌后缘中、下 1/3 交点至锁骨中、外侧 1/3 交点稍内侧的连线。

6. **神经点** nerve point　是颈丛皮支浅出颈筋膜的集中点,约在胸锁乳突肌后缘中点处,是颈部皮神经阻滞麻醉的部位。

7. **胸膜顶** cupula of pleura 及**肺尖** apex of lung　位于锁骨内侧 1/3 上方,最高点距锁骨上缘 2~3 cm。

第二节　颈部的层次结构

一、基本要求

通过对颈部由浅入深的层次解剖,理解颈筋膜的配布、分层,筋膜间隙的位置及临床意义。

二、解剖与观察

(一) 尸位与切口

尸体仰卧位,肩部垫高,头部尽量后仰,做如下皮肤切口(图 0-3)。

1. 自下颌骨下缘中点起,沿颈前正中线至胸骨颈静脉切迹中点做颈部正中切口。

2. 自上述切口的上端起,沿下颌骨下缘切至乳突。

3. 自颈部正中切口下端起,沿锁骨切至肩峰。

(二) 解剖颈部浅层结构

1. 自正中切口处向外侧剥离皮肤至斜方肌前缘,显露浅筋膜及颈阔肌。

2. 清除颈阔肌表面的浅筋膜,观察其纤维走向和起止;沿锁骨将其切断,向上翻起至下颌骨下缘,注意保留其深面的浅静脉和皮神经(图 2-3)。

3. 在前正中线两侧的浅筋膜内,自上而下解

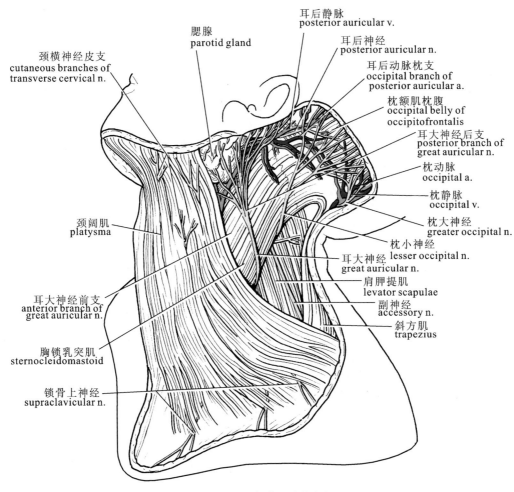

图 2-3　颈部浅层结构(1)

剖颈前静脉,追踪至穿入颈筋膜处;解剖并清除该静脉周围的颈前浅淋巴结(图2-4、图2-10)。

4. 自下颌角后方向下沿胸锁乳突肌表面解剖颈外静脉,追踪至锁骨上方穿入颈筋膜处;解剖并清除该静脉周围的颈外侧浅淋巴结(图2-4、图2-10)。

5. 在胸锁乳突肌后缘中点附近的浅筋膜内,寻找由此浅出的颈丛皮支:①颈横神经越胸锁乳突肌表面至颈前;②耳大神经沿该肌表面上行至耳廓附近;③枕小神经向后上至枕部;④锁骨上神经向外下方分为3支,分布于颈前外侧部、胸上部和肩部(图2-4)。

6. 保留上述浅静脉和皮神经,清除浅筋膜;显露颈筋膜浅层,即封套筋膜。

三、基本内容

(一)浅层结构

1. **皮肤** 颈部皮肤较薄,移动度较大,皮纹横

向,故手术时常做横切口。

2. **浅筋膜** 是一层含有脂肪的疏松结缔组织。在颈前外侧部的脂肪内有一菲薄的皮肌,称为**颈阔肌** platysma。该肌深面的浅筋膜内有浅静脉、颈丛皮支和面神经颈支(图2-3、图2-4)。

(1)浅静脉

1)**颈前静脉** anterior jugular vein 沿颈前正中线两侧下行,穿入胸骨上间隙,汇入颈外静脉。左、右颈前静脉在胸骨上间隙内横向吻合,形成**颈静脉弓** jugular venous arch。有时仅有一条颈前静脉,位居中线,称颈前正中静脉(图2-4)。

2)**颈外静脉** external jugular vein 在下颌角附近由下颌后静脉后支和耳后静脉汇合而成。沿胸锁乳突肌浅面斜向下外,于锁骨上缘中点上方2~5 cm处穿颈筋膜汇入锁骨下静脉或静脉角(图2-4)。该静脉末端虽有一对瓣膜,但不能阻止血液

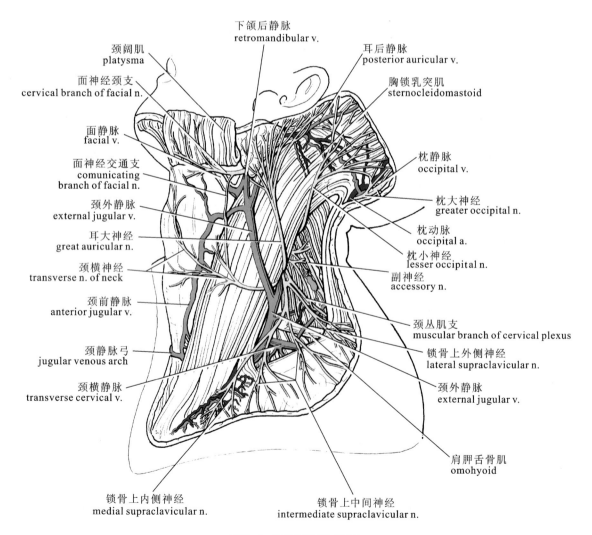

图2-4 颈部浅层结构(2)

逆流;当上腔静脉血回心受阻时,可致该静脉曲张。颈外静脉穿颈筋膜时,两者彼此紧密愈着。当静脉壁受损破裂时,不易闭合,可致气栓。

(2) 浅淋巴结

1) **颈前浅淋巴结** superficial anterior cervical lymph node 沿颈前静脉排列,收纳舌骨下区的浅淋巴,其输出管注入颈外侧下深淋巴结,或直接注入锁骨上淋巴结(图 2-10)。

2) **颈外侧浅淋巴结** superficial lateral cervical lymph node 位于胸锁乳突肌表面及其后缘处,沿颈外静脉排列,收纳枕、耳后及腮腺淋巴结引流的淋巴,其输出管注入颈外侧深淋巴结(图 2-10)。

(3) **颈丛皮支** 由胸锁乳突肌后缘中点浅出,该处常为颈丛皮支阻滞麻醉穿刺点(图 2-3、图 2-4)。①**枕小神经** lesser occipital nerve 勾绕副神经,沿胸锁乳突肌后缘行向后上,分布于枕部皮肤;②**耳大神经** great auricular nerve 沿胸锁乳突肌表面伴颈外静脉上行,分布于耳廓及腮腺区皮肤;③**颈横神经** transverse nerve of neck 横行向前,分布于颈前区皮肤;④**锁骨上神经** supraclavicular nerve 分为 3 支,行向外下方,在锁骨上缘处浅出,分布于颈前外侧部、胸上部及肩部皮肤。

(4) **面神经颈支** cervical branch of facial nerve 自腮腺下端穿出,行向前下方,入颈阔肌深面,支配该肌运动(图 2-4)。

(二) 颈筋膜及筋膜间隙

1. **颈筋膜** cervical fascia 即颈深筋膜。位于浅筋膜和颈阔肌深面,包绕颈、项部的肌和器官,分为浅、中、深 3 层(图 2-5、图 2-6)。

(1) **颈筋膜浅层** superficial layer of cervical fascia 又称**封套筋膜**。此层后方附于项韧带和第 7 颈椎棘突,向两侧包绕斜方肌和胸锁乳突肌并形成两肌的鞘,向前在正中线左、右相延续;向上附于颈部上界骨面,向下附于颈与胸和上肢的交界处。该层在下颌下三角和腮腺区分为两层,分别包绕下颌下腺和腮腺,形成两腺的筋膜鞘。在距胸骨柄上缘 3~4 cm 处分为前、后两层,分别附于胸骨柄前、后缘,形成胸骨上间隙,内有胸锁乳突肌胸骨头、颈前静脉下段、颈静脉弓、淋巴结和脂肪组织等(图 2-5)。

(2) **颈筋膜中层** middle layer of cervical fascia 即**颈筋膜气管前层** pretracheal layer of cervical fascia。此筋膜仅存于颈前部,位于舌骨下肌的深面,包绕喉、咽、气管和食管颈部、甲状腺和甲状旁腺等内脏器官,故又称内脏筋膜。其前下部覆盖气管,称为气管前筋膜;后上部覆盖颊肌和咽缩肌,称为颊咽筋膜(图 2-6)。

气管前层向上附于甲状软骨和环状软骨弓,向下覆盖甲状腺形成甲状腺假被膜,并经气管前方及两侧入胸腔,与心包及进出心脏的大血管外膜相融合;两侧与颈动脉鞘及胸锁乳突肌深面的颈筋膜浅

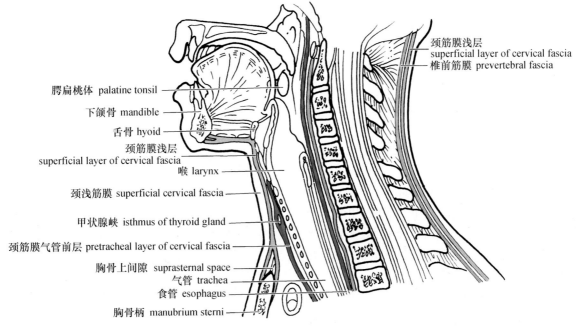

膊扁桃体 palatine tonsil
下颌骨 mandible
舌骨 hyoid
颈筋膜浅层 superficial layer of cervical fascia
喉 larynx
颈浅筋膜 superficial cervical fascia
甲状腺峡 isthmus of thyroid gland
颈筋膜气管前层 pretracheal layer of cervical fascia
胸骨上间隙 suprasternal space
气管 trachea
食管 esophagus
胸骨柄 manubrium sterni

颈筋膜浅层 superficial layer of cervical fascia
椎前筋膜 prevertebral fascia

图 2-5 颈筋膜(正中矢状面)

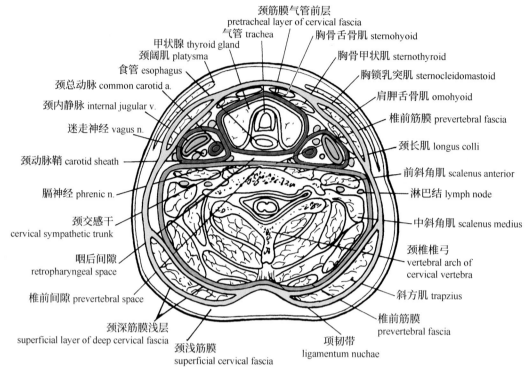

图2-6 颈筋膜(横断面)

图中标注:
颈筋膜气管前层 pretracheal layer of cervical fascia
气管 trachea
胸骨舌骨肌 sternohyoid
甲状腺 thyroid gland
颈阔肌 platysma
胸骨甲状肌 sternothyroid
食管 esophagus
胸锁乳突肌 sternocleidomastoid
颈总动脉 common carotid a.
肩胛舌骨肌 omohyoid
颈内静脉 internal jugular v.
椎前筋膜 prevertebral fascia
迷走神经 vagus n.
颈长肌 longus colli
颈动脉鞘 carotid sheath
前斜角肌 scalenus anterior
膈神经 phrenic n.
淋巴结 lymph node
颈交感干 cervical sympathetic trunk
中斜角肌 scalenus medius
咽后间隙 retropharyngeal space
颈椎椎弓 vertebral arch of cervical vertebra
椎前间隙 prevertebral space
斜方肌 trapzius
颈深筋膜浅层 superficial layer of deep cervical fascia
椎前筋膜 prevertebral fascia
颈浅筋膜 superficial cervical fascia
项韧带 ligamentum nuchae

层相融合。

(3) **颈筋膜深层** deep layer of cervical fascia 即**颈筋膜椎前层** prevertebral layer of cervical fascia,又称**椎前筋膜**。此层位于椎前肌及斜角肌前面,上起自颅底,下续前纵韧带及胸内筋膜;颈交感干、膈神经、臂丛及锁骨下动脉等结构均行经其深面;向后覆盖颈后区肌的表面,附于项韧带。该筋膜向外下包绕腋血管和臂丛形成腋鞘,又称颈腋管(图2-6)。

(4) **颈动脉鞘** carotid sheath 是颈筋膜中层向两侧延续包绕在颈部大血管和迷走神经周围形成的筋膜鞘,上起自颅底,下续连纵隔,鞘内有颈总动脉、颈内动脉、颈内静脉和迷走神经等。

2. 颈筋膜间隙

(1) **胸骨上间隙** suprasternal space 见颈筋膜浅层。

(2) **气管前间隙** pretracheal space 位于气管前筋膜与气管颈部之间,内有甲状腺峡、甲状腺下静脉、甲状腺奇静脉丛、甲状腺最下动脉、头臂干及左头臂静脉,小儿还有胸腺上部。此间隙感染、出血或气肿时可蔓延至上纵隔。

(3) **咽后间隙** retropharyngeal space 位于椎前筋膜与颊咽筋膜之间,其外侧为颈动脉鞘。位于咽壁侧方的部分称为咽旁间隙,内有疏松结缔组织和淋巴结。

(4) **椎前间隙** prevertebral space 位于脊柱颈部与椎前筋膜之间。内有颈长肌、头长肌、颈交感干和疏松结缔组织。颈椎结核脓肿多积于此间隙,亦可向下入后纵隔,或向两侧扩散至颈外侧区,甚至沿腋鞘扩散至腋腔;若穿破椎前筋膜,脓液可流入咽后间隙。

第三节 颈前区和胸锁乳突肌区

一、基本要求

通过对颈前区和胸锁乳突肌区由浅入深的实地解剖操作,观察相关器官和结构的位置、形态及其毗邻关系,重点观察气管切开入路的层次,理解甲状腺的主要血管与支配喉的神经的关系及其临床意义,为颈前区和胸锁乳突肌区的手术操作打下坚实的解剖学基础。

二、解剖与观察

(一)解剖舌骨上区

1. 解剖颏下三角

(1) 清除颏下的颈筋膜浅层,寻找并清除颏下淋巴结(1~3 个)。

(2) 修洁二腹肌前腹及构成此三角底的下颌舌骨肌。

2. 解剖下颌下三角

(1) 切开颈筋膜浅层,显露下颌下腺;寻找并清除腺体浅面与下颌骨体下缘之间的下颌下淋巴结。

(2) 在下颌下腺表面找出面静脉;在该腺与下颌骨之间寻找面动脉,追踪该动脉绕下颌骨下缘至面部。

(3) 将下颌下腺向上翻起,观察二腹肌中间腱,修洁二腹肌后腹和茎突舌骨肌,观察下颌下三角的境界。

(4) 切断二腹肌前腹在下颌骨上的起点,翻向下外,修洁下颌舌骨肌;沿正中线和舌骨体切断该肌的附着点,将下颌舌骨肌翻向上,显露舌骨舌肌,并在该肌浅面寻找舌下神经。沿舌下神经向后上方追踪,寻找颈袢上根。

(5) 在舌骨大角上方与舌下神经之间寻找舌动脉,该动脉由舌骨舌肌后缘潜入其深面。

(6) 在下颌下腺深部前缘、舌骨舌肌表面寻找下颌下腺管,并寻找舌神经及其下方的下颌下神经节。

(二) 解剖舌骨下区和胸锁乳突肌区

1. 自胸骨颈静脉切迹上缘中点向上纵行切开颈筋膜浅层,显露胸骨上间隙,寻找颈前静脉下段、颈静脉弓和淋巴结。

2. 沿胸锁乳突肌前缘稍后纵行切开颈筋膜浅层,剥离至该肌后缘,显露胸锁乳突肌;切断此肌在胸骨柄和锁骨上的起点,翻向上后方至其上 1/3 深面时,找出颈外动脉的分支和支配该肌的副神经,副神经继续行向后下入颈外侧区,暂不追踪。

3. 修洁舌骨下肌群诸肌,将胸锁乳突肌复位,在该肌与胸骨舌骨肌和肩胛舌骨肌围成的三角内,寻找舌下神经降支发出的支配舌骨下肌群的肌支;沿肌支向上追踪颈袢至颈动脉鞘前壁。

4. 清除舌骨下肌筋膜,在胸骨柄上缘处切断胸骨舌骨肌,向上翻至舌骨;修洁深面的胸骨甲状肌和甲状舌骨肌,并于胸骨甲状肌下端切断该肌翻至甲状软骨。

5. 解剖甲状腺

(1) 观察甲状腺及气管颈部浅面的颈筋膜中层,即气管前筋膜。该筋膜包裹甲状腺形成甲状腺鞘,即甲状腺假被膜。观察甲状腺侧叶的形态及峡的位置,在峡的上方寻找是否有一锥状叶。

(2) 在甲状腺侧叶的上极附近找出甲状腺上动、静脉,并在其后方寻找与其伴行的喉上神经外支;在舌骨大角与甲状软骨之间找出喉上动脉及与其伴行的喉上神经内支,追踪至穿入甲状舌骨膜处。

(3) 在甲状腺峡下方的气管前间隙内,寻找甲状腺最下动脉,以及由甲状腺下静脉互相吻合形成的静脉丛。

(4) 在甲状腺侧叶外侧缘的中份找出甲状腺中静脉,追踪至颈内静脉,观察后切断。

(5) 将甲状腺侧叶翻向内侧,显露侧叶后面,在下极附近寻找甲状腺下动脉;该动脉来自甲状颈干,从侧叶后面进入腺体。

(6) 在环甲关节后方或食管与气管颈部之间的旁沟内找出喉返神经,注意该神经与甲状腺下动脉的交叉。

(7) 在甲状腺前面切开假被膜,观察被覆于甲状腺实质表面的纤维囊(真被膜);注意在侧叶的后面,假被膜逐渐增厚,附于喉软骨和上位气管软骨上,形成甲状腺悬韧带。

6. 在甲状腺侧叶后面上、下部的结缔组织中或腺实质内,寻找上、下甲状旁腺。

7. 解剖颈动脉鞘

(1) 解剖沿颈动脉鞘排列的颈外侧深淋巴结,肩胛舌骨肌中间腱将其分为上、下两群。观察后清除之,以显露颈动脉鞘。

(2) 沿颈动脉鞘前壁向上追踪来自舌下神经的颈袢上根,以及来自第 2、3 颈神经的颈袢下根。

(3) 纵行切开颈动脉鞘,可见颈内静脉位于颈内动脉和颈总动脉外侧,分离颈内静脉的属支面静脉、舌静脉及甲状腺上、中静脉,观察后清除之。

(4) 在颈总动脉与颈内静脉之间的后方找出迷走神经。

(5) 修洁颈总动脉,约平甲状软骨上缘处分为颈内和颈外动脉。在分叉处观察颈总动脉末端和颈内动脉始端膨大而成的颈动脉窦,在分叉处的后方寻找颈动脉小球。

8. 于颈外动脉起点处寻找甲状腺上动脉,在该动脉起点上方寻找舌动脉和面动脉,并追踪之。

9. 在二腹肌后腹的下缘附近,在颈内动、静脉之间寻找舌下神经,追踪至下颌下三角。

10. 在前斜角肌表面的椎前筋膜深面寻找膈神经,找到即可,暂不追踪。

11. 将颈总动脉和颈内静脉一起牵向外侧,把颈部器官推向内侧,于椎前肌浅面、椎体两旁,切开颈筋膜深层,寻找颈交感干。沿交感干向上找出颈上神经节,在第6颈椎横突水平找出颈中神经节。颈下神经节位置较低,暂不寻找。

三、基本内容

(一)舌骨上区

1. **下颌下三角** submandibular triangle 位于下颌骨下缘与二腹肌前、后腹之间,又名**二腹肌三角** digastric triangle。其浅面依次为皮肤、浅筋膜、颈阔肌和颈筋膜浅层;深面由前向后依次为下颌舌骨肌、舌骨舌肌和咽中缩肌。三角内的主要内容有:

(1) **下颌下腺** submandibular gland 位于颈筋膜浅层所形成的筋膜鞘内,其较大的浅部位于下颌舌骨肌浅面,绕该肌后缘伸向前内与位于其深面的较小的深部相延续。由该腺深部的前端发出**下颌下腺管** submandibular duct,经下颌舌骨肌与舌骨舌肌之间前行,开口于口底黏膜的舌下阜(图2-7)。

(2) **血管** **面动脉** facial artery 经二腹肌后腹深面进入下颌下三角,沿下颌下腺深面的沟内前行,绕下颌骨下缘入面部。**面静脉** facial vein 在面动脉的后方,与面动脉伴行越下颌骨下缘入该三角,经下颌下腺浅面汇入颈内静脉。

(3) **神经** **舌下神经** hypoglossal nerve 于二腹肌后腹深面入下颌下三角,位于下颌下腺内下方,经下颌舌骨肌与舌骨舌肌之间入口底,分布于舌。**舌神经** lingual nerve 在下颌下腺深部内上方与舌骨舌肌之间前行入舌。**下颌下神经节** submandibular ganglion 位于下颌下腺深部上方,向上连于舌神经,向下发出分支至下颌下腺。

(4) **下颌下淋巴结** submandibular lymph node 分布于下颌下腺与下颌骨体之间,4~6个,收纳颏下淋巴结、颊、上唇和下唇外侧、舌尖、舌侧缘及上、下颌牙等处的淋巴,其输出管注入颈外侧上深淋巴结(图2-10)。

2. **颏下三角** submental triangle 为左、右二腹肌前腹与舌骨体构成的三角。其浅面由浅入深依次为皮肤、浅筋膜和颈筋膜浅层,深面为两侧下颌舌骨肌及其筋膜,称为**口膈** oral diaphragm。此三角内有1~3个颏下淋巴结,收纳颏部、下唇中部、口底和舌尖等处的淋巴,注入下颌淋巴结和颈内静脉二腹肌淋巴结。

3. **舌骨上肌群** 共有4对肌(表2-1、图2-8)。

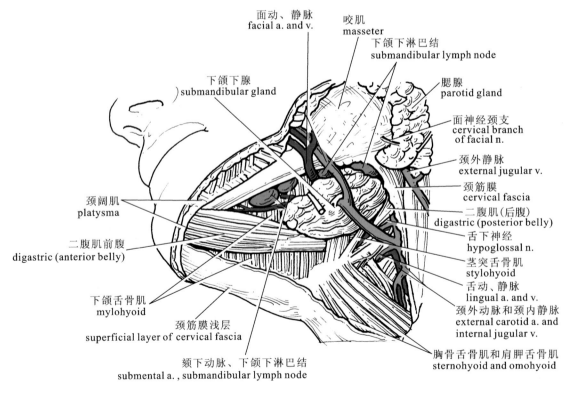

图2-7 下颌下三角的内容

表 2-1　舌骨上肌群

名称	起点	止点	作用	神经支配
下颌舌骨肌	下颌骨内面颌舌线	下颌舌骨肌缝、舌骨体	拉舌骨向前上	下颌舌骨肌神经(三叉神经)
二腹肌	乳突切迹	下颌骨二腹肌窝	降下颌骨,上提舌骨	前腹:三叉神经,后腹:面神经
茎突舌骨肌	茎突根部	舌骨大角基部	拉舌骨向后上	面神经
颏舌骨肌	下颌骨颏棘	舌骨体	上提舌骨	舌下神经

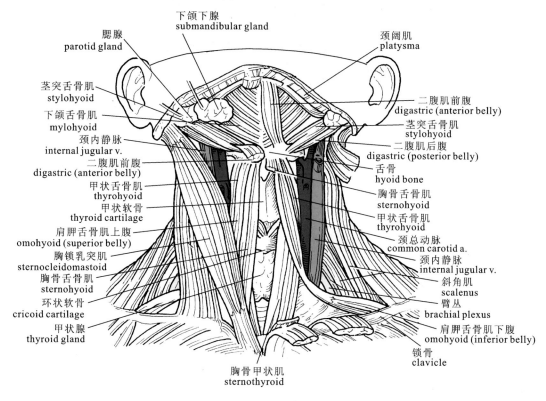

图 2-8　颈部肌

（二）舌骨下区

1. **颈动脉三角** carotid triangle　位于胸锁乳突肌上份前缘、肩胛舌骨肌上腹和二腹肌后腹之间。其浅面由浅入深依次为皮肤、浅筋膜、颈阔肌和颈筋膜浅层,深面为椎前筋膜。三角内的主要内容有:

（1）**颈内静脉** internal jugular vein　在颈动脉鞘内,位于颈总动脉外侧,大部分为胸锁乳突肌所覆盖。其属支自上而下依次为面静脉、舌静脉和甲状腺上、中静脉(图 2-9)。

（2）**颈总动脉** common carotid artery　在颈动脉鞘内,位于颈内静脉内侧,平甲状软骨上缘处分为颈外动脉和颈内动脉(图 2-9、图 2-20)。颈总动脉末端和颈内动脉始部膨大处称**颈动脉窦** carotid sinus,窦壁上有压力感受器;颈总动脉分叉处的后方有**颈动脉小球** carotid glomus,是化学感觉器。两

者分别有调节血压和呼吸的作用。

1）**颈外动脉** external carotid artery　起始后沿颈内动脉前内侧上行,自前壁由下而上依次向前发出甲状腺上动脉、舌动脉和面动脉;近二腹肌后腹下缘处自后壁发出枕动脉,行向后上;自起始部的内侧壁发出咽升动脉,行向上方。

2）**颈内动脉** internal carotid artery　起始后自颈外动脉后外方行至其后方,经二腹肌后腹深面至下颌后窝,经颈动脉管入颅。该动脉在颈部无分支。

（3）**颈外侧深淋巴结** deep lateral cervical lymph node　10~15 个,沿颈动脉鞘和颈内静脉排列,肩胛舌骨肌下腹将其分为上、下两群(图 2-10)。

1）**颈外侧上深淋巴结** superior deep lateral cervical lymph node　主要收纳颈外侧浅淋巴结,以及腮腺、颏下、乳突、枕和肩胛上淋巴结引流的淋

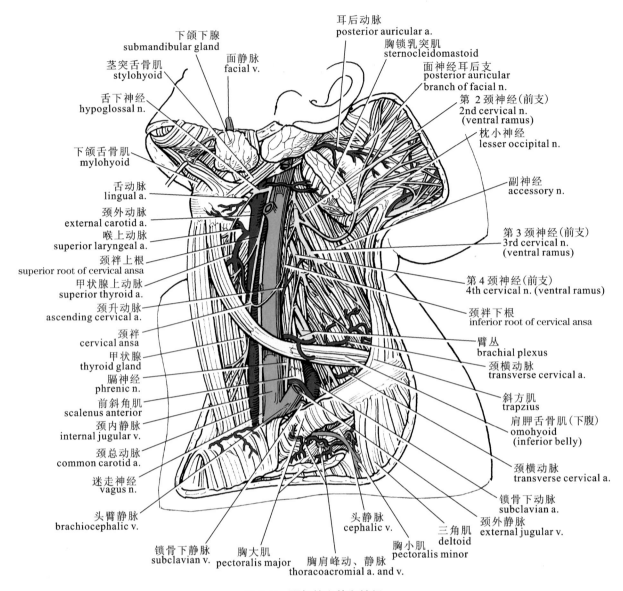

下颌下腺
submandibular gland

茎突舌骨肌
stylohyoid

舌下神经
hypoglossal n.

下颌舌骨肌
mylohyoid

舌动脉
lingual a.

颈外动脉
external carotid a.

喉上动脉
superior laryngeal a.

颈袢上根
superior root of cervical ansa

甲状腺上动脉
superior thyroid a.

颈升动脉
ascending cervical a.

颈袢
cervical ansa

甲状腺
thyroid gland

膈神经
phrenic n.

前斜角肌
scalenus anterior

颈内静脉
internal jugular v.

颈总动脉
common carotid a.

迷走神经
vagus n.

头臂静脉
brachiocephalic v.

面静脉
facial v.

耳后动脉
posterior auricular a.

胸锁乳突肌
sternocleidomastoid

面神经耳后支
posterior auricular branch of facial n.

第 2 颈神经(前支)
2nd cervical n. (ventral ramus)

枕小神经
lesser occipital n.

副神经
accessory n.

第 3 颈神经(前支)
3rd cervical n. (ventral ramus)

第 4 颈神经(前支)
4th cervical n. (ventral ramus)

颈袢下根
inferior root of cervical ansa

臂丛
brachial plexus

颈横动脉
transverse cervical a.

斜方肌
trapzius

肩胛舌骨肌(下腹)
omohyoid (inferior belly)

颈横动脉
transverse cervical a.

锁骨下动脉
subclavian a.

颈外静脉
external jugular v.

三角肌
deltoid

胸小肌
pectoralis minor

头静脉
cephalic v.

锁骨下静脉
subclavian v.

胸大肌
pectoralis major

胸肩峰动、静脉
thoracoacromial a. and v.

图2-9 颈部的血管和神经

巴,亦可收纳咽、喉、甲状腺、气管、食管和舌根等器官的部分淋巴;其输出管注入颈外侧下深淋巴结。该群重要的淋巴结有:①位于二腹肌后腹下方,面静脉注入颈内静脉交角处的**颈内静脉二腹肌淋巴结** jugulodigastric lymph node,又称**角淋巴结**,收纳鼻咽部、腭扁桃体及舌根部淋巴,鼻咽癌和舌根部癌首先转移至该淋巴结;②位于枕三角内,沿副神经排列的**颈内静脉外侧淋巴结** lateral jugular lymph node,又称**副神经淋巴结**,收纳枕部及耳后的淋巴。

2) **颈外侧下深淋巴结** inferior deep lateral cervical lymph node 主要收纳颈外侧上深淋巴结引流的淋巴,以及喉前、甲状腺、气管前和气管旁等淋巴结引流的淋巴;其输出管合成颈干,左侧注入胸导管,右侧注入右淋巴导管。该群重要的淋巴结有:①位于颈内静脉与肩胛舌骨肌中间腱交角处的**颈内静脉肩胛舌骨肌淋巴结** juguloomohyoid lymph node,收纳舌尖部的淋巴,故舌尖部癌首先转移至该淋巴结;②位于锁骨上大窝,沿颈横血管排列的**锁骨上淋巴结** supraclavicular lymph node,其中位于左静脉角处的淋巴结又称 Virchow 淋巴结,胃癌或食管下段癌转移时,常可累及该淋巴结;③位于鼻咽部后方,收纳鼻、鼻旁窦和鼻咽部等处的**咽后淋巴结** retropharyngeal lymph node,也是鼻咽癌首先转移的淋巴结之一。

(4) **舌下神经** hypoglossal nerve 从二腹肌后腹中份的下缘穿出,进入颈动脉三角,呈弓形越过颈内、外动脉浅面,再经二腹肌后腹前端深面进入下颌

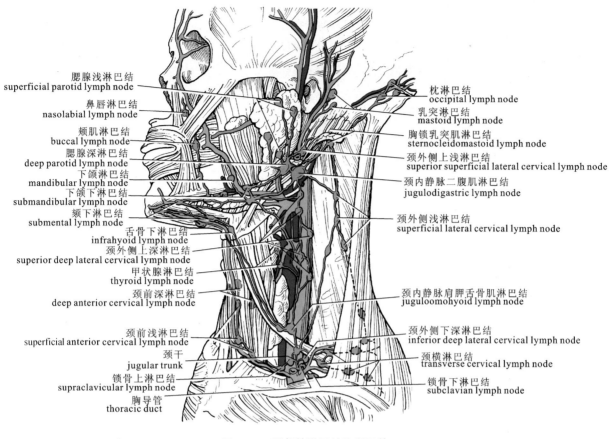

腮腺浅淋巴结
superficial parotid lymph node
鼻唇淋巴结
nasolabial lymph node
颊肌淋巴结
buccal lymph node
腮腺深淋巴结
deep parotid lymph node
下颌淋巴结
mandibular lymph node
下颌下淋巴结
submandibular lymph node
颏下淋巴结
submental lymph node
舌骨下淋巴结
infrahyoid lymph node
颈外侧上深淋巴结
superior deep lateral cervical lymph node
甲状腺淋巴结
thyroid lymph node
颈前深淋巴结
deep anterior cervical lymph node
颈前浅淋巴结
superficial anterior cervical lymph node
颈干
jugular trunk
锁骨上淋巴结
supraclavicular lymph node
胸导管
thoracic duct

枕淋巴结
occipital lymph node
乳突淋巴结
mastoid lymph node
胸锁乳突肌淋巴结
sternocleidomastoid lymph node
颈外侧上浅淋巴结
superior superficial lateral cervical lymph node
颈内静脉二腹肌淋巴结
jugulodigastric lymph node
颈外侧浅淋巴结
superficial lateral cervical lymph node
颈内静脉肩胛舌骨肌淋巴结
juguloomohyoid lymph node
颈外侧下深淋巴结
inferior deep lateral cervical lymph node
颈横淋巴结
transverse cervical lymph node
锁骨下淋巴结
subclavian lymph node

图2-10 颈部的淋巴结和淋巴管

下三角。在其弓形部向下发出降支,称为颈袢上根,沿颈总动脉浅面下行,参与颈袢组成(图2-9)。

(5) **迷走神经** vagus nerve 在颈动脉鞘内,位于颈内静脉与颈内动脉和颈总动脉之间的后方。在颈动脉三角内的分支有喉上神经和心支。前者自迷走神经下神经节处发自迷走神经,斜向内下方,在颈内、外动脉内侧与咽中缩肌之间分为内、外两支;外支伴随甲状腺上动脉分布于环甲肌,内支弯向前下,伴喉上动脉穿甲状舌骨膜入喉,分布于声门裂以上的喉黏膜。心支沿颈总动脉表面下行入胸腔,参与心丛的组成(图2-9)。

(6) **副神经** accessory nerve 经二腹肌后腹深面入颈动脉三角的后上角,经颈内静脉浅面或深面行向后外方,至胸锁乳突肌深面发出肌支支配该肌,本干至颈外侧区(图2-9)。

(7) **二腹肌后腹** posterior belly of digastric 是下颌下三角与颈动脉三角的分界,也是颌面部与颈部手术的重要标志性结构。其浅面有耳大神经、下颌后静脉及面神经颈支;深面有颈内静脉、颈内动脉和颈外动脉、副神经、迷走神经、舌下神经和颈交感干;其上缘有耳后动脉、面神经和舌咽神经等结构;下缘有枕动脉和舌下神经(图2-11)。

2. **肌三角** muscular triangle 又称**肩胛舌骨肌气管三角**。由颈前正中线、肩胛舌骨肌上腹和胸锁乳突肌下份的前缘围成。其浅面依次为皮肤、浅筋膜与颈阔肌和颈筋膜浅层;其深面为椎前筋膜。肌三角内的主要内容有:

(1) **舌骨下肌群** 包括浅层的胸骨舌骨肌和肩胛舌骨肌上腹,深层的胸骨甲状肌和甲状舌骨肌(表2-2、图2-8)。

(2) **甲状腺** thyroid gland 腺体呈H形,由左、右两侧叶和连结两侧叶的甲状腺峡组成。有70%的甲状腺峡上缘向上伸出一锥状叶,7%的甲状腺峡缺如。

胎儿发育过程中,甲状腺是由口底向颈部伸展的甲状腺舌管的下端发生的;以后甲状腺舌管自行退化闭锁,其上端残留为舌根部的盲孔。如果甲状腺舌管退化不全,即可在颈前区形成先天性囊肿。

1) 甲状腺的位置和毗邻 两侧叶位于喉下部和气管上部的两侧,上极平甲状软骨中点,下极至

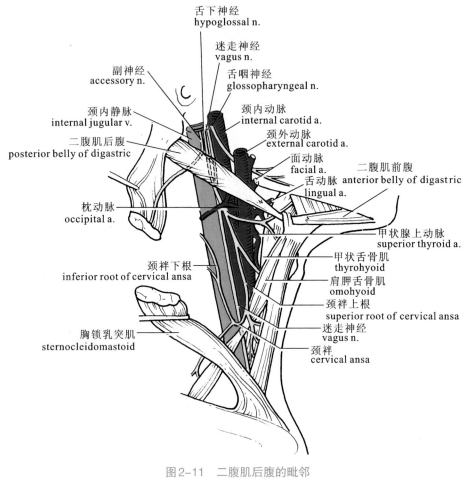

图 2-11 二腹肌后腹的毗邻

表 2-2 舌骨下肌群

名称	起点	止点	作用	神经支配
胸骨舌骨肌	胸骨柄及锁骨内侧端后面	舌骨体内侧半	下拉舌骨	颈袢（C_{1-3}）
肩胛舌骨肌	肩胛骨上缘	舌骨体外侧半	下拉舌骨	颈袢（C_{1-3}）
胸骨甲状肌	胸骨柄、第 1 肋后面	甲状软骨板斜线	下拉甲状软骨	颈袢（C_{1-3}）
甲状舌骨肌	甲状软骨板斜线	舌骨体与大角交界处	下拉舌骨	舌下神经（C_{1-3}）

第 6 气管软骨。有的侧叶下极可伸至胸骨柄后方，称胸骨后甲状腺。甲状腺峡位于第 2~4 气管软骨前方（图 2-12、图 2-13）。

甲状腺的前面由浅入深依次为：皮肤、浅筋膜、颈筋膜浅层、舌骨下肌群和气管前筋膜；两侧叶的后内侧紧邻喉与气管、咽与食管及喉返神经，后外侧与颈动脉鞘及其内容和颈交感干相邻。当甲状腺肿大时，如向内侧压迫气管和食管，可出现呼吸和吞咽困难；若压迫喉返神经，可出现声音嘶哑；如向后外方压迫颈交感干时，可出现瞳孔缩小、上睑下垂（眼裂变窄）及眼球内陷等，称为霍纳综合征。

2）甲状腺被膜　甲状腺有两层被膜，由气管

前筋膜包裹甲状腺形成甲状腺鞘，又称甲状腺假被膜；甲状腺自身的外膜即纤维囊，又称甲状腺真被膜。甲状腺的腺鞘和纤维囊之间为囊鞘间隙，内有血管、神经、疏松结缔组织及甲状旁腺。在甲状腺两侧叶内侧和甲状腺峡的后面，假被膜增厚并与甲状软骨、环状软骨和气管软骨的软骨膜愈着，形成甲状腺悬韧带，将甲状腺固定于喉及气管壁上。因此，吞咽时甲状腺可随喉上、下移动，为判断是否为甲状腺肿大的依据之一。喉返神经常走行于甲状腺悬韧带的后方，故行甲状腺切除手术时，应注意保护喉返神经（图 2-12、图 2-14）。

3）甲状腺上动脉与喉上神经　**甲状腺上动脉**

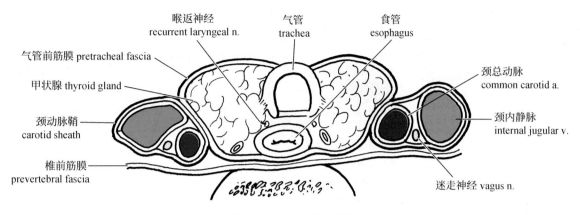

图2-12 甲状腺的毗邻

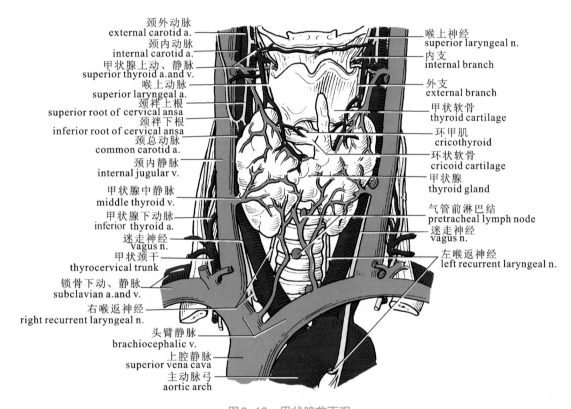

图2-13 甲状腺前面观

superior thyroid artery 起自颈外动脉起始部的前面，伴同名静脉及喉上神经外支行向前下方，至侧叶上极附近分为前、后两支，分布于侧叶。此外，该动脉还发出喉上动脉与喉上神经内支伴行，穿甲状舌骨膜，分布于喉内。

喉上神经 superior laryngeal nerve 是迷走神经的分支，在舌骨大角处分为内、外两支。内支伴喉上动脉入喉，分布于声门裂以上的喉黏膜；外支伴甲状腺上动脉走行，至侧叶上极约1 cm处与动脉分离，弯向内侧，发出肌支支配环甲肌和咽下缩肌。甲状腺手术结扎甲状腺上动脉时，应紧贴腺上极进

行，注意勿伤及该神经，以免引起声音低钝和呛咳等（图2-13、图2-14）。

4）甲状腺下动脉与喉返神经　**甲状腺下动脉** inferior thyroid artery 起自锁骨下动脉的分支甲状颈干，沿前斜角肌内侧缘上行，至环状软骨平面弯向下内，经颈动脉鞘后方至甲状腺侧叶下极的后面分为两支，分布于甲状腺、甲状旁腺、气管、食管、喉和咽等处。

喉返神经 recurrent larygeal nerve 是迷走神经的分支。右喉返神经从下、后方勾绕右锁骨下动脉，左喉返神经在胸腔内从下、后方勾绕主动脉弓，两者均沿气管与食管之间的沟内上行，至咽下缩肌

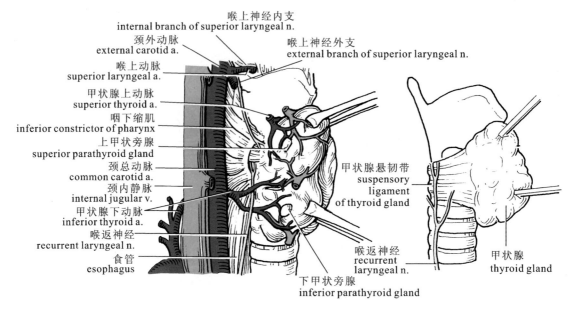

喉上神经内支
internal branch of superior laryngeal n.
颈外动脉
external carotid a.
喉上神经外支
external branch of superior laryngeal n.
喉上动脉
superior laryngeal a.
甲状腺上动脉
superior thyroid a.
咽下缩肌
inferior constrictor of pharynx
上甲状旁腺
superior parathyroid gland
颈总动脉
common carotid a.
颈内静脉
internal jugular v.
甲状腺下动脉
inferior thyroid a.
喉返神经
recurrent laryngeal n.
食管
esophagus
甲状腺悬韧带
suspensory ligament of thyroid gland
喉返神经
recurrent laryngeal n.
下甲状旁腺
inferior parathyroid gland
甲状腺
thyroid gland

图2-14 甲状腺侧面观

下缘、环甲关节后方入喉内,称为**喉下神经** inferior laryngeal nerve。其运动支支配除环甲肌以外的所有喉肌,感觉支分布于声门裂以下的喉黏膜。右喉返神经行程较短,位置较浅,多行经甲状腺下动脉前方;左喉返神经行程较长,位置较深,多行经甲状腺下动脉后方。两者一般走行于甲状腺腺鞘之外,入喉前适在环甲关节后方,故甲状软骨下角是暴露喉返神经的标志。在甲状腺侧叶下极的后方,喉返神经与甲状腺下动脉交叉关系很复杂,因此,行甲状腺次全切除术时,应远离侧叶下极结扎甲状腺下动脉,以免损伤喉返神经,引起声音嘶哑、失声,甚至声门闭合而窒息死亡(图2-15)。

5)**甲状腺最下动脉** arteria thyroidea ima 出现率约为10%,可发自主动脉弓、头臂干或颈总动脉等,沿气管前面上行,分布于甲状腺峡,参与甲状腺动脉之间在腺内、外的吻合。当行低位气管切开或甲状腺手术时,注意勿伤及此动脉。

6)**甲状腺的静脉** 由甲状腺浅面和气管前面的静脉丛汇合成上、中、下三对静脉(图2-13)。

甲状腺上静脉 superior thyroid vein 与同名动脉伴行,汇入颈内静脉。

甲状腺中静脉 middle thyroid vein 起自甲状腺侧叶中部外侧缘,横向外行,穿颈动脉鞘,横过颈总动脉前方汇入颈内静脉。此静脉多为1支,亦有2~3支者,或缺如。静脉管壁较薄,伤后不易止血,易致气栓,手术时应仔细结扎之。

甲状腺下静脉 inferior thyroid vein 起自甲状腺侧叶下极,经气管前面下行,汇入头臂静脉。两侧甲状腺下静脉在气管前面和峡部的属支吻合成**甲状腺奇静脉丛** unpaired thyroid venous plexus,在甲状腺峡下做气管切开时,应注意止血(图2-15)。

(3)**甲状旁腺** parathyroid gland 为两对扁圆形表面光滑的小体,直径为0.6~0.8 cm。活体上呈淡黄色,与深红色的甲状腺组织对比明显,但在尸体上由于其颜色与甲状腺或淋巴结相似,故不易辨认。一般位于甲状腺侧叶后面的囊鞘间隙中,有的位于甲状腺实质内,或假被膜之外的气管周围结缔组织中。上甲状旁腺多位于甲状腺侧叶上、中交界处的后方,下甲状旁腺多位于侧叶下1/3的后方(图2-14、图2-15)。

(4)**气管颈部** cervical part of trachea 包括6~8个气管软骨,上自第6颈椎平面起于环状软骨下缘,下平胸骨颈静脉切迹处移行于气管胸部,全长约6.5 cm,当仰头或低头时,气管可上、下移动1.5 cm。气管颈部的上段位置较浅,下段位置较深;当头转向一侧时,气管也转向同侧,但其后方的食管却转向对侧。行常规气管切开术时,应使头保持正中位并尽量后仰,使气管接近体表,以利于手术进行。

气管颈部的前方由浅入深依次为皮肤、浅筋膜、颈筋膜浅层和胸骨上间隙及其内的颈静脉弓、舌骨下肌群及气管前筋膜,第2~4气管软骨前方

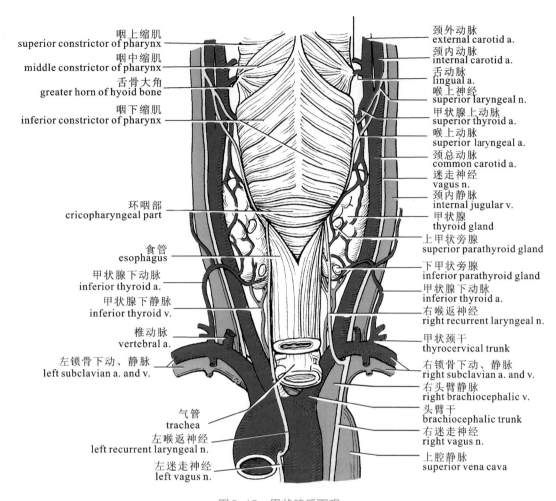

咽上缩肌
superior constrictor of pharynx
咽中缩肌
middle constrictor of pharynx
舌骨大角
greater horn of hyoid bone
咽下缩肌
inferior constrictor of pharynx
环咽部
cricopharyngeal part
食管
esophagus
甲状腺下动脉
inferior thyroid a.
甲状腺下静脉
inferior thyroid v.
椎动脉
vertebral a.
左锁骨下动、静脉
left subclavian a. and v.
气管
trachea
左喉返神经
left recurrent laryngeal n.
左迷走神经
left vagus n.

颈外动脉
external carotid a.
颈内动脉
internal carotid a.
舌动脉
lingual a.
喉上神经
superior laryngeal n.
甲状腺上动脉
superior thyroid a.
喉上动脉
superior laryngeal a.
颈总动脉
common carotid a.
迷走神经
vagus n.
颈内静脉
internal jugular v.
甲状腺
thyroid gland
上甲状旁腺
superior parathyroid gland
下甲状旁腺
inferior parathyroid gland
甲状腺下动脉
inferior thyroid a.
右喉返神经
right recurrent laryngeal n.
甲状颈干
thyrocervical trunk
右锁骨下动、静脉
right subclavian a. and v.
右头臂静脉
right brachiocephalic v.
头臂干
brachiocephalic trunk
右迷走神经
right vagus n.
上腔静脉
superior vena cava

图 2-15　甲状腺后面观

有甲状腺峡,峡的下方有甲状腺下静脉、甲状腺奇静脉丛、气管前淋巴结和可能存在的甲状腺最下动脉;其后方为食管颈部,两侧为甲状腺侧叶和位于气管食管旁沟内的喉返神经,其后外侧为颈动脉鞘和颈交感干等。在体表,位于环状软骨下方、两侧胸锁乳突肌前缘之间尖向下的三角,为气管切开的安全三角。在幼儿,胸腺、左头臂静脉和主动脉弓等,常向上高出胸骨颈静脉切迹,故幼儿气管切开术时,注意勿伤及上述结构。

（5）**食管颈部** cervical part of esophagus　上端前面平环状软骨,后面平第 6 颈椎下缘与咽相接,下端平胸骨颈静脉切迹平面移行于食管胸部。

食管颈部前方与气管相邻,且稍偏向左侧,故食管颈部手术多选左侧入路。其后方隔椎前筋膜与脊柱和椎前肌相邻,两侧有甲状腺侧叶、颈动脉鞘及其内容,后外侧隔椎前筋膜与颈交感干相邻。

（6）**颈前深淋巴结** deep anterior cervical lymph node　位于颈部脏器周围,分为 4 组:①**喉前淋巴**

结 prelaryngeal lymph node 位于喉的前方,收纳喉的淋巴,其中声门裂以上的淋巴注入颈外侧上深淋巴结,声门裂以下的淋巴注入气管旁淋巴结,然后注入颈外侧下深淋巴结;②**甲状腺淋巴结** thyroid lymph node 位于甲状腺峡之前,收纳甲状腺的淋巴,先注入气管前和气管旁淋巴结,然后注入颈外侧上深淋巴结;③**气管前淋巴结** pretracheal lymph node 位于气管颈部前外侧,收纳甲状腺和气管颈部淋巴,注入气管旁淋巴结和颈外侧下深淋巴结;④**气管旁淋巴结** paratracheal lymph node 沿喉返神经排列,收纳喉、甲状腺、气管和食管的淋巴,注入颈外侧下深淋巴结(图 2-10)。

（三）胸锁乳突肌区

胸锁乳突肌区 sternocleidomastoid region 是指该肌所在的区域。该肌起自胸骨柄前面和锁骨内侧 1/3 段上缘,行向上后外方,止于乳突外面及上项线外侧 1/3。该区内的主要内容有:

1. **颈袢** cervical ansa　由第 1~3 颈神经前支的

纤维组成。第 1 颈神经前支的部分纤维随舌下神经走行，在舌下神经勾绕枕动脉处离开此神经，在颈动脉鞘浅面或鞘内下行，称为舌下神经降支，即颈袢上根；第 2、3 颈神经前支的纤维在颈丛联合后发出颈袢下根，沿颈内静脉浅面下行，称为颈袢下根；两者在肩胛舌骨肌中间腱上缘、适平环状软骨弓处，在颈动脉浅面合成颈袢。自颈袢发支支配肩胛舌骨肌上腹、胸骨舌骨肌、胸骨甲状肌和肩胛舌骨肌下腹。甲状腺手术时，因肌支多从肌的下部进入，故应从中部切断各肌，以免损伤颈袢肌支（图 2-9、图 2-16）。

2. **颈动脉鞘及其内容**　**颈动脉鞘** carotid sheath 上起自颅底，下至颈根部续于纵隔。鞘内有颈内静脉和迷走神经贯穿其全长；其上部还有颈内动脉，下部有颈总动脉。在鞘的下部，颈总动脉位于后内侧，颈内静脉位于前外侧，迷走神经位于两者之间的后外方；在鞘的上部，颈内动脉位于前内侧，颈内静脉在后外侧，迷走神经居两者之间的后

内方（图 2-9）。

颈动脉鞘的浅面有胸锁乳突肌、胸骨舌骨肌、胸骨甲状肌、肩胛舌骨肌下腹、颈袢和甲状腺上、中静脉；鞘的后方有甲状腺下动脉，左侧颈动脉鞘的后方还有胸导管弓，隔椎前筋膜有颈交感干、椎前肌及颈椎横突等；鞘的内侧有甲状腺侧叶、喉与气管、咽与食管及喉返神经等。

3. **颈丛** cervical plexus　由第 1~4 颈神经前支构成，位于胸锁乳突肌上部深面，中斜角肌和肩胛提肌浅面。其分支有皮支、肌支和膈神经。

4. **颈交感干** cervical sympathetic trunk　由颈上、中、下三个交感神经节及节间支组成。位于脊柱前外侧，颈长肌和头长肌的前面，椎前筋膜的深面。**颈上神经节** superior cervical ganglion 最大，长约 3 cm，呈菱形，位于第 2、3 颈椎横突前方。**颈中神经节** middle cervical ganglion 较小，位于第 6 颈椎横突前方，但不恒定。**颈下神经节** inferior cervical

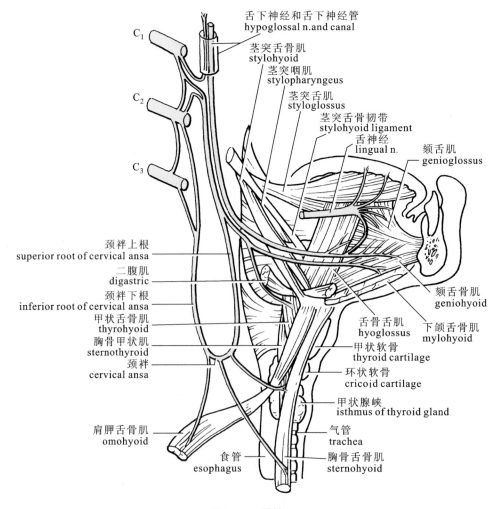

图 2-16　颈袢

ganglion 特别大,多与第 1 胸神经节融合成**颈胸神经节** cervicothoracic ganglion,又称**星状神经节** stellate ganglion。此节位于第 1 肋颈和第 7 颈椎横突的前方,胸膜顶的上方,或部分位于胸膜顶的后方。上述 3 神经节各发出一心支参与心丛的组成,并发出由交感神经节后纤维组成的 8 条灰交通支进入第 1~8 颈神经(图 2-20)。

5. 颈部深肌(表 2-3、图 2-8)

表 2-3 颈 部 深 肌

肌群	名称	起点	止点	作用	神经支配
内侧群(椎前肌)	颈长肌	颈$_{3~6}$横突 胸$_{1~3}$,颈$_{5~7}$椎椎体	寰椎前结节 颈$_{2~4}$椎椎体等	屈颈,侧屈	颈神经前支$_{3~8}$
	头长肌	颈$_{3~6}$横突	枕骨底下面	低头,侧屈	颈神经前支$_{1~6}$
	头前直肌	寰椎横突	枕骨底下面 枕骨大孔前方	低头,侧屈	颈神经前支$_{1~2}$
	头侧直肌	寰椎横突	枕骨外侧部	低头,侧屈	颈神经前支$_{1~2}$
外侧群(椎侧肌)	前斜角肌	颈$_{3~6}$横突前结节	第 1 肋斜角肌结节	一侧椎侧肌收缩使颈侧屈、旋转,两侧椎侧肌收缩使颈前屈,上提第 1、2 肋助吸气	颈神经前支$_{5~6}$
	中斜角肌	颈$_{3~7}$横突后结节	第 1 肋上面中份		颈神经前支$_{5~6}$
	后斜角肌	颈$_{5~6}$横突后结节	第 2 肋		颈神经前支$_{5~6}$

(刘 真)

第四节 颈外侧区

一、基本要求

通过对颈外侧区由浅入深的实地解剖操作,理解该区各器官和结构的位置、形态及其毗邻关系,重点观察副神经的行径、枕三角和锁骨上三角的境界及其内容,为在该区域进行手术操作打下坚实的解剖学基础。

二、解剖与观察

(一)确认颈外侧区的境界

将胸锁乳突肌复位,确认颈外侧区的前界为胸锁乳突肌后缘,后界为斜方肌前缘,下界为锁骨中 1/3 上缘。肩胛舌骨肌下腹将其分为枕三角和锁骨上三角。观察区内的颈筋膜浅层。

(二)解剖颈外侧区的结构

1. 在枕三角内,自胸锁乳突肌后缘上、中 1/3 交界处向外下方斜行剖开颈筋膜浅层至斜方肌前缘中、下 1/3 交界处,在筋膜深面寻找副神经;分离沿神经排列的副神经淋巴结,观察后清除之。

2. 牵拉颈总动脉和颈内静脉向内,清理颈丛各根及其分支,以及颈丛深面的肩胛提肌和中斜角肌;追踪颈丛发出的膈神经,向下经前斜角肌表面入胸腔。

3. 在前、中斜角肌之间解剖出臂丛的 5 个根(C_5~T_1 前支)和上、中、下 3 个干。观察臂丛经锁骨上三角深部和锁骨后方入腋窝。

自臂丛的上干或上干的后股寻找肩胛上神经,自第 5 颈神经根寻找肩胛背神经。上述二神经均向后至肩背部,暂不追踪。在臂丛与中斜角肌之间寻找来自第 5、6、7 颈神经根的胸长神经,该神经沿前锯肌上缘入腋腔。

4. 清理颈外侧肌,自下而上依次为中斜角肌、后斜角肌、肩胛提肌和夹肌。

三、基本内容

(一)枕三角

枕三角 occipital triangle 又称**肩胛舌骨肌斜方肌三角**,位于胸锁乳突肌后缘、斜方肌前缘和肩胛舌骨肌下腹上缘之间。其浅面依次为皮肤、浅筋膜和颈筋膜浅层,深面为椎前筋膜及其深面的头夹肌、肩胛提肌和中、后斜角肌(图 2-17)。三角内的主要内容有:

1. **副神经** accessory nerve 此处实为副神经外支,又称脊副神经。自颈静脉孔出颅后,经二腹肌后腹深面,沿颈内静脉前外侧行向后下方,于胸锁乳突肌前缘上 1/4 与下 3/4 交界处穿入并发支支配该肌。其本干在该肌后缘上、中 1/3 交界处进入枕三角,此处有枕小神经勾绕,是确认此神经的标志;然后沿肩胛提肌浅面斜过三角中份,在斜方肌前缘中、下 1/3 交界处进入该肌深面,并支配

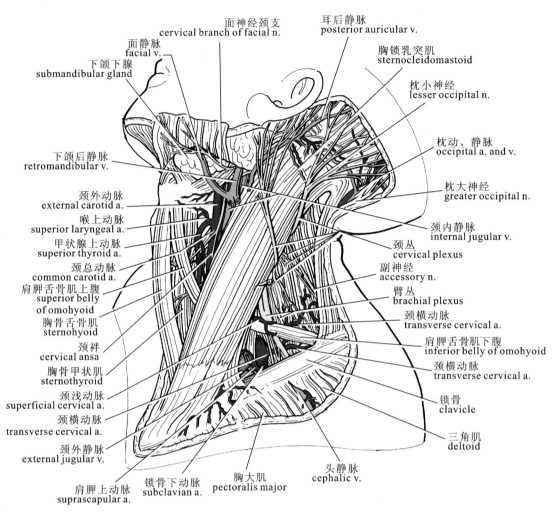

面神经颈支
cervical branch of facial n.
面静脉
facial v.
下颌下腺
submandibular gland
下颌后静脉
retromandibular v.
颈外动脉
external carotid a.
喉上动脉
superior laryngeal a.
甲状腺上动脉
superior thyroid a.
颈总动脉
common carotid a.
肩胛舌骨肌上腹
superior belly
of omohyoid
胸骨舌骨肌
sternohyoid
颈袢
cervical ansa
胸骨甲状肌
sternothyroid
颈浅动脉
superficial cervical a.
颈横动脉
transverse cervical a.
颈外静脉
external jugular v.
肩胛上动脉
suprascapular a.
锁骨下动脉
subclavian a.
胸大肌
pectoralis major
头静脉
cephalic v.
三角肌
deltoid
锁骨
clavicle
颈横动脉
transverse cervical a.
肩胛舌骨肌下腹
inferior belly of omohyoid
颈横动脉
transverse cervical a.
臂丛
brachial plexus
副神经
accessory n.
颈丛
cervical plexus
颈内静脉
internal jugular v.
枕大神经
greater occipital n.
枕动、静脉
occipital a. and v.
枕小神经
lesser occipital n.
胸锁乳突肌
sternocleidomastoid
耳后静脉
posterior auricular v.

图 2-17 枕三角及其内容

该肌。

2. 颈、臂丛分支 颈丛皮支自胸锁乳突肌后缘中点浅出颈筋膜浅层,分布于头、颈、胸上部和肩上部皮肤;枕三角内亦有支配肩胛提肌、斜方肌和椎前肌的颈丛肌支。臂丛分支有支配菱形肌和肩胛提肌的肩胛背神经,支配冈上、下肌的肩胛上神经,以及支配前锯肌的胸长神经等。

(二)锁骨上三角

锁骨上三角 supraclavicular triangle 又称**肩胛舌骨肌锁骨三角** omaoclavicular triangle,位于胸锁乳突肌后缘,肩胛舌骨肌下腹与锁骨中 1/3 上缘之间,体表呈明显凹陷,故又称**锁骨上大窝**。其浅面依次为皮肤、浅筋膜和颈筋膜浅层,其中浅筋膜内有锁骨上神经、颈外静脉末段、颈阔肌等;其深面为椎前筋膜及其深面的斜角肌等(图 2-18)。三角内的主要内容有:

1. **锁骨下静脉** subclavian vein 在该三角内位于锁骨下动脉第 3 段的前下方,于前斜角肌内侧与颈内静脉汇合成头臂静脉,两者之间形成向外上方的角,称为**静脉角**。

2. **锁骨下动脉** subclavian artery 三角内为该动脉的第 3 段,经斜角肌间隙进入三角并走向腋窝;其后上方为臂丛诸干,前下方为锁骨下静脉,下方为第 1 肋。在三角内的直接和间接分支有:肩胛背动脉、肩胛上动脉和颈横动脉,分别至斜方肌深面和肩胛区(图 2-19)。

3. **膈神经** phrenic nerve 由第 3~5 颈神经前支的纤维组成,为颈丛的重要肌支。自前斜角肌上份的外侧缘穿出后,沿该肌前面下行,位于椎前筋膜深面,经胸膜顶前内侧和锁骨下动脉、静脉之间入胸腔。

4. **臂丛** brachial plexus 由第 5~8 颈神经前支和第 1 胸神经前支的大部分纤维组成,经斜角肌间隙,锁骨下动脉后上方进入锁骨上三角。此处,第 5、6 颈神经前支合成上干,第 7 颈神经前支单成中

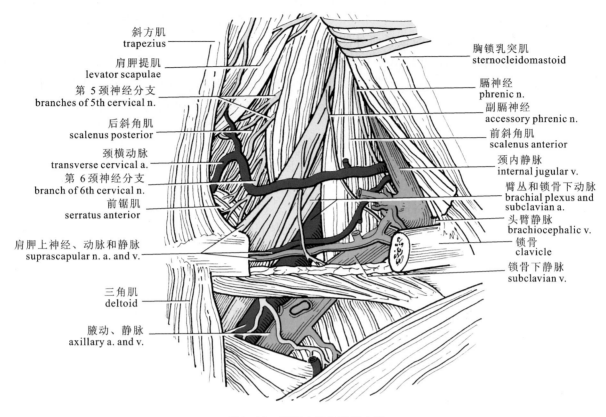

斜方肌
trapezius

肩胛提肌
levator scapulae

第 5 颈神经分支
branches of 5th cervical n.

后斜角肌
scalenus posterior

颈横动脉
transverse cervical a.

第 6 颈神经分支
branch of 6th cervical n.

前锯肌
serratus anterior

肩胛上神经、动脉和静脉
suprascapular n. a. and v.

三角肌
deltoid

腋动、静脉
axillary a. and v.

胸锁乳突肌
sternocleidomastoid

膈神经
phrenic n.

副膈神经
accessory phrenic n.

前斜角肌
scalenus anterior

颈内静脉
internal jugular v.

臂丛和锁骨下动脉
brachial plexus and
subclavian a.

头臂静脉
brachiocephalic v.

锁骨
clavicle

锁骨下静脉
subclavian v.

图2-18　锁骨上三角及其内容

干,第 8 颈神经前支和第 1 胸神经前支的大部分纤维合成下干。各干均分成两股,经锁骨中份后下方入腋窝,合成内侧束、外侧束和后束。臂丛锁骨上部的分支有肩胛上神经、肩胛背神经和胸长神经。

第五节 颈 根 部

一、基本要求

通过对颈根部结构的实地解剖操作,重点观察前斜角肌周围的结构、椎动脉三角的境界及其内的结构,理解颈根部各器官和结构的位置、形态、毗邻关系及其临床意义。

二、解剖与观察

(一)解剖前斜角肌及其周围结构

1. 离断胸锁关节,在中、外 1/3 交界处锯断锁骨,紧贴其后面分离锁骨下肌,将离断的锁骨清除。

2. 在前斜角肌下端与锁骨之间清理锁骨下静脉,观察其周围的结构。向内侧追踪该静脉,观察其与颈内静脉合成头臂静脉及形成的静脉角。

3. 在左颈动脉鞘及其内容后方寻找胸导管,

追踪其行径及注入左静脉角处。在右静脉角处寻找右淋巴导管,其长度仅约 1 cm。

4. 在前斜角肌表面查看并寻找膈神经,追踪其经锁骨下静脉后方,前斜角肌表面下行进入胸腔。寻找并观察横过膈神经和前斜角肌前方的颈横动脉、肩胛上动脉。沿颈横动脉周围寻认锁骨上淋巴结,观察后清除之。

5. 修洁颈内静脉和颈总动脉,在两者之间的后方向下追踪迷走神经;右侧者经颈内静脉后方、锁骨下动脉第 1 段前方入胸腔,寻找在此处发出的右喉返神经,观察其勾绕右锁骨下动脉的状况;左侧者经左颈总动脉和左锁骨下动脉之间入胸腔。

6. 在前斜角肌内侧、后方和外侧,分别修洁锁骨下动脉的第 1、2、3 段,观察各段的毗邻。

(1) 在第 1 段的上壁寻找甲状颈干,追寻该动脉的分支甲状腺下动脉、颈横动脉和肩胛上动脉。

(2) 在第 1 段甲状颈干的内侧寻找椎动脉,追踪可见其上行穿上 6 个颈椎横突孔入颅。

(3) 在第 1 段下壁正对椎动脉起点处,寻找胸廓内动脉,向下入胸腔。

7. 查看已解剖出的颈交感干,向下追踪至胸膜顶后方,寻找颈下神经节。

（二）观察椎动脉三角

观察椎动脉三角的内侧界为颈长肌外侧缘，外侧界为前斜角肌内侧缘，下界为锁骨下动脉第 1 段。查看位于三角内的椎动脉、甲状腺下动脉、颈交感干等。

三、基本内容

颈根部 root of neck 是指颈部与胸部之间的连接区，它包括胸廓上口及进出胸廓上口的所有结构，又称**胸颈区** thoracocervical region。其前界是胸骨柄，后界是第 1 胸椎椎体，两侧是第 1 肋和肋软骨。**前斜角肌** scalenus anterior 是重要的标志，其前内侧有胸膜顶和颈根部的纵行结构，前、后及外侧有胸、颈与上肢间横行的血管、神经（图 2-20）。

1. **胸膜顶** cupula of pleura 又称颈胸膜，覆盖肺尖，突入颈根部，高出锁骨内 1/3 上缘 2~3 cm。从第 7 颈椎横突、第 1 肋颈及第 1 胸椎至胸膜顶的筋膜称为**胸膜上膜** suprapleural membrane，又称希布森膜，起悬吊作用。当行肺萎陷手术时，必须切断此筋膜，才能使肺尖塌陷。

2. **锁骨下动脉** subclavian artery 左侧起自主动脉弓，右侧是头臂干的分支。两者均呈弓形绕过胸膜顶前方，经斜角肌间隙至第 1 肋外缘处移行为腋动脉。前斜角肌将其分为 3 段：第 1 段位于前斜角肌内侧，胸膜顶的前上方；第 2 段位于前斜角肌后方；第 3 段位于前斜角肌外侧，第 1 肋上面（图 2-19）。主要分支有：

（1）**椎动脉** vertebral artery 是锁骨下动脉第 1 段的分支，沿前斜角肌内侧上行，穿上 6 个颈椎横突孔，经枕骨大孔入颅。

（2）**胸廓内动脉** internal thoracic artery 正对椎动脉起始处发自锁骨下动脉第 1 段，下行入胸腔。

（3）**甲状颈干** thyrocervical trunk 起自锁骨下动脉第 1 段，沿前斜角肌内缘上行，其分支有甲状腺下动脉、肩胛上动脉和颈横动脉。

（4）**肋颈干** costocervical trunk 起自锁骨下动脉第 1 或第 2 段，在第 1 肋颈处分为颈深动脉和最上肋间动脉。

3. **锁骨下静脉** subclavian vein 在第 1 肋外缘续于腋静脉。在第 1 肋上面、前斜角肌内侧缘、锁骨内侧端的后面与颈内静脉合成头臂静脉，汇合处的角为静脉角。

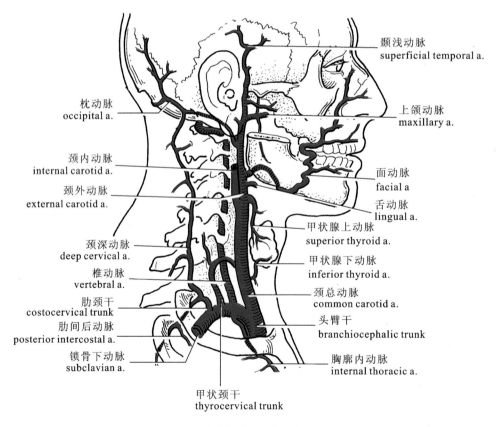

图 2-19 颈部的动脉

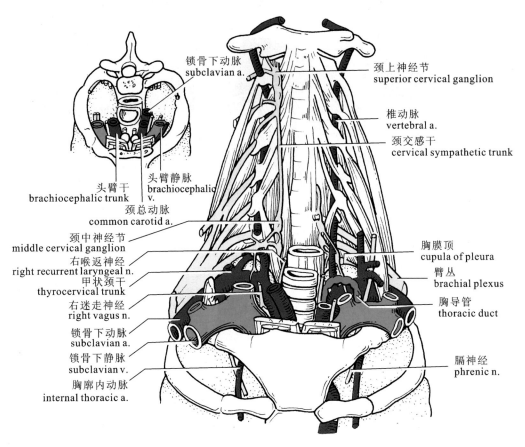

图 2-20 颈根部的结构

4. **胸导管** thoracic duct　经胸廓上口入颈根部，沿食管左缘上行，在第 7 颈椎高度向左呈弓状越过胸膜顶，形成胸导管弓；经颈动脉鞘后方，交感干、椎血管和锁骨下动脉前方，向下内注入左静脉角，也可注入左颈内静脉或左锁骨下静脉。注入口处有一对瓣膜，有阻止血液返流入胸导管的作用（图 2-21）。

5. **右淋巴导管** right lymphatic duct　长约 1 cm，由右颈干、右锁骨下干和右支气管纵隔干汇合而成，注入右静脉角。

6. **迷走神经** vagus nerve　在颈根部，右迷走神经下行于右颈内静脉与右颈总动脉之间，在锁骨下动脉第 1 段前面发出右喉返神经，勾绕该动脉下面和后面返回颈部；左迷走神经在左颈内静脉和左颈总动脉之间下行入胸腔。

7. **膈神经** phrenic nerve　由第 3~5 颈神经前支纤维组成。斜行于前斜角肌前面、椎前筋膜深面，其前面还有胸锁乳突肌、肩胛舌骨肌中间腱、颈内静脉、颈横动脉和肩胛上动脉。该神经在胸膜顶前内侧、迷走神经外侧，经锁骨下动、静脉之间入胸腔（图 2-22）。

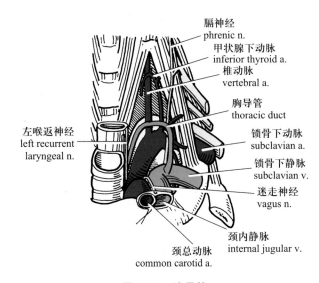

图 2-21 胸导管

8. **椎动脉三角** triangle of vertebral artery　其内侧界为颈长肌外侧缘，外侧界为前斜角肌内侧缘，下界为锁骨下动脉第 1 段；其尖为第 6 颈椎横突前结节。三角内的主要结构有椎动、静脉，甲状腺下动脉，颈交感干及其颈下神经节等（图 2-23）。

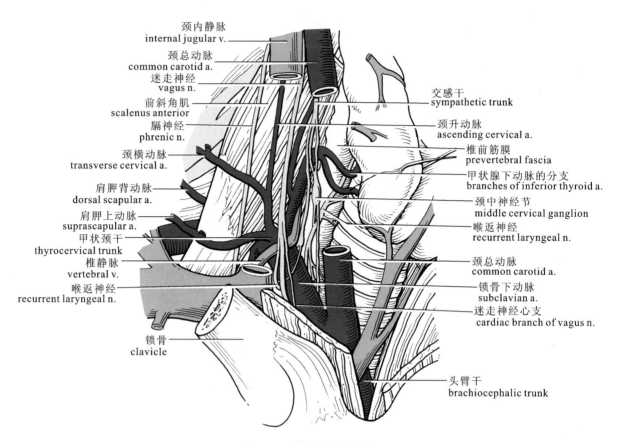

颈内静脉
internal jugular v.

颈总动脉
common carotid a.

迷走神经
vagus n.

前斜角肌
scalenus anterior

膈神经
phrenic n.

颈横动脉
transverse cervical a.

肩胛背动脉
dorsal scapular a.

肩胛上动脉
suprascapular a.

甲状颈干
thyrocervical trunk

椎静脉
vertebral v.

喉返神经
recurrent laryngeal n.

锁骨
clavicle

交感干
sympathetic trunk

颈升动脉
ascending cervical a.

椎前筋膜
prevertebral fascia

甲状腺下动脉的分支
branches of inferior thyroid a.

颈中神经节
middle cervical ganglion

喉返神经
recurrent laryngeal n.

颈总动脉
common carotid a.

锁骨下动脉
subclavian a.

迷走神经心支
cardiac branch of vagus n.

头臂干
brachiocephalic trunk

图 2-22　前斜角肌的毗邻

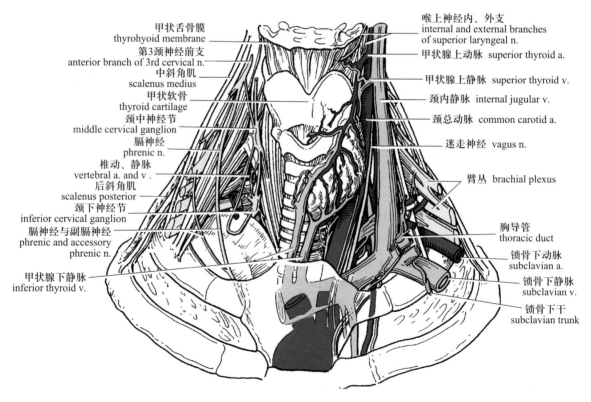

甲状舌骨膜
thyrohyoid membrane

第 3 颈神经前支
anterior branch of 3rd cervical n.

中斜角肌
scalenus medius

甲状软骨
thyroid cartilage

颈中神经节
middle cervical ganglion

膈神经
phrenic n.

椎动、静脉
vertebral a. and v.

后斜角肌
scalenus posterior

颈下神经节
inferior cervical ganglion

膈神经与副膈神经
phrenic and accessory
phrenic n.

甲状腺下静脉
inferior thyroid v.

喉上神经内、外支
internal and external branches
of superior laryngeal n.

甲状腺上动脉　superior thyroid a.

甲状腺上静脉　superior thyroid v.

颈内静脉　internal jugular v.

颈总动脉　common carotid a.

迷走神经　vagus n.

臂丛　brachial plexus

胸导管
thoracic duct

锁骨下动脉
subclavian a.

锁骨下静脉
subclavian v.

锁骨下干
subclavian trunk

图 2-23　椎动脉三角及其内容

（黄　飞）

附：病例与问题

病例一：甲状舌管囊肿

患者,女性,15 岁,因颈前部发现一肿块就诊。

检查发现患者发育良好,体温 36.5 ℃,脉搏 72 次 /min,在颈前区中线舌骨下方有一直径 1~2 cm 的圆形肿块。肿块边界清楚,表面光滑,触之有囊样感,但无压痛,令患者吞咽或伸舌、缩舌时,发现肿块可随之上下移动。行肿块穿刺抽出黄色黏稠性液体。住院后行手术摘除,诊断为甲状舌管囊肿。

问题：

1. 甲状舌管囊肿发生的胚胎学基础是什么?

2. 甲状舌管囊肿可发生在哪些部位?

3. 甲状舌管囊肿为什么可随吞咽或伸舌、缩舌上下移动?

病例二：甲状腺功能亢进

患者,女性,32 岁,因发现颈部肿胀伴性情急躁、失眠、消瘦 3 个月就诊。患者自诉近 3 个月以来经常易怒,性情急躁,容易激动,好哭,失眠,怕热,多汗,食欲亢进,但体重不断减轻,月经失调。

检查发现患者消瘦,体温 36.7 ℃,脉搏 105 次 /min,两手颤动,眼球轻度外突;颈部两侧明显肿胀,从后方双手触诊其颈部,可触到肿大的甲状腺,并随吞咽上下移动,两侧对称,呈弥漫性肿大,腺体表面光滑,无结节。测定基础代谢率中度增高,血清中 T_3、T_4 明显高出正常值。诊断为甲状腺功能亢进。

问题：

1. 肿大的甲状腺随吞咽上、下移动的解剖学基础是什么?

2. 肿大的甲状腺有可能压迫哪些器官,并引起什么症状?

3. 若行外科手术治疗应做何切口?须经哪些层次方可显露甲状腺?

4. 手术中应避免损伤哪些结构?

5. 术后声音嘶哑的可能原因是什么?

病例三：急性感染性喉炎伴喉梗阻,行气管切开术

患儿,男,2 岁,因发热、咳嗽 2 天,呼吸困难伴喉鸣急诊入院。

检查见患儿呼吸极度困难,惊恐不安,犬吠样咳嗽,声音嘶哑,鼻翼扇动,口唇发绀,吸气性喉鸣伴三凹征;体温 39.2 ℃,脉搏 105 次 /min,咽喉红肿,肺部听诊可闻哮鸣音。诊断为急性感染性喉炎伴喉梗阻。立即给予吸氧,静脉滴注抗生素和肾上腺皮质激素等治疗,但上述症状仍未得到缓解,决定行气管切开术。术后患儿病情好转,10 天后呼吸道感染消退,拔管后痊愈出院。

问题：

1. 为何要为患儿施行气管切开术?

2. 气管切开时患儿应取什么体位?为什么?

3. 气管切开时应做什么切口?须经过哪些层次方可显露气管?应在什么部位切开气管?

4. 气管切开时应注意避免损伤哪些结构?

（刘 真 黄 飞）

数字课程学习……

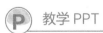 教学PPT

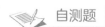 自测题

第 3 章

胸　　部

第一节　概　　述

胸部 thorax 上接颈部、下连腹部，上部两侧与上肢相连。胸部以胸廓为支架，皮肤、筋膜、肌等软组织覆盖其表面，内面衬以胸内筋膜，共同构成胸壁。胸壁与膈围成胸腔，胸腔向上经胸廓上口通颈部，向下借膈与腹腔分隔。胸腔的中部为纵隔，有心、出入心的大血管、气管、食管、胸导管等器官，两侧容纳左、右肺及其表面的胸膜和胸膜腔。

一、境界与分区

（一）境界

胸部的上界以胸骨颈静脉切迹、胸锁关节、锁骨上缘、肩峰至第 7 颈椎棘突的连线与颈部分界。下界自剑突或剑胸结合向两侧肋弓、第 11 肋前端、第 12 肋下缘至第 12 胸椎棘突的连线与腹部分界。两侧上以三角肌前、后缘与上肢分界。由于膈呈穹窿形向上隆凸，腹腔上部的脏器随着膈的膨隆而凸向上，而表面被胸壁下部所遮盖，故此部外伤时，除胸壁损伤外，可能累及其深面的腹腔脏器。

（二）分区

1. 胸壁 thoracic wall　分为胸前区、胸外侧区和胸背区。胸前区位于前正中线和腋前线之间；胸外侧区介于腋前线与腋后线之间；胸背区位于腋后线与后正中线之间，是脊柱区的一部分。

2. 胸腔 thoracic cavity　分为三部分，即中部的纵隔和容纳肺、胸膜及胸膜腔的左、右部。

二、表面解剖

（一）体表标志

1. 颈静脉切迹 jugular notch　为胸骨柄上缘的凹陷，平对第 2 胸椎下缘。

2. 胸骨角 sternal angle　是胸骨柄与胸骨体连接处，稍向前突。其两侧连第 2 肋软骨，是计数肋的标志。其后方平第 4 胸椎椎体下缘。胸骨角平面的标志有：主动脉弓分别与升、降主动脉的分界；气管杈及左主支气管与食管相交处；胸导管由右转向左行等。

3. 剑突 xiphoid process　位于胸骨下角内，上接胸骨体处称剑胸结合，平对第 9 胸椎。

4. 锁骨和锁骨下窝　锁骨 clavicle 位于颈静脉切迹两侧，全长均可触及，其中、外 1/3 交界处下方有一凹陷称锁骨下窝 infraclavicular fossa。窝的深处有腋动、静脉和臂丛通过，此窝内锁骨下一横指处，可摸到肩胛骨喙突 coracoid process。

5. 肋和肋间隙　平胸骨角可摸到第 2 肋，向下可依次触及下部的肋 rib 和肋间隙 intercostal space，两者可作为胸腔和腹腔上部器官的定位标志。

6. 肋弓和胸骨下角　自剑突两侧向外下可触及肋弓 costal arch，是肝、脾触诊的标志。肋弓的最低部位是第 10 肋，此处平对第 2、3 腰椎之间。两侧肋弓和剑胸结合共同围成胸骨下角 infrasternal angle，角内有剑突。肋弓与剑突之间的角为剑肋角，左剑肋角是心包穿刺的常用进针部位之一。

7. 乳头 nipple　男性乳头一般位于锁骨中线与第 4 肋间隙相交处，女性乳头稍低、偏外下方。

8. 肩胛下角 angulus inferior scapulae　上肢下垂时，肩胛下角平对第 7 肋。

（二）标志线

通过胸部的一些体表标志所做的垂直线（图 3-1），用于表示胸部器官的位置关系和临床诊疗定位。

1. 前正中线 anterior median line　经胸骨正中

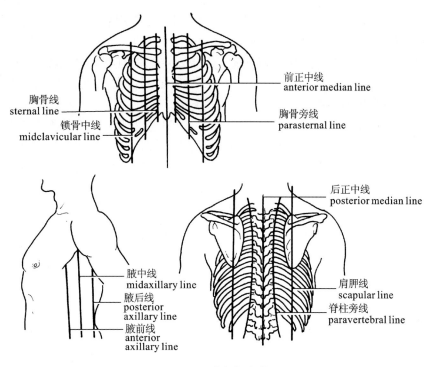

图3-1 胸部标志线

所做的垂直线。

2. **胸骨线** sternal line 沿胸骨外侧缘最凸处所做的垂直线。

3. **锁骨中线** midclavicular line 经锁骨中点所做的垂直线。

4. **胸骨旁线** parasternal line 为胸骨线与锁骨中线之间中点的垂直线。

5. **腋前线** anterior axillary line 和**腋后线** posterior axillary line 分别经腋前、后襞与胸壁相交处的垂直线。

6. **腋中线** midaxillary line 为腋前、后线之间中点的垂直线。

7. **肩胛线** scapular line 上肢下垂时,经肩胛下角的垂直线。

8. **后正中线** posterior median line 经身体后面正中的垂直线,相当于各棘突尖的连线。

第二节 胸壁、胸膜和胸膜腔

一、基本要求

通过对胸壁由浅入深的实地解剖操作,深刻理解胸壁的构成和层次结构特点,重点观察胸壁浅层结构和深层结构的配布规律,为胸心外科手术入路

的设计奠定坚实的解剖学基础;通过观察胸膜的配布,深刻理解胸膜腔的构成及其临床意义。

二、解剖与观察

(一)切口

尸体仰卧,皮肤切口已在上肢解剖时完成(见上肢解剖)。

(二)解剖胸壁

1. 观察胸前、外侧壁的浅层结构(在上肢解剖时已完成)。

2. 观察肋间外肌肌纤维的走行方向及肋间外膜;沿第3或第4肋下缘,轻轻切开肋间外肌和肋间外膜,并向下翻,可见其深面肌纤维走向内上方的肋间内肌。

3. 将前锯肌从肋骨上剥离并翻向外侧。

4. 将锁骨中、内1/3交界处锯断,或锯除中1/3;沿腋中线将第1~9肋间隙的肋间肌切除1.5 cm,勿伤及深面的壁胸膜;将手指插入肋间隙,将壁胸膜轻轻后压与胸壁分离,用肋骨剪沿腋中线剪断第1~9肋;用手于胸骨柄处提起胸前壁,在胸廓上口剪断胸廓内动、静脉,另一手沿胸骨和肋内侧面将壁胸膜向后压,将胸前壁翻向下方,置于腹前壁的前面。

5. 透过胸前壁内面的胸内筋膜,观察胸横肌;

解剖胸廓内动脉及其分支腹壁上动脉和肌膈动脉；寻认胸廓内动脉发出的肋间前支、穿支、心包膈动脉；观察沿胸廓内动、静脉周围排列的胸骨旁淋巴结。

（三）观察壁胸膜并探查胸膜腔

1. 沿锁骨中线将壁胸膜纵行剪开，上、下端各做一横切口，向两侧翻开胸膜，打开胸膜腔。观察覆盖肺表面的脏胸膜；脏胸膜与壁胸膜之间的窄隙即胸膜腔。

2. 将手伸入胸膜腔探查壁胸膜各部；观察胸膜顶在锁骨内 1/3 向上突出 2~3 cm；探查胸膜前界，以及无胸膜的胸腺三角和心包三角；将手指伸入肋胸膜与膈胸膜之间，探查两者的下反折线即胸膜下界。

3. 将手伸入肋胸膜与膈胸膜反折处，即肋膈隐窝，肺下界未伸入其内。探查肋膈隐窝时注意不要被肋骨断端划破手。

4. 将肺下部拉向外，可见脏、壁胸膜在肺根下方反折形成皱襞，即肺韧带。

三、基本内容

（一）胸壁

胸壁由胸廓和软组织构成。胸壁的软组织在此仅介绍胸前、外侧区，胸背区在脊柱区叙述。

1. 浅层结构

（1）皮肤　胸前、外侧区皮肤较薄，除胸骨前面的皮肤外，均有较大的活动度。胸前区的皮肤面积大，质地和颜色与面部相近，可用于面部创伤的修复。

（2）浅筋膜　内含脂肪、皮神经、浅血管、浅淋巴管和乳腺。胸前、外侧区的浅筋膜与颈、腹部和上肢浅筋膜相延续，其厚度个体差异大。

1）皮神经　胸前、外侧区的皮神经来自颈丛和上部的肋间神经分支（图 3-2）。主要有：①**锁骨上神经** supraclavicular nerve：为颈丛的分支，共有 3~4 支，自颈丛发出后经颈部向下跨越锁骨前面，分布于胸前区上部和肩部皮肤；②肋间神经的外侧皮支和前皮支：肋间神经在腋前线附近发出**外侧皮支**，分布于胸外侧区和胸前区外侧部的皮肤，在胸骨两侧发出**前皮支**，分布于胸前区内侧部的皮肤。

肋间神经皮支的分布有两个特点：一是呈明显的节段性和环形带状，自上而下按神经序数排列。第 2 肋间神经分布于胸骨角平面，第 4 肋间神经分布于乳头平面，第 6 肋间神经分布于剑胸结合平面，第 8 肋间神经分布于肋弓平面。根据皮神经的分布可判断麻醉平面和脊髓损伤节段。二是相互重叠。相邻的三条皮神经相互重叠分布，共同管理一带状区的皮肤感觉。因此，一条肋间神经损

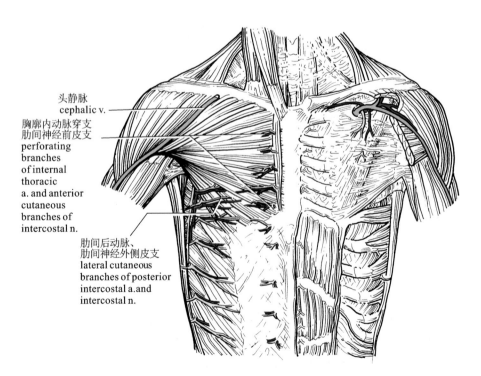

头静脉
cephalic v.

胸廓内动脉穿支
肋间神经前皮支
perforating branches of internal thoracic a. and anterior cutaneous branches of intercostal n.

肋间后动脉、
肋间神经外侧皮支
lateral cutaneous branches of posterior intercostal a.and intercostal n.

图 3-2　胸前、外侧区皮神经及动脉分支

伤,其分布区的感觉障碍不明显,只有在相邻两条肋间神经都受损时,才会出现其共同管理的带状区皮肤感觉障碍。

2)浅血管 主要有胸廓内动脉、肋间后动脉和腋动脉的分支。静脉汇入胸腹壁静脉和上述动脉的伴行静脉等(图 3-2)。①**胸廓内动脉穿支**,细小,在距胸骨侧缘 1 cm 处穿出,分布于胸前区内侧部。女性的第 2~4 穿支较粗,发出分支至乳房,在行乳腺癌根治术时应注意结扎这些血管。②肋间后动脉的分支,有前、外侧皮支,与肋间神经的同名分支伴行,分布于胸前、外侧区的皮肤和乳房。上述两动脉的分支均有伴行静脉,分别汇入胸廓内静脉和肋间后静脉。③胸腹壁静脉 thoracoepigastric vein,起自脐周围静脉网,沿腹壁上部至胸前区外侧部斜向外上行,汇入胸外侧静脉,收集腹壁上部、胸前外侧区浅层的静脉血。此静脉是上、下腔静脉的重要交通之一,当肝门静脉血回流受阻时,借此静脉建立门 - 腔静脉侧支循环,血流量加大而曲张。

(3)**乳房** breast,mamma 是人类和哺乳动物皮肤的特化结构,儿童和男性乳房不发达。

1)位置 成年女性的乳房位于第 2~6 肋高度,胸大肌表面,自胸骨旁线向外可达腋中线。胸大肌前面的胸肌筋膜与乳腺体后面之间的间隙为**乳房后间隙**,内有疏松结缔组织等,但无大血管,隆胸术时可将假体植入该间隙,使乳房隆起。

2)形态结构 青春期未哺乳女性的乳房呈半球形,紧张而有弹性。乳房由皮肤、乳腺和脂肪等构成(图 3-3)。**乳腺** mammary gland 被结缔组织分隔为 15~20 个乳腺叶,每个乳腺叶又被分为若干个乳腺小叶。每一乳腺叶有一输乳管,以乳头为中心,呈放射状排列,末端开口于乳头。乳腺脓肿切开引流时,宜做放射状切口,以免切断输乳管。乳腺周围的结缔组织发出许多纤维束,一端连于皮肤和浅筋膜,另一端连于深筋膜浅层,称**乳房悬韧带**或库珀韧带。由于韧带两端固定,无伸展性,故当乳腺癌侵及此韧带时,韧带缩短,牵拉皮肤内陷,皮肤表面呈橘皮样变,是乳腺癌的重要体征之一。

3)淋巴引流 女性乳房淋巴管丰富,分为浅、深两组,淋巴主要注入腋淋巴结(图 3-4)。①乳房外侧部和中央部的淋巴管注入腋淋巴结的胸肌淋巴结,这是乳房淋巴回流的主要途径;②乳房上部的淋巴管注入腋淋巴结的尖淋巴结和锁骨上淋巴

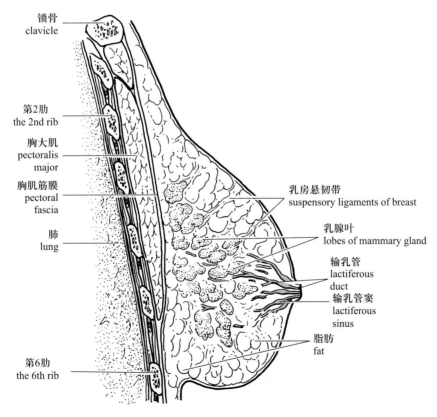

图 3-3 女性乳房(矢状面)

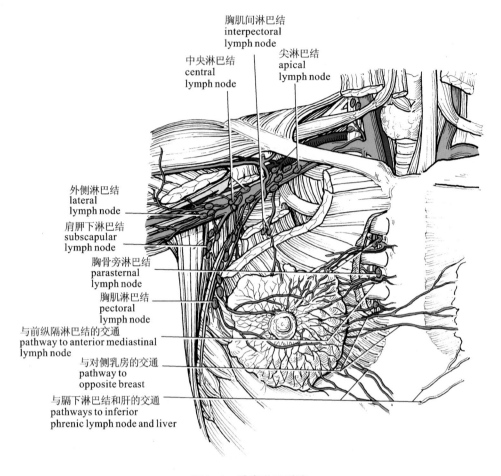

图3-4 乳房淋巴引流

结;③乳房内侧部的一部分淋巴管注入胸骨旁淋巴结,另一部分与对侧乳房淋巴管吻合;④乳房内下部的淋巴管注入膈上淋巴结前组,并通过腹壁和膈下的淋巴管与肝淋巴管交通;⑤乳房深部的淋巴管经乳房后间隙注入位于胸大、小肌之间的胸肌间淋巴结或腋淋巴结的尖淋巴结。

乳房浅淋巴管广泛吻合,两侧互相交通。当乳腺癌侵及浅淋巴管时,可使其收集范围内的淋巴回流受阻,发生淋巴水肿,是造成乳房局部皮肤"橘皮样"改变的另一原因。

2. 深层结构

(1) 深筋膜 分为浅、深两层。浅层较薄,覆盖于胸大肌表面,向上附于锁骨,向内附于胸骨,向下、后分别与腹部和胸背区深筋膜相延续。深层位于胸大肌深面,向上附于锁骨,向下包裹锁骨下肌和胸小肌,并覆盖于前锯肌表面,其中位于喙突、锁骨下肌和胸小肌上缘的部分,称为**锁胸筋膜**clavipectoral fascia(图3-5)。胸外侧神经和胸肩峰动脉的分支穿出该筋膜至胸大、小肌,头静脉和淋

巴管穿经此筋膜入腋腔。手术切开锁胸筋膜时应注意保护胸外侧神经、头静脉和胸肩峰动脉分支,以免损伤引起胸大肌瘫痪。

(2) 肌层 胸前、外侧区肌由胸肌和部分腹肌

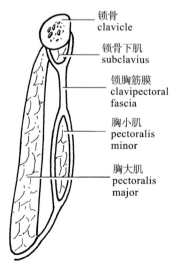

图3-5 锁胸筋膜(矢状面)

组成。由浅至深可分为 4 层：第 1 层为胸大肌、腹外斜肌和腹直肌上部；第 2 层为锁骨下肌、胸小肌和前锯肌；第 3 层是肋间肌；第 4 层为胸横肌。

胸大肌 pectoralis major 位于胸前区，由胸内、外侧神经支配。主要由胸肩峰动脉的胸肌支和胸廓内动脉的穿支供血。**前锯肌** serratus anterior 位于胸外侧区，为一宽薄扁肌，由胸长神经支配。若手术不慎损伤该神经，可出现"翼状肩"（图 3-6）。其血供主要来自胸背动脉。

（3）肋间隙　12 对肋参与胸廓的构成，肋与肋之间的间隙为**肋间隙** intercostal space。间隙内有肋间肌、筋膜、血管和神经等。肋间隙的宽窄不一，一般上部较宽，下部较窄；前部较宽，后部较窄。肋弯曲而有弹性，第 5~8 肋曲度大，易发生骨折。骨

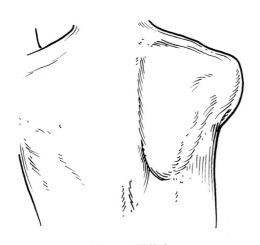

图 3-6　翼状肩

折断端若向内移位，可刺破胸膜、肺和肋间血管、神经，导致气胸、血胸或肺不张。

1）肋间肌　①**肋间外肌** intercostale externi，位于肋间隙浅层，肌纤维斜向前下，自肋结节至肋骨前端接**肋间外膜** external intercostal membrane，后者向内至胸骨侧缘。②**肋间内肌** intercostale interni，位于肋间外肌的深面，从胸骨侧缘向后至肋角处接**肋间内膜** internal intercostal membrane，后者向内与脊柱相连，肌纤维斜向前上。③**肋间最内肌** intercostale intimi，位于肋间内肌深面，肌纤维方向与肋间内肌相同，二肌间有肋间血管、神经通过。该肌薄弱不完整，仅存在于肋间隙的中 1/3 部，前、后部均无此肌，肋间血管、神经直接与其内面的胸内筋膜相贴。当胸膜感染时，可刺激神经引起肋间神经痛。

2）肋间血管、神经　肋间隙内有肋间后动、静脉和肋间神经（图 3-7）。①**肋间后动脉** posterior intercostal artery，共 9 对，起自胸主动脉，与同名静脉和肋间神经伴行，行于第 3~11 肋间隙内。在肋角附近，肋间后动脉发出一较小的下支沿下位肋骨上缘前行，本干又称上支，沿肋沟前行。肋间后动脉的上、下支于肋间隙前部与胸廓内动脉的肋间前支吻合。下 3 对肋间后动脉不分上、下支。胸主动脉还发出 1 对肋下动脉沿第 12 肋下缘前行。第 1、2 肋间隙的动脉来自锁骨下动脉的分支。②**肋间后静脉** posterior intercostal vein，前端与胸廓内静脉交通，右侧的后端注入奇静脉，左侧注入半奇静脉

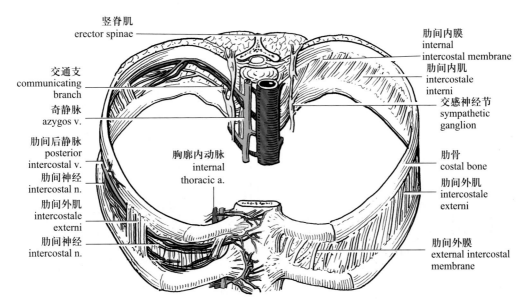

图 3-7　肋间后动、静脉和肋间神经

和副半奇静脉。③**肋间神经** intercostal nerve，共 11 对，来自第 1~11 胸神经前支，在相应的肋间隙内沿肋沟前行，近腋前线处发出外侧皮支。第 2 肋间神经外侧皮支横跨腋窝，分布于臂内侧皮肤，称**肋间臂神经**，乳腺癌根治术应注意保护该神经。肋间神经本干继续前行，上 6 对至胸骨侧缘，下 5 对和肋下神经至白线附近浅出，易名为前皮支。第 12 对胸神经前支行于第 12 肋下方，称为**肋下神经**。

肋间后动、静脉和肋间神经从脊柱至肋角之间的走行不恒定，在肋角和腋中线之间三者的排列顺序自上而下为静脉、动脉、神经，行于肋沟内。因此，如在肋间隙后部进行胸膜腔穿刺，应沿肋骨上缘进针，但不宜紧靠肋骨上缘；在肋间隙前部，因肋间后血管和肋间神经分为上、下支，分别沿肋上、下缘行走，穿刺应在肋间隙中间进针（图 3-8）。

(4) 胸廓内血管和淋巴结

1) **胸廓内动脉** internal thoracic artery　起自锁骨下动脉第 1 段的下面，向下经锁骨下静脉的后方，紧贴胸膜顶前方入胸腔。沿胸骨侧缘外侧约 1.25 cm 下行，至第 6 肋间隙分为腹壁上动脉和肌膈动脉（图 3-9）。沿途发出心包膈动脉，与膈神经伴行，分布于心包和膈。胸廓内动脉的肋间前支分布于肋间隙前部，并与肋间后动脉吻合。

2) **胸廓内静脉** internal thoracic vein　1~2 支，在同名动脉的内侧伴行。

3) **淋巴结**　①**胸骨旁淋巴结** parasternal lymph node，沿胸廓内血管排列，引流胸前壁、乳房内侧部、膈和肝上面的淋巴，输出管参与合成支气管纵隔干；②**肋间淋巴结** intercostal lymph node，位于肋

间隙，分为前、中、后组，后组较恒定，位于肋角内侧，输出管注入胸导管。

(5) **胸内筋膜** endothoracic fascia　是一层致密的结缔组织膜，衬于肋和肋间隙的内面。此膜与壁胸膜之间有疏松结缔组织，脊柱两侧较发达，易于分离。胸内筋膜向上覆盖于胸膜顶上部并增厚，称**胸膜上膜** suprapleural membrane，即希布森膜，对胸膜顶有固定和保护作用。向下覆盖于膈的上面，称**膈胸膜筋膜** phrenicopleural fascia 或**膈上筋膜**。

(二) 胸膜和胸膜腔

1. **胸膜** pleura　分为脏胸膜和壁胸膜。**脏胸膜** visceral pleura 被覆于肺的表面，与肺紧密结合，并伸入叶间裂内。**壁胸膜** parietal pleura 贴附于胸内筋膜内面、纵隔两侧、膈上面，并突向颈根部。根据其配布部位不同分为 4 部分：**肋胸膜** costal pleura、**膈胸膜** diaphragmatic pleura、**纵隔胸膜** mediastinal pleura 和**胸膜顶** cupula of pleura。胸膜顶突向锁骨内侧 1/3 段上方 2~3 cm。

2. **胸膜腔** pleural cavity　为脏、壁胸膜在肺根处相互延续共同围成左、右各一的密闭窄隙，腔内为负压。肺根下方脏、壁胸膜相互移行形成的双层结构称为**肺韧带** pulmonary ligament，对肺有固定作用。气胸时，由于肺韧带的附着，肺固定于纵隔而被压向内侧。

3. **胸膜隐窝** pleural recess　脏、壁胸膜之间的大部分互相贴近，因此，胸膜腔是潜在的腔隙。壁胸膜各部互相转折处，即使深吸气时肺缘也不能伸入其内，这些部位的胸膜腔称为胸膜隐窝。主要包括：

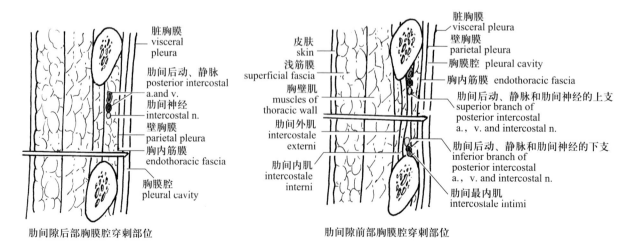

肋间隙后部胸膜腔穿刺部位　　　　　肋间隙前部胸膜腔穿刺部位

图 3-8　胸壁层次及胸膜腔穿刺部位

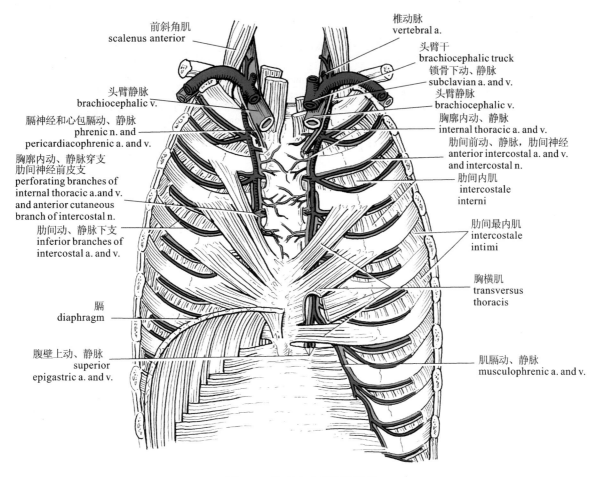

前斜角肌
scalenus anterior

椎动脉
vertebral a.

头臂干
brachiocephalic truck

锁骨下动、静脉
subclavian a. and v.

头臂静脉
brachiocephalic v.

头臂静脉
brachiocephalic v.

膈神经和心包膈动、静脉
phrenic n. and
pericardiacophrenic a. and v.

胸廓内动、静脉
internal thoracic a. and v.

胸廓内动、静脉穿支
肋间神经前皮支
perforating branches of
internal thoracic a.and v.
and anterior cutaneous
branch of intercostal n.

肋间前动、静脉，肋间神经
anterior intercostal a. and v.
and intercostal n.

肋间内肌
intercostale
interni

肋间动、静脉下支
inferior branches of
intercostal a. and v.

肋间最内肌
intercostale
intimi

膈
diaphragm

胸横肌
transversus
thoracis

腹壁上动、静脉
superior
epigastric a. and v.

肌膈动、静脉
musculophrenic a. and v.

图3-9　胸廓内血管和胸横肌

（1）**肋膈隐窝** costodiaphragmatic recess　位于肋胸膜与膈胸膜转折处，呈半环形，从剑突向后下至脊柱两侧，后部较深。肋膈隐窝是胸膜腔的最低点，胸膜腔积液首先积聚于此。

（2）**肋纵隔隐窝** costomediastinal recess　位于肋胸膜与纵隔胸膜前缘转折处下部。由于左肺前缘有心切迹，故左侧较明显。

4. 壁胸膜反折线的体表投影　是壁胸膜各部互相转折部位的体表投影（图3-10），胸膜前界和下界有重要的临床意义。

（1）胸膜前界　为肋胸膜前缘与纵隔胸膜前缘的反折线。两侧均起自胸膜顶，向内下经胸锁关节后方，至第2胸肋关节高度两侧靠拢，沿中线稍偏左垂直向下，右侧直达第6胸肋关节移行为下界。左侧达第4胸肋关节高度斜向外下，在胸骨侧缘外2.0~2.5 cm下行，至第6肋软骨中点移行为下界。两侧胸膜前界在第2~4胸肋关节之间互相靠拢，上、下分开，从而形成两个无胸膜覆盖的三角形

区域。上方的为**胸腺三角**，内有胸腺；下方的为**心包三角**，内有心包和心。

两侧胸膜前界有时可互相重叠，出现率约26.0%，老年人达39.5%，开胸手术时应注意这种情况，以防发生气胸。左侧胸膜前界在第4胸肋关节以下部分，位于胸骨后方者相对较少，故心包穿刺部位以左剑肋角处较为安全。

（2）胸膜下界　为膈胸膜与肋胸膜的反折线。右侧起自第6胸肋关节后方，左侧起自第6肋软骨中点，两侧均向外下行。在锁骨中线、腋中线和肩胛线分别与第8、10、11肋相交，近后正中线处平第12胸椎棘突。右侧胸膜下界稍高于左侧。

5. 胸膜的血管、淋巴引流和神经

（1）血管　脏胸膜的血供来自支气管动脉和肺动脉的分支。壁胸膜的血供主要来自肋间后动脉、胸廓内动脉和心包膈动脉的分支。静脉与同名动脉伴行，注入肺静脉和上腔静脉。

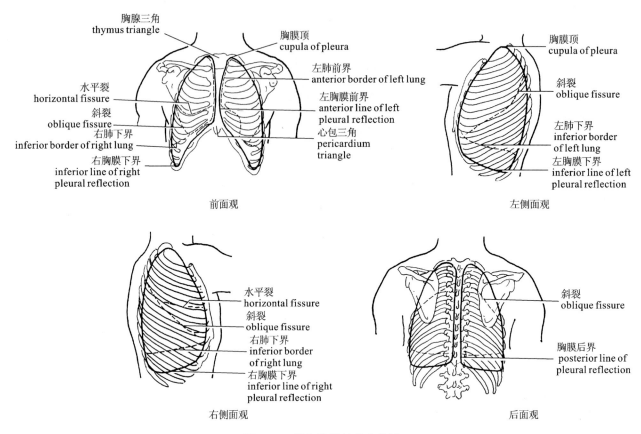

图3-10　肺和胸膜的体表投影

（2）淋巴引流　脏胸膜的淋巴管与肺的淋巴管吻合，汇入支气管肺淋巴结。壁胸膜的淋巴管分别注入胸骨旁淋巴结、腋淋巴结、肋间淋巴结、膈淋巴结和纵隔淋巴结。

（3）神经　脏胸膜由肺丛的内脏感觉神经司理，对牵拉刺激敏感。壁胸膜由脊神经的躯体感觉神经支配。肋间神经分布于肋胸膜和膈胸膜的周围部。膈神经分布于胸膜顶、纵隔胸膜和膈胸膜的中央部。壁胸膜对机械性刺激敏感，外伤或炎症可引起剧烈疼痛，常可引起牵涉痛，疼痛向胸、腹部或颈、肩部放射。

第三节　肺

一、基本要求

通过观察和实地解剖肺，深刻理解肺的结构特点、组成肺根结构的位置关系、肺段支气管与支气管肺段的关系，以及行肺段切除术的解剖学结构基础。

二、解剖与观察

（一）观察肺

观察原位肺的位置和形态，探查肺尖突入颈根部的情况。比较肺与胸膜前、下界的关系。因尸体上的肺已萎缩，与活体的不相符，故仅供参考。

（二）取肺

将肺拉向外侧，暴露肺根，紧靠肺门切断肺根和肺韧带，将肺取出。如肺与壁胸膜有粘连，须小心分离。

（三）观察肺根

在取出的肺标本上观察肺的裂和分叶。辨认肺根各结构及其位置关系。

（四）解剖肺段

从肺门沿主支气管、肺叶支气管将肺段支气管及其伴行的肺段动脉与周围结构分离，解剖并观察1~2个肺段。

三、基本内容

肺 lung 位于胸腔内，纵隔的两侧，左、右各一，借肺根和肺韧带与纵隔相连。肺呈半圆锥形。左肺由**斜裂** oblique fissure 分为上、下两叶,右肺借斜裂和**水平裂** horizontal fissure 分为上、中、下三叶(图 3-11)。

(一)肺的体表投影

1. 肺的前、下界　肺的前界几乎与胸膜前界一致,仅左肺前缘在第 4 胸肋关节高度沿第 4 肋软骨急转向外至胸骨旁线处弯向外下,至第 6 肋软骨中点续为肺下界。肺下界较胸膜下界稍高,平静呼吸时,在锁骨中线与第 6 肋相交,在腋中线越过第 8 肋,在肩胛线与第 10 肋相交,近后正中线处平对第

10 胸椎棘突(图 3-10)。小儿肺下界较成人略高一肋。

2. 肺裂　两肺斜裂为自第 3 胸椎棘突向外下方,绕过胸侧部至锁骨中线与第 6 肋相交处的斜线。右肺的水平裂为自右第 4 胸肋关节向外,至腋中线与斜裂投影线相交的水平线。

3. 肺根　前方平对第 2~4 肋间隙前端,后方平第 4~6 胸椎棘突高度,在后正中线与肩胛骨内侧缘连线中点的垂直线上。

(二)肺门与肺根

1. **肺门** hilum of lung　为肺纵隔面中部的凹陷,有主支气管,肺动、静脉,支气管动、静脉,淋巴

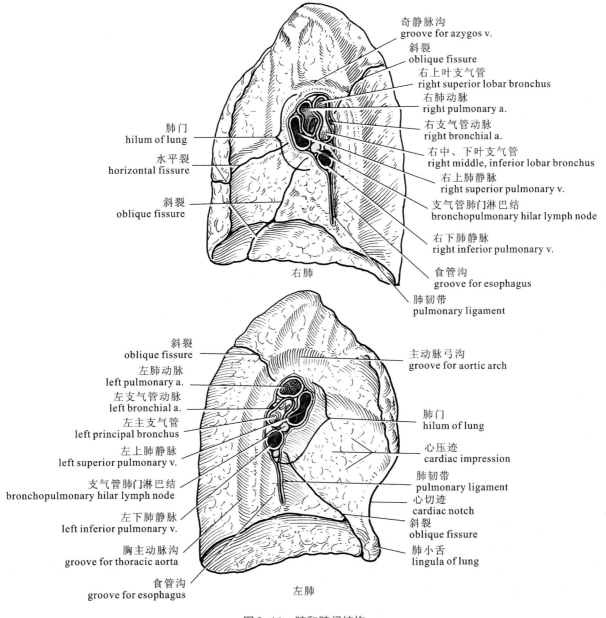

图 3-11　肺和肺门结构

管和神经出入(图 3-11)。肺门处尚有数个**支气管肺门淋巴结** bronchopulmonary hilar lymph node，也称肺门淋巴结。

2. **肺根** root of lung　为出入肺门的各结构被胸膜包绕而构成。肺根主要结构的排列，从前向后依次为上肺静脉、肺动脉、主支气管和下肺静脉。自上而下，左肺根为肺动脉、主支气管、上肺静脉、下肺静脉；右肺根为上叶支气管、肺动脉、中、下叶支气管、上肺静脉和下肺静脉(图 3-11)。

两肺根的前方为膈神经和心包膈血管，后方为迷走神经，下方为肺韧带。左肺根的上方尚有主动脉弓跨过，后方为胸主动脉；右肺根的前方有上腔静脉、部分心包和右心房，上方有奇静脉。

(三)支气管肺段

气管在胸骨角平面分为左、右**主支气管** principal bronchus，主支气管在肺门处分出**肺叶支气管** lobar bronchi，叶支气管再分为**肺段支气管** segmental bronchi，肺段支气管反复分支，越分越细，呈树枝状，称**支气管树** bronchial tree。

每一个肺段支气管及其分支分布的肺组织称**支气管肺段** bronchopulmonary segment，简称**肺段**。肺段呈锥形，尖向肺门，底向肺表面(图 3-12)。肺段内有肺段支气管、肺段动脉及支气管血管伴行

(图 3-13)。肺段间有少量结缔组织和段间静脉，是肺段切除的标志。右肺有 10 个肺段，左肺为 8~10 个肺段(表 3-1)。

(四)肺的血管、淋巴引流和神经

1. **血管**　肺的血管有两个系统：肺动、静脉为功能性血管，完成气体交换；支气管动、静脉为营养性血管，供给肺氧气和营养物质。

(1) **肺动脉和肺静脉**　**肺动脉干** pulmonary trunk 起自右心室，至主动脉弓下方、平第 4 胸椎高度分为左、右肺动脉。**左肺动脉** left pulmonary artery 在胸主动脉前方、左主支气管前上方进入肺门。**右肺动脉** right pulmonary artery 经升主动脉及上腔静脉后方、奇静脉弓下方入肺门。左、右肺动脉在肺内伴随支气管反复分支。**肺静脉** pulmonary vein 左、右各两条，为上、下肺静脉，由肺泡周围毛细血管逐级汇聚而成。上肺静脉在主支气管和肺动脉下方斜向内下，于第 3 肋软骨平面穿心包注入左心房。下肺静脉水平向前，平第 4 肋软骨注入左心房。

(2) **支气管动、静脉**　**支气管动脉** bronchial artery 细小，1~3 支，起自主动脉或右肋间后动脉。与支气管分支伴行，分布于各级支气管壁、血管壁和脏胸膜等，其毛细血管与肺动脉系的毛细血管吻合，汇集成**支气管静脉** bronchial vein，出肺门，右侧

表 3-1　左、右肺的肺叶、肺段支气管和肺段

侧别	肺叶	肺叶支气管	肺段支气管	支气管肺段
右肺	上叶	上叶支气管	尖段支气管 B I	尖段 S I
			后段支气管 B II	后段 S II
			前段支气管 B III	前段 S III
	中叶	中叶支气管	外侧段支气管 B IV	外侧段 S IV
			内侧段支气管 B V	内侧段 S V
	下叶	下叶支气管	上段支气管 B VI	上段 S VI
			内侧底段支气管 B VII	内侧底段 S VII
			前底段支气管 B VIII	前底段 S VIII
			外侧底段支气管 B IX	外侧底段 S IX
			后底段支气管 B X	后底段 S X
左肺	上叶	上叶支气管上干	尖段支气管 B I(尖后段支气管 B I+B II)	尖段 S I(尖后段 S I +S II)
			后段支气管 B II	后段 S II
			前段支气管 B III	前段 S III
		上叶支气管下干	上舌段支气管 B IV	上舌段 S IV
			下舌段支气管 B V	下舌段 S V
	下叶	下叶支气管	上段支气管 B VI	上段 S VI
			内侧底段支气管 B VII	内侧底段 S VII(内侧前底段 S VII +S VIII)
			前底段支气管 B VIII	前底段 S VIII
			外侧底段支气管 B IX	外侧底段 S IX
			后底段支气管 B X	后底段 S X

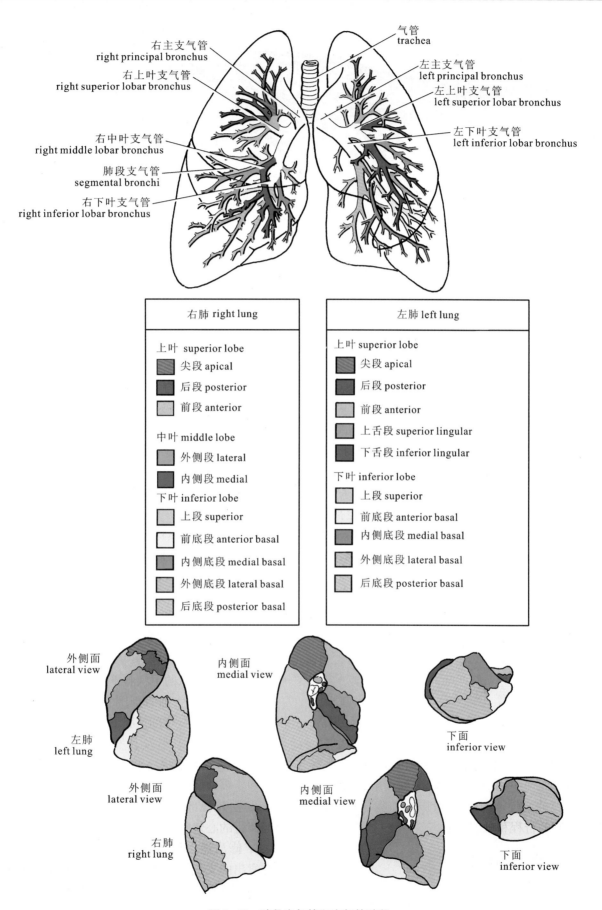

右主支气管
right principal bronchus

右上叶支气管
right superior lobar bronchus

右中叶支气管
right middle lobar bronchus

肺段支气管
segmental bronchi

右下叶支气管
right inferior lobar bronchus

气管
trachea

左主支气管
left principal bronchus

左上叶支气管
left superior lobar bronchus

左下叶支气管
left inferior lobar bronchus

右肺 right lung
上叶 superior lobe
尖段 apical
后段 posterior
前段 anterior
中叶 middle lobe
外侧段 lateral
内侧段 medial
下叶 inferior lobe
上段 superior
前底段 anterior basal
内侧底段 medial basal
外侧底段 lateral basal
后底段 posterior basal

左肺 left lung
上叶 superior lobe
尖段 apical
后段 posterior
前段 anterior
上舌段 superior lingular
下舌段 inferior lingular
下叶 inferior lobe
上段 superior
前底段 anterior basal
内侧底段 medial basal
外侧底段 lateral basal
后底段 posterior basal

外侧面
lateral view

左肺
left lung

外侧面
lateral view

右肺
right lung

内侧面
medial view

内侧面
medial view

下面
inferior view

下面
inferior view

图3-12　肺段支气管和支气管肺段

61

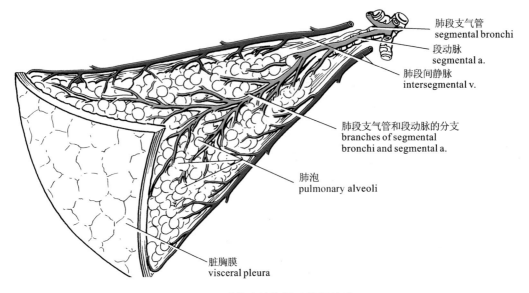

肺段支气管
segmental bronchi

段动脉
segmental a.

肺段间静脉
intersegmental v.

肺段支气管和段动脉的分支
branches of segmental
bronchi and segmental a.

肺泡
pulmonary alveoli

脏胸膜
visceral pleura

图3-13　肺段内结构及肺段间静脉

注入奇静脉,左侧注入半奇静脉。

2. 淋巴引流　肺的淋巴管丰富,分浅、深两组。浅淋巴管位于脏胸膜深面,深淋巴管位于各级支气管周围,均注入支气管肺门淋巴结。肺的淋巴结有位于肺内支气管周围的**肺淋巴结**和位于肺门的**支气管肺门淋巴结**。

3. 神经　支配肺的交感神经节前纤维来自脊髓胸2~5节段的侧角,副交感纤维来自迷走神经。两者在肺根前、后方组成**肺丛** pulmonary plexus,随肺根入肺。内脏感觉神经分布于支气管黏膜、肺泡和脏胸膜,随迷走神经入脑。

（沃　雁）

第四节　纵　隔

一、基本要求

通过对纵隔进行观察,由浅入深解剖上纵隔,理解上纵隔器官排列层次及毗邻特点,重点观察主动脉弓的毗邻及动脉导管三角的位置。通过观察心包裸区和心包横窦的位置,深刻理解其临床意义。实地解剖气管胸部、食管胸部和胸导管,观察理解它们的行程和毗邻关系。

二、解剖与观察

（一）观察纵隔

肺切除后,胸腔中间部的结构为纵隔,纵隔两侧被覆纵隔胸膜。观察上、下纵隔和前、中、后纵隔的区分及其内的结构。

1. 纵隔前面观　成年尸体的上纵隔可见脂肪结缔组织构成的胸腺遗迹,少儿尸体可见发达的胸腺。下纵隔可见部分心包。

2. 纵隔侧面观　隔着纵隔胸膜可见,纵隔左、右侧面中部为肺根,肺根前方有膈神经、心包膈血管;前下方为心包;后有食管、迷走神经。左肺根上方有主动脉弓、左锁骨下动脉和胸导管,后为胸主动脉;右肺根上方为上腔静脉、奇静脉弓和气管,后为奇静脉。肺根的后外方有胸交感干,内脏大神经,肋间后动、静脉和肋间神经。

（二）解剖上纵隔

1. 剔除前面已观察过的胸腺遗迹或胸腺,暴露上腔静脉及头臂静脉,修洁注入上腔静脉的奇静脉和注入头臂静脉的甲状腺下静脉。

2. 清除心底大血管周围和心包前方的纵隔前淋巴结,在不妨碍操作的情况下可保留少量淋巴结。

3. 清理主动脉弓及其发出的头臂干、左颈总动脉和左锁骨下动脉。主动脉弓左前方有左迷走神经和左膈神经跨过。

4. 由颈根部向下追踪膈神经至膈,修洁与膈神经伴行的心包膈动脉。

5. 修洁迷走神经及其发出的喉返神经、肺根上方发出的支气管支、主动脉弓下后方发出的胸心支,以及食管支和心包支。左、右迷走神经行程不同,需分别解剖观察。

6. 在主动脉弓下方清理肺动脉干及其左、右肺动脉。观察左膈神经、左迷走神经和左肺动脉围成的动脉导管三角。钝性分离主动脉弓下缘连至肺动脉分叉左侧的动脉韧带,动脉韧带外侧为左喉返神经。三角内相互交错的神经纤维为心浅丛。

(三) 解剖中纵隔

观察心包形态、心包裸区主要毗邻及纤维心包与大血管外膜延续的情况。

1. 在心包前面做一 U 形切口,向上掀起心包前壁,打开心包腔,查看浆膜心包脏、壁层的配布和反折;将示指从右侧伸入升主动脉和上腔静脉之间,再从肺动脉干与左心房之间穿出,手指所在间隙即心包横窦;把心尖提起,探查心包斜窦,心包前壁与下壁移行处的心包前下窦。

2. 原位观察心的位置、形态、毗邻及左、右心房、心室的方位。

3. 在心包腔内切断出入心的大血管根部,将心取出。

4. 修洁左、右冠状动脉主干,前、后室间支,冠状窦及心大、中、小静脉,观察其行程、分布;在左、右心室前壁各做"八"字形切口,并向下翻起心室前壁;沿右心房界沟剪开右心房,在左、右肺静脉注入左心房之间剪开左心房,观察心腔结构、房室瓣和动脉瓣及心尖、底、面、缘的构成。

(四) 解剖后纵隔和上纵隔后部

后纵隔和上纵隔后部的结构大多连续,故同时解剖。

1. 向左牵拉主动脉,观察气管的位置和毗邻,左、右主支气管的形态差异,查看沿气管与左、右主支气管排列的淋巴结。

2. 将气管、主支气管推向一侧,可见深面的食管;清理食管,在上段可观察其两侧紧贴的纵隔胸膜,下段可观察食管前、后丛及向下汇成的迷走神经前、后干,清理胸主动脉发出的食管动脉;在气管和食管之间的左侧暴露左喉返神经,追至发出处,向上追至甲状腺后方。

3. 将食管和气管推向右侧,自主动脉弓末端向下,清理胸主动脉至膈主动脉裂孔处,沿途寻找其分支:①食管动脉;②支气管动脉;③肋间后动脉及肋下动脉。向两侧清理至肋角处,追踪肋间后动脉发出的上、下支,观察肋间后动、静脉和肋间神经三者的位置关系。

4. 先将食管推向左侧,在脊柱右前方可见奇静脉,向上行绕右肺根后上方,注入上腔静脉。观察奇静脉的属支。半奇静脉向右汇入奇静脉,副半奇静脉注入半奇静脉或奇静脉。

5. 将食管推向右侧,在奇静脉与胸主动脉之间找到胸导管。向上追踪至颈部注入左静脉角处,向下清理至膈。注意观察胸导管的行程变化和毗邻。

6. 撕去脊柱两侧残余的肋胸膜,沿肋头自上而下清理胸交感干,暴露椎旁节、节间支和灰、白交通支。修洁胸交感干发出的内脏大神经和内脏小神经。

三、基本内容

(一) 概述

1. 位置与境界　纵隔 mediastinum 是左、右纵隔胸膜之间全部器官、结构和结缔组织的总称。位于胸腔正中偏左,呈矢状位,分隔左、右胸膜腔。其前为胸骨和肋软骨内侧部,后为脊柱胸段,两侧为纵隔胸膜,上为胸廓上口,下为膈。在病理情况下,如两侧胸膜腔压力不等时,纵隔可向左或右移位。

2. 分区

(1) 四分法　以胸骨角至第 4 胸椎体下缘的平面为界,将纵隔分为上纵隔和下纵隔。下纵隔又以心包的前、后壁为界,分为前、中、后纵隔。胸骨与心包前壁之间为前纵隔,心包、心和出入心的大血管所占据的区域为中纵隔,心包后壁与脊柱之间为后纵隔(图 3-14)。

(2) 三分法　以气管、气管杈前壁及心包后壁的冠状面为界,分为前、后纵隔。前纵隔又以胸骨角平面为界,分为上纵隔和下纵隔。

以下按最常用的四分法描述。

3. 纵隔的整体观　纵隔内的器官大多为单个,而且左右不对称。

(1) 前面观　少儿的上纵隔可见发达的胸腺,成人则为胸腺遗迹,下纵隔可见部分心包。

(2) 左侧面观　纵隔左侧面中部为左肺根,其前下方为心包形成的隆凸,前方有左膈神经和心包膈动、静脉下行;后方为胸主动脉、左迷走神经、左交感干及内脏大神经;上方为主动脉弓及其分支左颈总动脉和左锁骨下动脉。在左锁骨下动脉、主动脉弓上缘与脊柱前面围成的食管上三角内,有胸导管和食管胸段的上部;在胸主动脉、心包和膈围成

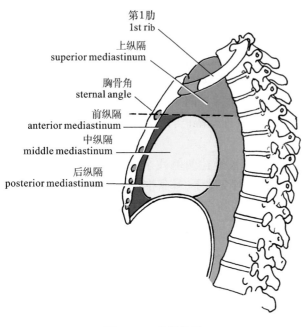

图3-14 纵隔分区

(3)右侧面观 纵隔右侧面中部有右肺根,其前下方为心包形成的隆凸;前方有右膈神经和心包膈血管;后方有食管、奇静脉、右迷走神经和右交感干;上方为上腔静脉、右头臂静脉、奇静脉弓、气管和食管(图3-16)。

(二)上纵隔

上纵隔 superior mediastinum 的器官由前向后大致可分为3层。前层有胸腺,左、右头臂静脉和上腔静脉等;中层为主动脉弓及其三大分支、膈神经和迷走神经;后层主要有气管、食管、胸导管、胸交感干和左喉返神经(图3-17、图3-18)。

1. **胸腺** thymus 位于上纵隔前层,胸腺三角内,上达胸廓上口,下至前纵隔,前邻胸骨,后面附于心包和大血管。小儿胸腺质地柔软,呈灰红色,其形态不一致,可分左、右两侧叶。青春期胸腺组织逐渐退化,成为胸腺遗迹,被脂肪组织代替。胸腺是淋巴器官,具有重要的免疫作用,并兼有内分泌功能。

胸腺的动脉来自胸廓内动脉和甲状腺下动脉的分支,伴行静脉注入头臂静脉和胸廓内静脉。胸

的食管下三角内,有食管胸段的下部。左迷走神经在主动脉弓前方下行时,发出左喉返神经绕主动脉弓至其后方上行(图3-15)。

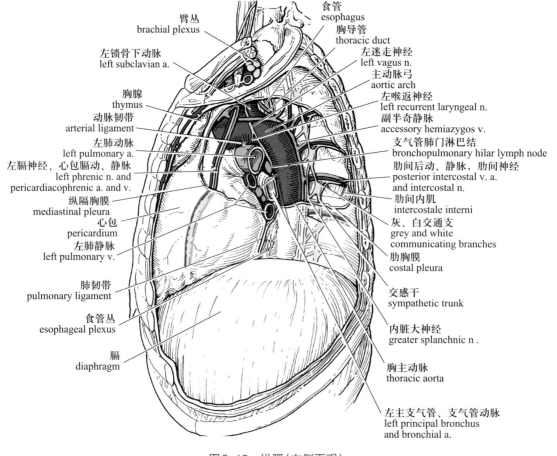

图3-15 纵隔(左侧面观)

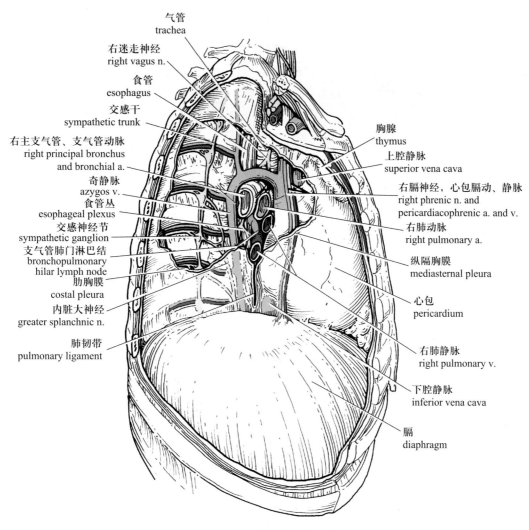

气管
trachea

右迷走神经
right vagus n.

食管
esophagus

交感干
sympathetic trunk

右主支气管、支气管动脉
right principal bronchus
and bronchial a.

奇静脉
azygos v.

食管丛
esophageal plexus

交感神经节
sympathetic ganglion

支气管肺门淋巴结
bronchopulmonary
hilar lymph node

肋胸膜
costal pleura

内脏大神经
greater splanchnic n.

肺韧带
pulmonary ligament

胸腺
thymus

上腔静脉
superior vena cava

右膈神经，心包膈动、静脉
right phrenic n. and
pericardiacophrenic a. and v.

右肺动脉
right pulmonary a.

纵隔胸膜
mediasternal pleura

心包
pericardium

右肺静脉
right pulmonary v.

下腔静脉
inferior vena cava

膈
diaphragm

图 3-16 纵隔（右侧面观）

腺的淋巴注入纵隔前淋巴结、气管支气管前淋巴结和胸骨旁淋巴结。支配胸腺的神经来自迷走神经和颈交感干的分支。

2. 上腔静脉及其属支

（1）**上腔静脉** superior vena cava 位于上纵隔右前部，由左、右头臂静脉在右侧第 1 胸肋结合处后方汇合而成，沿升主动脉右侧垂直下行，穿心包至第 3 胸肋关节高度注入右心房。该静脉前方为肺和胸膜，后方有气管、右迷走神经和奇静脉。左侧为升主动脉和头臂干起始部，右侧为右膈神经、心包膈血管及纵隔胸膜。上腔静脉下段的后方为右肺根。

（2）**头臂静脉** brachiocephalic vein 由锁骨下静脉和颈内静脉在胸锁关节后方汇合而成。左头臂静脉经主动脉弓分支的前方斜向右下，达右侧第 1 胸肋结合的后方与右头臂静脉汇合。左头臂静脉有时高出胸骨柄，贴在气管颈部的前面，尤以儿童多见，故气管切开时应注意高位左头臂静脉。右头臂静脉右后方有右肺、右胸膜、右膈神经，左后方为头臂干和右迷走神经等。

3. 主动脉弓

（1）**位置** **主动脉弓** aortic arch 在胸骨角平面以上，于右侧第 2 胸肋关节高度接升主动脉，呈弓形向左后到脊柱左侧第 4 胸椎椎体下缘续为胸主动脉。小儿主动脉弓位置较高，向上可达胸骨柄上缘，做气管切开时应注意。新生儿的主动脉弓在左锁骨下动脉起始处与动脉导管附着处之间管腔较狭窄，即**主动脉峡** aortic isthmus，其位置平对第 3 胸椎。

（2）**毗邻** 主动脉弓左前方有左纵隔胸膜、左肺、左膈神经、左迷走神经、心包膈血管，以及交感干和迷走神经发出的心支；右后方有气管、食管、胸

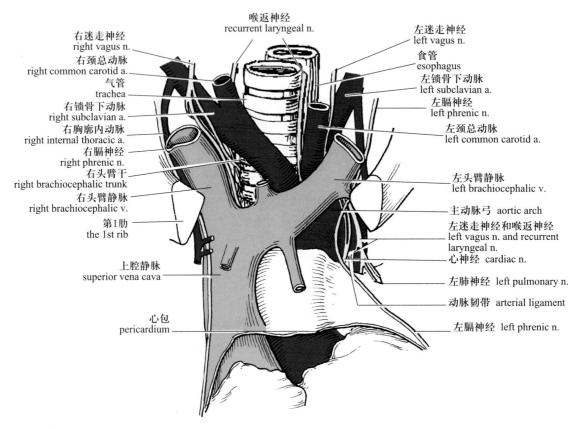

右迷走神经
right vagus n.

右颈总动脉
right common carotid a.

气管
trachea

右锁骨下动脉
right subclavian a.

右胸廓内动脉
right internal thoracic a.

右膈神经
right phrenic n.

右头臂干
right brachiocephalic trunk

右头臂静脉
right brachiocephalic v.

第1肋
the 1st rib

上腔静脉
superior vena cava

心包
pericardium

喉返神经
recurrent laryngeal n.

左迷走神经
left vagus n.

食管
esophagus

左锁骨下动脉
left subclavian a.

左膈神经
left phrenic n.

左颈总动脉
left common carotid a.

左头臂静脉
left brachiocephalic v.

主动脉弓　aortic arch

左迷走神经和喉返神经
left vagus n. and recurrent laryngeal n.

心神经　cardiac n.

左肺神经　left pulmonary n.

动脉韧带　arterial ligament

左膈神经　left phrenic n.

图 3-17　上纵隔（前面观）

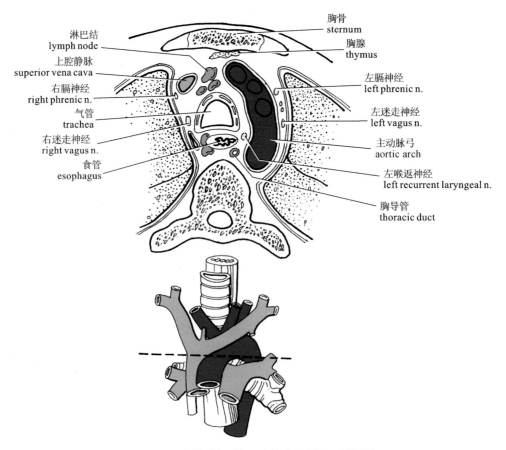

淋巴结
lymph node

上腔静脉
superior vena cava

右膈神经
right phrenic n.

气管
trachea

右迷走神经
right vagus n.

食管
esophagus

胸骨
sternum

胸腺
thymus

左膈神经
left phrenic n.

左迷走神经
left vagus n.

主动脉弓
aortic arch

左喉返神经
left recurrent laryngeal n.

胸导管
thoracic duct

图 3-18　上纵隔（平第 4 胸椎水平断面，下面观）

导管、左喉返神经和心深丛。主动脉弓的上缘从右向左发出头臂干、左颈总动脉和左锁骨下动脉；弓的上部和3大分支的根部前方为头臂静脉和胸腺；下方邻肺动脉、动脉韧带、左喉返神经、左主支气管和心浅丛（图3-17、图3-18）。

4. 动脉韧带 arterial ligament 为一纤维结缔组织索，长0.3~2.5 cm，连于主动脉弓下缘与肺动脉干分叉处的稍左侧，是胚胎时期动脉导管的遗迹。动脉导管在出生后不久闭锁，若1岁以后仍不闭锁，即为动脉导管未闭症，先天性心脏病之一。在行动脉导管结扎术时，注意勿损伤左喉返神经等结构（图3-15）。

5. 动脉导管三角 ductus arteriosus triangle 位于主动脉弓的左前方，其前界为左膈神经，后界为左迷走神经，下界为左肺动脉。三角内有动脉韧带、左喉返神经和心浅丛。该三角是临床手术寻找动脉导管的标志。左喉返神经紧贴动脉韧带左侧绕主动脉弓凹侧上升（图3-15、图3-17）。

6. 气管胸部和主支气管

（1）位置 **气管胸部 thoracic part of trachea** 位于上纵隔中央（图3-16），上端于颈静脉切迹平面与气管颈部相续，下端在胸骨角平面分为左、右主支气管，分叉处称**气管权 bifurcation of trachea**，其内面下缘有一凸向上的半月形**气管隆嵴 carina of trachea**，是气管镜检时辨认左、右主支气管起点的标志。气管的长度和宽度因年龄和性别而异，成年男性平均为13.6 cm，女性为12.11 cm。

（2）毗邻 气管胸部前方为胸骨柄、胸腺遗迹（小儿为胸腺）、左头臂静脉、主动脉弓、头臂干、左颈总动脉和心丛等。右前方尚有右头臂静脉和上腔静脉等。后方为食管，后外方有喉返神经。左侧有左迷走神经和锁骨下动脉，右侧为右迷走神经和奇静脉弓。

（3）左、右主支气管 **左主支气管 left principal bronchus** 细长，长4.5~4.8 cm，倾斜度较大，其下缘与气管长轴的夹角为37.5°。左主支气管前方有左肺动脉，后方为胸主动脉，上方有主动脉弓跨过其中段。**右主支气管 right principal bronchus** 较左主支气管粗短且陡直，长1.9~2.1 cm，可视为气管向下的延续，其下缘与气管长轴的夹角为23°，故异物容易坠入右主支气管内。右主支气管前方有升主动脉、右肺动脉和上腔静脉，后上方有奇静脉弓跨过。

（4）血管、淋巴引流和神经 气管胸部血供来自胸廓内动脉的分支和胸主动脉的气管支。淋巴管很丰富，最终回流至支气管纵隔干。神经来自交感干颈中神经节的分支和迷走神经。

7. 食管和胸导管 行经上纵隔和后纵隔，在后纵隔介绍。

（三）下纵隔

下纵隔 inferior mediastinum 分为前、中、后纵隔。

1. 前纵隔 anterior mediastinum 为位于胸骨体与心包前壁之间的窄隙，内有胸腺或胸腺遗迹下部、纵隔前淋巴结、疏松结缔组织等。肋胸膜与纵隔胸膜的反折可伸入上纵隔。

2. 中纵隔 middle mediastinum 为心包前、后壁之间的区域，内有心、心包、出入心的大血管根部、心包膈血管、奇静脉弓、膈神经、心神经丛及淋巴结等。

（1）**心包 pericardium** 包裹心和出入心的大血管根部（图3-19）。心包内近心底处，升主动脉居中，其左前方有肺动脉，右后下方为下腔静脉，右侧为上腔静脉。右上、下肺静脉位于上腔静脉和右心房的后方，左上、下肺静脉在胸主动脉的前方向内行，汇入左心房。

1）构成 心包分为外层的**纤维心包 fibrous pericardium** 和内层的**浆膜心包 serous pericardium**。纤维心包位于外层，呈圆锥形，在心的右上方与出入心的大血管外膜相延续，下方与膈中心腱愈着。纤维心包的主要功能是防止心的过度扩张和维持心的正常位置。浆膜心包分为脏、壁两层，壁层与纤维心包愈着，脏层紧贴心肌层表面形成心外膜，并覆盖出入心的大血管根部的外面。浆膜心包分泌少量浆液，以减少心脏搏动时的摩擦。

心包腔 pericardial cavity 为浆膜心包脏、壁二层在大血管根部互相转折围成的狭窄而密闭的腔隙，腔内含少量浆液。心包腔在某些部位形成隐窝，即心包窦。**心包横窦 transverse sinus of pericardium** 位于升主动脉、肺动脉干后方与上腔静脉、左心房之间，其大小可容纳一指。心脏手术阻断血流，可经心包横窦钳夹升主动脉和肺动脉干。两侧上、下肺静脉，下腔静脉，左心房后壁与心包后壁之间为**心包斜窦 oblique sinus of pericardium**。浆膜心包壁层的前部与下部移行处的腔隙称**心包前下窦 anteroinferior sinus of pericadium**，深1~2 cm，位置较低，心包积液时，液体首先积聚于此，心包穿刺时常在左剑肋角处进针。

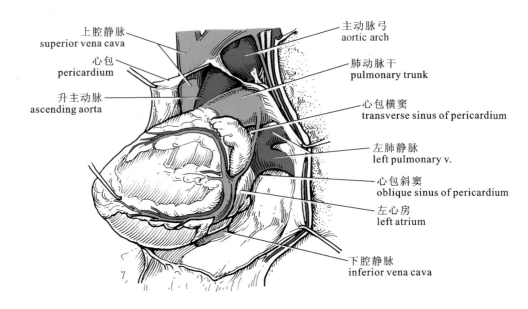

左侧面观

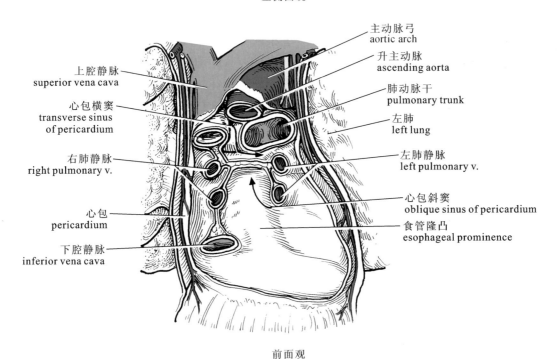

前面观

图3-19 心包和心包窦

2) 毗邻 心包前方隔着肺和胸膜与胸骨体和第2~6肋软骨相邻,但在第4~6肋软骨之间因胸膜前界形成无胸膜的心包三角,使心包直接与左第4~6肋软骨内侧部、第4~5肋间隙及胸骨下部的左半相邻,这个区域称为**心包裸区**。心内注射可在左侧第4、5肋间靠近胸骨左缘处进行。心包后面有主支气管、食管、胸主动脉、奇静脉、半奇静脉和胸导管。两侧为纵隔胸膜,并有膈神经和心包膈血管下行于心包与纵隔胸膜之间。上方有升主动脉、肺动脉干及上腔静脉。下面邻下腔静脉,并与膈中心腱紧密愈合,但周围大部分尚可分离。

3) 血管、淋巴引流和神经 心包的供血来自心包膈动脉、肌膈动脉和食管动脉等,静脉与同名动脉伴行,分别注入胸廓内静脉、奇静脉和半奇静脉等。心包的淋巴注入胸骨旁淋巴结,纵隔前、后淋巴结和膈上淋巴结。心包的神经来自心丛、肺丛、食管丛和左喉返神经。膈神经和肋间神经传递其感觉冲动。

（2）**心** heart 形似倒置、前后略扁的圆锥体，心尖向左前下方，心底朝向右后上方。

1）位置与毗邻 心位于中纵隔内，外裹以心包，前面与胸骨体及第2~6肋软骨相对，后面平对第5~8胸椎椎体，约2/3在正中线左侧，1/3位于正中线的右侧。心的毗邻关系与心包的毗邻相似，但其上界较低，与出入心的大血管相邻。

2）体表投影 心界在体表的投影可用4点连线来表示。左上点在左第2肋软骨下缘，距胸骨侧缘约1.2 cm处；右上点在右第3肋软骨上缘距胸骨侧缘1 cm处；左下点在左第5肋间隙距前正中线7~9 cm或距左锁骨中线内侧1~2 cm处；右下点在右第6胸肋关节处。左上点与右上点的连线为心上界，左下点与右下点的连线为心下界，右上、下点做一微向右凸的弧形线为心右界，左上、下点之间向左凸的弧形线为心左界。心尖的投影在左下点。

3）心的血管、淋巴引流和神经 心的血管在系统解剖学中已详述。心的淋巴引流至气管支气管淋巴结和纵隔前淋巴结。颈、胸交感干和迷走神经共同组成心丛支配心。**心浅丛**位于主动脉弓前下方，**心深丛**位于主动脉弓后方和气管杈的前面。心的感觉神经伴交感神经和迷走神经分别传入到胸1~4、5脊髓节段和脑。

3. 后纵隔 posterior mediastinum 是指位于心包后壁与下部胸椎之间、胸骨角平面以下、膈以上的部分。后纵隔内有食管，胸主动脉，奇静脉，半奇静脉，副半奇静脉，胸导管，迷走神经，内脏大、小神经，胸交感干及纵隔后淋巴结等。

（1）**食管胸部** thoracic part of esophagus 长约18 cm，于胸廓上口接食管颈部，经上纵隔进入后纵隔下行至膈的食管裂孔处续为食管腹部。

1）分段 根据食管所在部位可分为颈、胸、腹三部，食管胸部又以气管杈下缘为界分胸上段和胸下段。

2）行程 食管行于气管与脊柱之间稍偏左侧，向下经气管杈后方行于胸主动脉的右侧；约在第7胸椎平面以下，食管再次偏左，并在胸主动脉前方向左前下行达穿膈的食管裂孔处。从前方观察，食管上段偏左、中段偏右、下段偏左，呈现两个轻度侧曲，即上部侧曲凸向左，下部侧曲凸向右（图3-20）。

3）毗邻 食管前方有气管、气管杈、右肺动脉、左喉返神经、左主支气管、左心房、食管前丛和气管杈淋巴结等。在第5胸椎以下，食管前方与左心房相邻，左心房扩大可压迫食管。食管后方与脊柱之间的间隙称**食管后间隙**，其内有胸导管、奇静脉、半奇静脉、副半奇静脉、胸主动脉和右肋间后动脉。食管左侧，在第4胸椎以上与左锁骨下动脉、胸导管上段、主动脉弓和左纵隔胸膜相邻；在第5~7胸椎处与胸主动脉相邻，在第8胸椎及其以下又与左纵隔胸膜相邻。因此，在食管胸段左侧，有两处与纵隔胸膜相贴，这两处分别为食管上、下三角，是外科的重要标志。**食管上三角** superior esophageal triangle 由左锁骨下动脉、脊柱前面和主动脉弓上缘围成，除食管外，三角内还有胸导管；**食管下三角** inferior esophageal triangle 由心包、胸主动脉和膈围成，内有食管胸部的下段（图3-15）。食管右侧，有奇静脉和右纵隔胸膜。肺根以下，右侧纵隔胸膜不仅被覆在食管的右侧，而且也深入到食管后面，构成**食管后隐窝** retroesophageal recess，故在左胸入路的食管下段手术时，容易破入右胸膜腔（图3-16、图3-20）。

4）狭窄部位 食管全长有3个生理性狭窄，第1个狭窄在颈部，另两个狭窄在胸部，第2个狭窄在与左主支气管相交处，第3个狭窄在穿膈的食管裂孔处。狭窄范围在1.5~1.7 cm。

5）食管的血管、淋巴引流和神经 ①动脉：食管胸上段的动脉主要来自第1、2肋间后动脉和支气管动脉的食管支。食管胸下段的动脉主要来自胸主动脉的食管支和第3~7肋间后动脉的食管支。②静脉：食管静脉很丰富，在黏膜下层和食管周围吻合成**食管静脉丛**，丛再汇聚成数条**食管静脉** esophageal vein，注入奇静脉、半奇静脉和副半奇静脉，然后回流至上腔静脉。食管静脉丛向下与胃左静脉属支有广泛吻合，当肝门静脉高压时，可经此途径建立门-腔静脉之间的侧支循环。当食管静脉丛血流量加大，可导致食管静脉曲张，甚至破裂出血。③淋巴引流：食管胸上段的淋巴管注入气管支气管淋巴结和气管旁淋巴结，胸下段的淋巴管汇入纵隔后淋巴结和胃左淋巴结。食管胸部部分淋巴引流直接注入胸导管。④神经：食管胸部的神经来自胸交感干和迷走神经，支配食管壁的平滑肌和腺体，横纹肌由喉返神经支配，感觉冲动随交感神经和迷走神经传入脊髓和脑。

（2）**胸主动脉** thoracic aorta 自第4胸椎下缘续于主动脉弓，沿脊柱左侧下行，逐渐向内沿中线行于脊柱前方，于第12胸椎处穿膈的主动脉裂孔

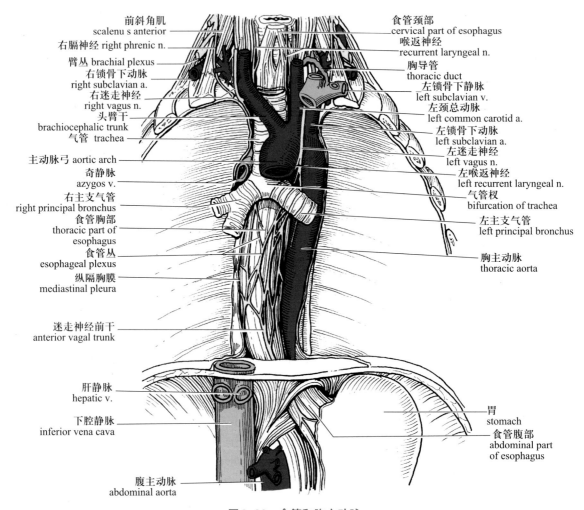

前斜角肌
scalenu s anterior
右膈神经 right phrenic n.
臂丛 brachial plexus
右锁骨下动脉
right subclavian a.
右迷走神经
right vagus n.
头臂干
brachiocephalic trunk
气管 trachea
主动脉弓 aortic arch
奇静脉
azygos v.
右主支气管
right principal bronchus
食管胸部
thoracic part of
esophagus
食管丛
esophageal plexus
纵隔胸膜
mediastinal pleura
迷走神经前干
anterior vagal trunk
肝静脉
hepatic v.
下腔静脉
inferior vena cava
腹主动脉
abdominal aorta

食管颈部
cervical part of esophagus
喉返神经
recurrent laryngeal n.
胸导管
thoracic duct
左锁骨下静脉
left subclavian v.
左颈总动脉
left common carotid a.
左锁骨下动脉
left subclavian a.
左迷走神经
left vagus n.
左喉返神经
left recurrent laryngeal n.
气管杈
bifurcation of trachea
左主支气管
left principal bronchus
胸主动脉
thoracic aorta
胃
stomach
食管腹部
abdominal part
of esophagus

图3-20　食管和胸主动脉

而移行为腹主动脉(图3-15、图3-20)。胸主动脉的前方自上而下与左肺根、心包后壁、食管和膈毗邻,后方为脊柱、半奇静脉和副半奇静脉,左侧是左纵隔胸膜,右侧为奇静脉、胸导管和右纵隔胸膜。

分支:胸主动脉的壁支为**肋间后动脉**、**肋下动脉**和**膈上动脉**。脏支包括**支气管动脉**、**食管动脉**及心包支和纵隔支(图3-15)。

(3) **迷走神经** vagus nerve　左、右迷走神经在胸腔的行程及毗邻关系各异。右迷走神经在右头臂静脉和右锁骨下动脉之间入胸腔,沿气管右侧下行至右肺根后方(图3-16),发出分支组成肺丛,心支加入心深丛;下行至食管后方分散形成**食管后丛**,在丛的下端汇集成**迷走神经后干**,随食管入腹腔。右迷走神经行经锁骨下动脉前方时,发出**右喉返神经**。左迷走神经在左颈总动脉和左锁骨下动脉之间入胸腔,在主动脉弓上缘处有左膈神经从其前面跨过。左迷走神经继续向下越过主动脉弓的左前方,至左肺根后方,发出若干细支加入肺丛,继而下行至食管前面分散形成**食管前丛**(图3-15)。至食管下端汇合成**迷走神经前干**,随食管穿膈的食管裂孔入腹腔。左迷走神经在主动脉弓前下方发出**左喉返神经**,后者在动脉韧带外侧向后绕主动脉弓下缘并在其后面上行,在气管与食管沟内上升至喉。

(4) **奇静脉** azygos vein　是右腰升静脉向上的延续,穿膈入胸腔后纵隔,在食管后方、胸导管和胸主动脉右侧上行,至第4胸椎高度呈弓形弯曲绕右肺根后上方注入上腔静脉,收集右肋间后静脉、食管静脉和半奇静脉的血液。奇静脉是沟通上、下腔静脉的重要通道(图3-21)。**半奇静脉** hemiazygos vein 由左腰升静脉向上延续而来,在第7~10胸椎高度向右越过脊柱注入奇静脉,收集左下3条肋间后静脉和副半奇静脉。**副半奇**

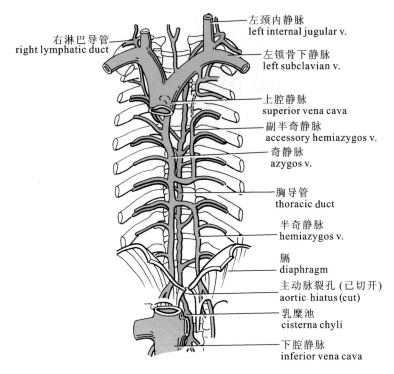

右淋巴导管
right lymphatic duct

左颈内静脉
left internal jugular v.

左锁骨下静脉
left subclavian v.

上腔静脉
superior vena cava

副半奇静脉
accessory hemiazygos v.

奇静脉
azygos v.

胸导管
thoracic duct

半奇静脉
hemiazygos v.

膈
diaphragm

主动脉裂孔 (已切开)
aortic hiatus (cut)

乳糜池
cisterna chyli

下腔静脉
inferior vena cava

图 3-21 胸导管、奇静脉

静脉 accessory hemiazygos vein 由左侧上部肋间后静脉汇成,沿胸椎椎体左侧下行汇入半奇静脉或奇静脉。

(5) **胸导管** thoracic duct 起自腹后壁的乳糜池,经膈主动脉裂孔入胸腔后纵隔,在胸主动脉和奇静脉之间上行,至第 5 胸椎高度向左侧斜行,在食管左缘与左纵隔胸膜之间上行至颈部,注入左静脉角(图 3-21)。

第 5 胸椎平面以下的胸导管下段,前方为食管,后方邻右肋间后动脉和脊柱,左侧为胸主动脉,右侧是奇静脉和右纵隔胸膜。第 4 胸椎平面以上的胸导管前为左颈总动脉,后方是脊柱,左侧有左锁骨下动脉和左纵隔胸膜,右侧邻食管和左喉返神经。胸导管上段与左纵隔胸膜相邻,下段与右纵隔胸膜相邻,当胸导管上段损伤合并左胸膜腔破损,淋巴液流入胸膜腔可引起左侧乳糜胸,下段损伤常引起右侧乳糜胸。胸导管各段之间、与右淋巴导管之间有广泛的吻合,胸导管与奇静脉、肋间后静脉等也有交通,结扎胸导管一般不会引起严重的淋巴淤积现象。

(6) 胸交感干 左右各一,位于脊柱胸段两侧,奇静脉和半奇静脉的后外方,肋头前方。每侧胸交感干有 10~12 个交感干神经节。由第 5 或第 6~9 胸交感干神经节发出的节前纤维组成**内脏大神经**

greater splanchnic nerve,穿膈至腹腔终于腹腔神经节。第 10~12 胸交感干神经节发出的节前纤维组成**内脏小神经** lesser splanchnic nerve,穿膈终止于主动脉肾节。胸交感干与肋间神经之间有白、灰交通支相连,并发分支至气管、支气管、食管和胸主动脉(图 3-15、图 3-16)。

(四) 纵隔间隙

纵隔间隙为纵隔内各器官之间的窄隙,其内填充以疏松结缔组织,适应器官活动和容积的改变。纵隔间隙的结缔组织可与颈部和腹腔结缔组织及间隙相通,因此,渗血、感染可互相蔓延。

1. **胸骨后间隙** retrosternal space 位于胸骨与胸内筋膜之间,该间隙的炎症可向膈蔓延,甚至穿过膈扩散至腹膜外脂肪层。

2. **气管前间隙** pretracheal space 位于上纵隔内,气管、气管杈与主动脉弓之间,向上与颈部的气管前间隙相通。

3. **食管后间隙** retroesophageal space 位于上纵隔后部和后纵隔内,食管与脊柱之间,内含奇静脉、副半奇静脉和胸导管等结构。该间隙向上通咽后间隙,向下可经膈的裂隙与腹膜后隙相通。

(五) 纵隔内淋巴结

纵隔内淋巴结较多,排列不甚规则,各淋巴结群间无明显界线,主要有以下几群(图 3-22):

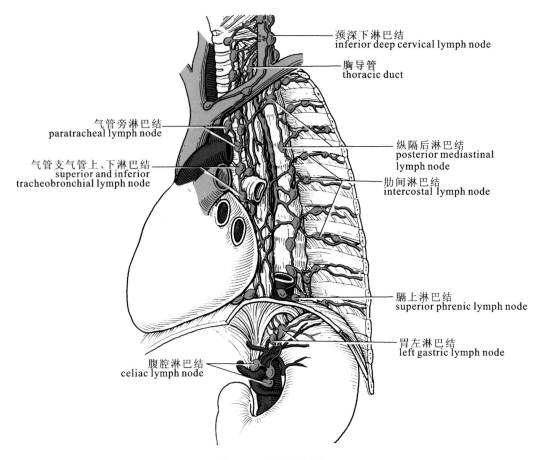

颈深下淋巴结
inferior deep cervical lymph node

胸导管
thoracic duct

气管旁淋巴结
paratracheal lymph node

气管支气管上、下淋巴结
superior and inferior
tracheobronchial lymph node

纵隔后淋巴结
posterior mediastinal
lymph node

肋间淋巴结
intercostal lymph node

膈上淋巴结
superior phrenic lymph node

胃左淋巴结
left gastric lymph node

腹腔淋巴结
celiac lymph node

图3-22 纵隔淋巴结

1. **纵隔前淋巴结** anterior mediastinal lymph node 位于上纵隔前部和前纵隔内,沿出入心的大血管、动脉韧带和心包前方排列。收纳胸腺、心包前部、心、纵隔胸膜、膈前部和肝上面的淋巴,其输出管汇入支气管纵隔干。其中位于动脉韧带周围的淋巴结称为**动脉韧带淋巴结**,左肺上叶癌细胞常转移到此淋巴结。

2. **纵隔后淋巴结** posterior mediastinal lymph node 位于上纵隔后部和后纵隔内,心包后方、胸主动脉前方、食管两侧,收纳食管胸部、心包后部、膈后部和肝的部分淋巴,其输出管主要汇入胸导管。

3. **心包外侧淋巴结** lateral pericardial lymph node 位于心包与纵隔胸膜之间,沿心包膈动、静脉排列,接纳心包和纵隔胸膜的淋巴。**肺韧带淋巴结** lymph node of pulmonary ligament 位于肺韧带两层胸膜之间,收纳肺下叶底部的淋巴,其输出管注入气管支气管淋巴结,肺下叶肿瘤可转移至此淋巴结。

4. **气管支气管淋巴结** tracheobronchial lymph node 位于气管杈和主支气管周围,收纳肺、主支

气管、气管杈和食管的淋巴,其输出管注入气管旁淋巴结。

5. **气管旁淋巴结** paratracheal lymph node 位于气管周围,收纳气管胸部和食管的部分淋巴,其输出管汇入支气管纵隔干。

气管、支气管、肺淋巴结数目多,其回流的走向为:肺淋巴结→支气管肺门淋巴结(又称肺门淋巴结)→气管支气管淋巴结→气管旁淋巴结→左、右支气管纵隔干→胸导管或右淋巴导管。

第五节 膈

一、基本要求

通过观察和实地解剖膈,深刻理解膈的结构特点和膈疝形成的解剖学基础,为胸外科和普外科的相关手术操作奠定坚实的解剖学基础。

二、解剖与观察

1. 在尸体上观察膈的位置、形态,膈的3个裂

孔:主动脉裂孔、食管裂孔和腔静脉孔。

2. 在周围带有部分胸、腹壁的膈标本上,观察膈肌纤维起始部位的分部,腰肋三角、胸肋三角。将标本朝向明亮处,可见膈中央部透光的中心腱,周围不透光区为肌纤维。

三、基本内容

(一) 位置和分部

膈 diaphragm 是一向上隆凸的穹窿形薄肌,位于胸、腹腔之间,封闭胸廓下口。膈穹窿右高左低。膈上面覆以膈胸膜,隔着胸膜腔与肺底相邻,中央部与心包愈着。膈下面右半与右半肝和部分肝左叶相邻,左半与肝左外叶、胃和脾相邻(图 3-23)。

膈中央部由腱膜构成,称 **中心腱** central tendon,周围部为肌纤维。根据肌纤维起始部位的不同,分为胸骨部、肋部和腰部。腰部内侧份的肌纤维形成 **左脚** left crus 和 **右脚** right crus,中间份起自第 2 腰椎椎体侧面,外侧份起自内、外侧弓状韧带。**内侧弓状韧带** medial arcuate ligament 位于第 1、2 腰椎椎体侧面与第 1 腰椎横突之间,**外侧弓状韧**

带 lateral arcuate ligament 为张于第 1 腰椎横突与第 12 肋之间的腱弓(图 3-23)。膈与胸壁间的窄隙是肋膈隐窝的所在部位。

(二) 裂隙与薄弱区

膈的各部起始点之间无肌纤维,常形成三角形的肌间裂隙。裂隙的上、下面仅覆以筋膜和胸膜或腹膜,是膈的薄弱区。另外,主动脉、食管和下腔静脉穿过膈,形成 3 个裂孔(图 3-23)。

1. **腰肋三角** lumbocostal triangle　位于膈的腰部与肋部起点之间,为尖向上的三角形,底为第 12 肋。腹腔器官可经三角突向胸腔形成膈疝。三角前方与肾后面毗邻,后方为肋膈隐窝,故肾手术时应注意保护胸膜,以免损伤导致气胸。

2. **胸肋三角** sternocostal triangle　位于膈的胸骨部与肋部起点之间,有腹壁上动、静脉和来自腹壁和肝上面的淋巴管通过。

3. **主动脉裂孔** aortic hiatus　平第 12 胸椎高度,由膈左、右脚和第 12 胸椎椎体围成,有胸主动脉和胸导管通过。

4. **食管裂孔** esophageal hiatus　位于主动脉裂孔的左前方,约平第 10 胸椎椎体平面,有食管和迷

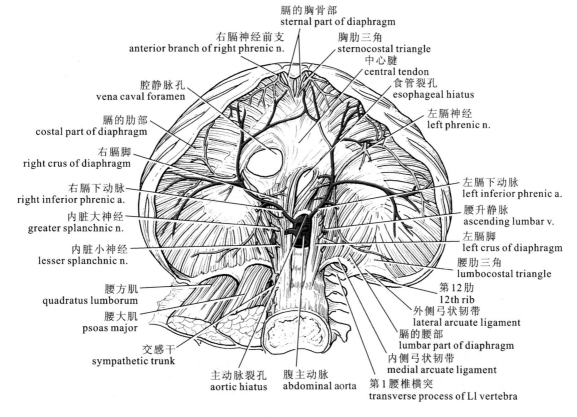

图 3-23　膈

走神经前、后干通过。食管裂孔主要由右膈脚的肌束组成,膈脚肌纤维收缩,对食管有钳制作用。若右膈脚肌纤维环发育不良,腹部器官可由此处突入胸腔,形成食管裂孔疝。

5. **腔静脉孔** vena caval foramen　位于食管裂孔的右前方,平第 8 胸椎高度,居正中线右侧 2~3 cm 处,有下腔静脉通过。

在中间份与内侧份之间的裂隙内有交感干,内脏大、小神经和腰升静脉通过,膈神经穿中心腱或腔静脉裂孔。

（三）血管、淋巴引流和神经

1. **血管**　膈的动脉主要来自膈上、下动脉,心包膈动脉,肌膈动脉和下位肋间后动脉。同名静脉与其伴行,最终分别注入上、下腔静脉。

2. **淋巴引流**　膈有丰富的淋巴管,主要注入膈上、下淋巴结。**膈上淋巴结** superior phrenic lymph node 位于膈的上面,可分为前、中、后三组,分别位于剑突后方、膈神经下端附近和主动脉裂孔周围。收纳膈、心包下部和肝上面的淋巴,其输出管汇入胸骨旁淋巴结和纵隔后淋巴结。**膈下淋巴结** inferior phrenic lymph node 沿膈下动、静脉排列,收纳膈下后部的淋巴,而膈下前部的淋巴管穿过膈肌注入膈上淋巴结前组。

3. **神经**　膈主要由**膈神经** phrenic nerve 支配。膈神经在锁骨下动、静脉之间入胸腔,经肺根前方、心包与纵隔胸膜之间下行至膈,沿途发出胸骨支、肋支、心包支和胸膜支。其运动纤维支配膈肌,感觉纤维分布至胸膜、心包和膈下中心腱部的腹膜,右膈神经还有分支至肝上面的被膜和胆囊。**副膈神经** accessory phrenic nerve 在膈神经外侧下行,至胸腔上部与膈神经汇合,出现率为 48%。

（李益民）

附:病例与问题

病例一:乳腺癌

患者,女性,49 岁,因右侧乳房发现一肿块 2 个月而就诊。自述 2 个月前无意中发现右侧乳房有一小肿块,无疼痛,故没有在意。近来发现肿块不断增大,乳房皮肤肿胀,急来就诊。

检查:一般情况尚好,体温 36.5 ℃,脉搏 70 次/min。右侧乳房肿胀,皮肤出现橘皮样改变,触诊可触及一 3 cm×5 cm 大小的肿块,质地硬,表面不光滑,与周围组织分界不清楚,活动度差,无压痛。右腋窝可触及 1~2 个较硬的淋巴结,无触痛。活检病理检查报告为乳腺癌。

问题:

1. 患者右侧乳房皮肤出现"橘皮样"改变的原因是什么?

2. 乳腺癌可经哪些淋巴途径转移?

3. 若行乳腺癌根治术,应注意避免损伤哪些结构?

病例二:肺癌合并肺叶支气管阻塞、肺叶萎陷

患者,男性,65 岁,有长期吸烟史,因持续性咳嗽、咯血痰和左侧胸痛 4 月余而入院。患者于 4 个月前受凉后曾有发热、头痛、咳嗽,服药后好转,但咳嗽持续不断,开始为干咳,后有少量痰液,痰中带血点、血丝;近来咳嗽加重,伴有左侧胸痛、胸闷,低热,食欲不振,体重减轻。

检查发现:患者明显消瘦,体质虚弱,呼吸急促,咳嗽不断。体温 37.9 ℃,脉搏 90 次/min,左肺后下部叩诊呈浊音,听诊该处呼吸音消失;胸部 X 线片显示左肺下叶有一块状阴影;支气管镜检查见左肺下叶支气管内有一肿块,阻塞管腔,活检病理诊断为鳞状上皮癌。局部麻醉后取双侧锁骨上淋巴结活检,显示癌细胞已转移至双侧锁骨上淋巴结。诊断为左肺下叶肺癌合并左肺下叶支气管阻塞,左肺下叶萎陷。

问题:

1. 请根据所学知识解释患者的症状和体征。

2. 患者癌细胞经何种途径转移至双侧锁骨上淋巴结?

3. 肺癌还可经何种途径转移至哪些器官?

4. 若手术切除癌肿应做何切口? 需经哪些层次进入胸腔?

病例三:食管癌侵及气管

患者,男性,53 岁,因进行性吞咽困难 3 个月,近来出现呼吸困难而急诊入院。患者自诉

3个月前在吞咽食物后偶感胸骨后停滞或异样感,但不影响进食,有时呈间歇性;此后出现进行性吞咽困难,初期吞咽固体食物困难,而后对半流质、流质饮食也有困难;吞咽时胸骨后有灼痛、钝痛,近来出现持续性胸背痛。自2个月前开始出现剧烈的阵发性咳嗽,伴血痰,近几周来出现声音嘶哑。

检查发现:患者极度消瘦,虚弱,口唇发绀,呼吸困难,体温38.3℃,脉搏89次/min,左锁骨上淋巴结肿大,质硬,不活动;胸部X线检查显示纵隔增宽,食管钡餐检查显示食管在平气管权平面梗阻,食管镜活检病理报告为食管鳞状上皮癌。诊断为食管癌侵及气管并广泛转移。

问题:

1. 请用所学解剖学知识解释患者的症状与体征。

2. 食管癌可经哪些淋巴途径转移到哪些器官?

3. 食管癌易侵犯哪些器官?

病例四:肺脓肿

患者,男性,16岁,因发热、咳嗽、吐脓痰伴胸痛10天入院。患者3周前曾行扁桃体切除术,10天前开始发热,寒战,伴有咳嗽,右胸痛,向右肩颈区放射,2天前突然咳大量脓臭痰。

检查见患者精神不振,虚弱无力,体温39.5℃,脉搏细弱,90次/min。白细胞计数$22×10^9$/L,中性粒细胞百分比90%。X线正位及侧位片显示右肺上叶后段有一带液面的脓腔。诊断:右肺上叶后段肺脓肿。

问题:

1. 复习肺段的概念。

2. 肺段性肺脓肿易发生在哪些肺段? 为什么?

3. 肺段性肺脓肿为什么会引起胸痛并放射到右肩颈区?

(沃 雁 李益民)

数字课程学习……

 教学PPT

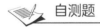 自测题

第 4 章

腹 部

第一节 概 述

腹部 abdomen 位于胸部和盆部之间,包括腹壁、腹腔及腹腔脏器。腹部除了后面以脊柱为骨骼支架外,前面、外侧面均由扁肌和阔肌等软组织组成,在腹内压增高时(如妊娠、腹腔积液和肿瘤等),腹腔容积能明显增大。

腹腔内的脏器有消化器官的大部分和泌尿器官的一部分,还有脾、肾上腺及血管、神经、淋巴管和淋巴结等。消化器官和脾位于腹侧,泌尿器官和肾上腺等位于背侧。腹部各器官的位置虽然相对恒定,但可因体形、年龄和生理状况不同,存在个体差异。矮胖者的膈肌、肝和盲肠的位置较高,瘦长型者则相反。小儿因肝的比例大于成人,而骨盆比例小于成人,故腹部外形较为膨隆。

一、境界与分区

(一)境界

腹部的上界为胸廓下口,即由剑突或剑胸结合处、肋弓、第 11 肋前端、第 12 肋下缘和第 12 胸椎围成;其下界是耻骨联合上缘、耻骨嵴、耻骨结节、腹股沟韧带、髂嵴至第 5 腰椎下缘的连线。两侧以腋后线为界,可分为腹前外侧壁和腹后壁。

腹腔 abdominal cavity 的境界与腹部的体表境界不同,上界是呈穹窿状突入胸腔的膈肌,下方借骨盆上口突入盆底,故腹腔的范围较腹部的体表境界为大。腹腔以小骨盆入口为界,分为上方的固有腹腔和下方的盆腔。一般临床所谓的腹腔是指固有腹腔,不包括盆腔。

(二)分区

为了便于叙述腹腔脏器的位置和记录临床病

变及损伤的部位,临床上将腹部分为若干个区,最常用的是九分法和四分法,也有用其他的分区法。

1. 九分法 用两条水平线和两条垂直线将腹部分为 9 个区(图 4-1)。上水平线为经过两侧肋弓下缘最低点(相当于第 10 肋)的连线,下水平线为经过两侧髂结节的连线,垂直线则分别经过左、右腹股沟韧带中点的垂直线。9 个区分别为:上部的腹上区和左、右季肋区;中部的脐区和左、右腹外侧区(腰区);下部的腹下区和左、右髂区(腹股沟区)。

2. 四分法 通过脐的水平线和垂直线将腹部分为 4 个区:左、右上腹部和左、右下腹部。

二、表面解剖

(一)体表标志

1. 骨性标志 在体表可扪及剑突、肋弓、髂嵴、髂前上棘、耻骨结节和耻骨联合等。髂嵴为髂骨上缘,可摸到其全长。髂嵴的前端为髂前上棘,在皮下较为明显。人直立时髂嵴的最高点是髂结节,两侧髂结节连线平对第 4 腰椎棘突,是计数椎骨和进行腰椎麻醉和穿刺的标志。髂嵴和髂前上棘是临床骨髓穿刺的常用部位。

2. 软组织标志 **白线** white line or linea alba 是由两侧腹壁扁肌的腱膜在正中线上交织而成的纤维带,附着于剑突和耻骨联合之间。腹肌发达的人,可见白线处的皮肤呈纵行凹陷。白线两侧为纵行的腹直肌,腹肌收缩时,可见腹直肌呈数段隆起,其间的凹陷为腱划所在处。腹直肌的外侧缘为半月线,此线由耻骨结节弧形向上达第 9 肋软骨下缘。右侧半月线与肋弓相交处相当于胆囊底的表面投影点,临床常以此作为胆囊压

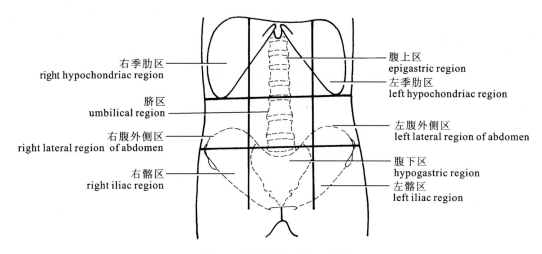

图 4-1 腹部的分区（九分法）

痛部位（图 4-2）。脐位于腹前壁正中线上白线的中点处，位置不恒定，通常平对第 3、4 腰椎间隙。脐与右髂前上棘连线的中、外 1/3 交点相当于阑尾根部的表面投影点，又称麦氏点 McBurney point，临床常作为检查阑尾压痛和手术入路的标志（图 4-2）。腹股沟是腹部和股部的分界线，位于髂前上棘和耻骨结节连线处，深面为腹股沟韧带。

（二）体表投影

腹腔脏器的位置可因年龄、体形、体位、胃肠道的充盈状态和腹壁肌的紧张程度等差异而有所变化。矮胖者的肝、盲肠和阑尾等位置较高，胃多趋于横位，瘦长体型者与此相反。青壮年的腹肌较为发达，内脏位置相对固定；而老年人由于肌乏力，韧带松弛，多伴内脏下垂。卧位时膈肌升高，腹腔器官上移，而直立位时则与此相反。表中所列举的是一般情况下腹腔主要脏器在腹前壁的体

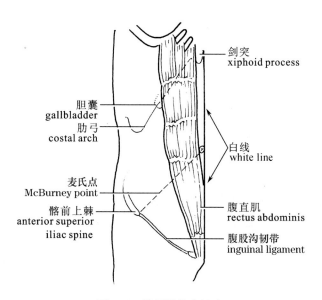

图 4-2 腹部的体表标志

表投影（表 4-1），在实际应用时要按具体情况分析判断。

表 4-1 腹腔主要器官的体表投影

右季肋区	腹上区	左季肋区
1. 肝右叶大部	1. 肝右叶小部、肝左叶大部	1. 肝左叶小部
2. 胆囊一部分	2. 胆囊一部分	2. 胃贲门部、胃底及胃体一部分
3. 结肠右曲	3. 胃幽门部及胃体一部分	3. 脾
4. 右肾上部	4. 胆总管、肝动脉及门静脉	4. 胰尾
	5. 十二指肠大部	5. 结肠左曲
	6. 胰头及胰体	6. 左肾上部
	7. 两肾一部分及肾上腺	
	8. 腹主动脉及下腔静脉	

续表

右腹外侧区(右腰区)	脐区	左腹外侧区(左腰区)
1. 升结肠 2. 回肠一部分 3. 右肾下部	1. 胃大弯(胃充盈时) 2. 横结肠 3. 大网膜 4. 十二指肠小部 5. 空、回肠各一部分 6. 腹主动脉及下腔静脉 7. 左、右输尿管	1. 降结肠 2. 空肠一部分 3. 左肾下部

右腹股沟区(右髂区)	腹下区	左腹股沟区(左髂区)
1. 盲肠 2. 阑尾 3. 回肠末端	1. 回肠一部分 2. 膀胱(充盈时) 3. 子宫(妊娠时) 4. 乙状结肠一部分	1. 乙状结肠大部 2. 回肠一部分

第二节　腹前外侧壁

一、基本要求

通过对腹前外侧壁由浅入深的实地解剖操作，深刻理解腹前外侧壁的层次解剖，重点观察腹前外侧壁浅筋膜的结构特点，肌层的配布特点，腹肌腱膜形成的结构，腹直肌鞘的构成，腹股沟区的解剖特点，腹股沟管的位置、境界及内容，腹股沟内、外侧窝与腹股沟直疝、斜疝的关系，为腹部各部位手术切口的设计奠定坚实的解剖学基础。

二、解剖与观察

1. 皮肤切口　尸体仰卧位，自胸骨剑突沿正中线向下环形绕过脐环直至耻骨联合，再自耻骨联合沿腹股沟循髂嵴前端切开皮肤，沿肋弓下缘切开皮肤至腋后线，将皮瓣翻向外侧(图0-3)。

2. 在浅筋膜内寻找股动脉发出的浅动脉：①腹壁浅动脉出现于腹股沟韧带内、中1/3交界处；②旋髂浅动脉行向髂嵴。浅静脉不易查到，有的尸体上可见扩大的腹壁浅静脉、胸腹壁静脉及脐周静脉网。

3. 辨认Camper筋膜和Scarpa筋膜，自髂前上棘横向正中线，再沿正中线切开浅筋膜，可见浅筋膜分为两层：浅层为富含脂肪组织的Camper筋膜，深层为膜性组织的Scarpa筋膜。用手指或刀柄在Scarpa筋膜与腹外斜肌腱膜之间向下探查，至腹股沟韧带下方约一横指处即被封住而不能继续向下，

但内侧部则可沿精索的外侧进入阴囊。

4. 沿正中线将浅筋膜向外侧剥离，在分离浅筋膜时可看到下6对胸神经前支和髂腹下神经的前皮支。于腋中线处寻找胸神经前支的外侧皮支。

5. 修洁腹外斜肌及其腱膜，并在耻骨结节的外上方观察腹股沟管皮下环，以及通过此环的精索或子宫圆韧带，还可以找到由此环浅出的髂腹股沟神经。检查皮下环的内、外侧脚和脚间纤维，以及腹股沟韧带，并在示教标本上观察由此韧带延续于耻骨梳的陷窝韧带和耻骨梳韧带。

6. 由髂前上棘至腹直肌外侧缘水平切开腹外斜肌腱膜，再由腹外斜肌的肌性部和腱性部的交界线，由上向下纵行切断腹外斜肌，分别翻转腹外斜肌及其腱膜，显露位于其深面的腹内斜肌。在翻开腹外斜肌腱膜时，勿损伤其深面的髂腹下神经和髂腹股沟神经。此两神经在髂前上棘内侧约2.5 cm处穿出腹内斜肌至腹外斜肌腱膜深面。观察腹内斜肌下缘参与组成腹股沟管的上壁及随精索下降至阴囊的提睾肌。

7. 沿腹直肌外侧一横指处纵行切开腹内斜肌，再从髂前上棘做水平切口，分别向外侧翻开腹内斜肌。观察腹横肌及其表面的下6对胸神经前支的远侧段，查看腹横肌下缘组成腹股沟管的上壁，腹内斜肌和腹横肌下内侧部的腱膜相融合成腹股沟镰(联合腱)。

8. 沿腹直肌中线纵行切开腹直肌鞘前层，分离鞘与腱划的连结，将鞘的前层翻开，观察腹直肌及其前下方的锥状肌。从腹直肌内侧缘分离腹直

肌与腹直肌鞘后层，在脐环处横断腹直肌，分别向上下方翻起，查看下 6 对胸神经前支进入鞘内的情况，以及腹壁上、下动脉的走行。在脐环下 4~5 cm 处观察腹直肌鞘后层形成的弓状线（半环线），此线有时并不明显。

9. 将腹横肌的下缘牵向前上方，并用刀柄将其与腹横筋膜分离。在腹股沟韧带中点上方一横指处，观察腹横筋膜形成的一管状突起，它延伸为精索内筋膜，其管口即腹股沟管腹环，此环须割开腹横筋膜后才能看到。

10. 自髂前上棘水平向内侧，沿肌纤维割开腹横肌，切断腹横肌在腹股沟韧带上的起点，将肌翻向内侧，检查腹横筋膜与髂筋膜的连续关系，并在腹股沟管腹环的内侧观察腹壁下动、静脉的起源及行程。

三、基本内容

（一）浅层结构

1. **皮肤** 腹前外侧壁的皮肤薄而富有弹性，与皮下组织连接疏松，可适应腹腔内压力增大时（如妊娠和腹腔积液等）的腹部膨隆，也常选择腹前外侧壁皮肤为游离皮瓣移植的供区。

2. **浅筋膜** 由疏松结缔组织及脂肪构成。在腹下部的浅筋膜可分为浅、深两层：浅层为脂肪层，又名 Camper 筋膜，含有丰富的脂肪组织，向下与股部的浅筋膜相延续；深层为膜性层，又名 Scarpa 筋膜，在正中线上附着于白线，向下附着于股部的阔筋膜，但其内侧部并不附着于耻骨结节，而是向下与会阴浅筋膜（Colles 筋膜）相延续。在男性，Scarpa 筋膜与阴茎浅筋膜和阴囊肉膜延续。男性尿道断裂时，尿液可以蔓延至腹前壁。浅筋膜内有腹壁浅动脉、浅静脉、浅淋巴管和皮神经。

3. **浅动脉** 腹壁的浅动脉位于浅筋膜的浅、深两层之间，可分为 3 组：腹外侧壁有来自肋间后动脉、肋下动脉和腰动脉发出并穿至浅层的分支，通常走行不恒定且管径细小。腹前壁的正中线附近有来自腹壁上、下动脉穿至浅层的分支。下半部另有两条重要的浅动脉：**腹壁浅动脉** superficial epigastric artery 在腹股沟韧带下方起自股动脉，向上越过腹股沟韧带前面上行，走向脐部。该动脉供养腹壁皮肤的范围较大且较为恒定，故临床常以此作为带蒂皮瓣移植修复创伤缺损。**旋髂浅动脉** superficial iliac circumflex artery 在腹股沟韧带下方起自股动脉，或与腹壁浅动脉共干发出，沿腹股沟韧带下缘向外上方斜行至髂前上棘附近，并沿髂嵴后行，分布于皮肤和筋膜（图 4–3）。

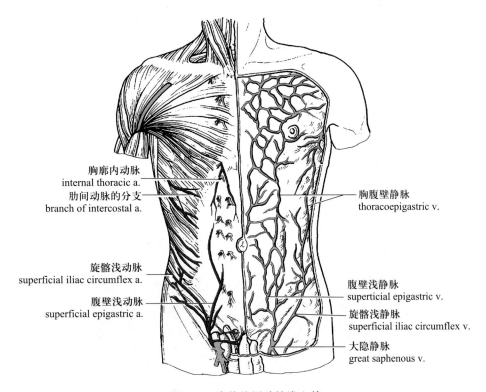

胸廓内动脉
internal thoracic a.

肋间动脉的分支
branch of intercostal a.

旋髂浅动脉
superficial iliac circumflex a.

腹壁浅动脉
superficial epigastric a.

胸腹壁静脉
thoracoepigastric v.

腹壁浅静脉
superficial epigastric v.

旋髂浅静脉
superficial iliac circumflex v.

大隐静脉
great saphenous v.

图 4–3 腹前外侧壁的浅血管

4. **浅静脉** 腹前外侧壁的浅静脉分布丰富，且吻合成网。主要的浅静脉有2条:胸腹壁静脉，位于胸腹壁的外侧，引流脐平面以上的大部浅静脉向上注入腋静脉;腹壁浅静脉，多与浅动脉伴行，引流脐平面以下的浅静脉经大隐静脉汇入股静脉。浅静脉在脐区还可与深部的**附脐静脉** paraumbilical vein 相吻合，附脐静脉则缠绕肝圆韧带注入肝门静脉。当肝门静脉高压时，血液经附脐静脉逆向流到脐周静脉网，形成脐周静脉曲张，称为"海蛇头"(图4-3)。

5. **浅淋巴管** 通常与浅血管伴行，脐平面以上的腹壁浅淋巴管汇入腋淋巴结，脐平面以下则汇入腹股沟浅淋巴结，而脐周淋巴管可随肝圆韧带与肝淋巴管相通。

6. **皮神经** 腹前外侧壁的皮神经可分为前皮支和外侧皮支，主要来自下6对胸神经前支和第1腰神经的分支。前皮支在腹正中线两旁穿腹直肌鞘浅出，分布于腹前壁皮肤，而髂腹下神经的前皮支在腹股沟管浅环上方3 cm处穿腹外斜肌腱膜达皮下，髂腹股沟神经的前皮支经腹股沟管浅环至皮下，分布于耻骨联合上方，腹股沟和阴囊区的皮肤。外侧皮支在腋中线附近穿腹外斜肌浅出，分布于外侧壁皮肤。肋下神经和髂腹下神经的外侧皮支还分布于臀区皮肤。皮神经的分布呈明显的节段性，第6肋间神经分布于剑突平面，第10肋间神经则分布于脐平面，第1腰神经分布于腹股沟区，其他肋间神经在腹前外侧壁皮肤的分布平面可依此类推(图4-4)。

（二）深层结构

1. **腹前外侧壁的肌** 由腹前正中线两侧的腹直肌和外侧的三层扁肌组成(表4-2)。

（1）**腹直肌** rectus abdominis 纵列于腹前壁正中线两侧，上宽下窄，起自耻骨联合和耻骨嵴，止于胸骨剑突和第5~7肋软骨的前面。肌的全长被3~4条横行腱划分为多个肌腹，腱划由致密结缔组织构成，通常认为是胚胎肌节间融合的遗迹(图4-5)。腹直肌被腹直肌鞘所包裹。

1）**腹直肌鞘** sheath of rectus abdominis 由腹前外侧壁三层扁肌的腱膜组成，分为前、后两层(图4-6)。两层纤维在腹直肌外侧缘相融合，形成凸向外侧的半月弧形，称为**半月线** linea semilunaris。腹内斜肌腱膜在腹直肌外缘分为前、后两层。腹直肌鞘的前层由腹外斜肌腱膜和腹内斜肌腱膜的前层组成，后层则由腹内斜肌腱膜的后层及腹横肌腱膜

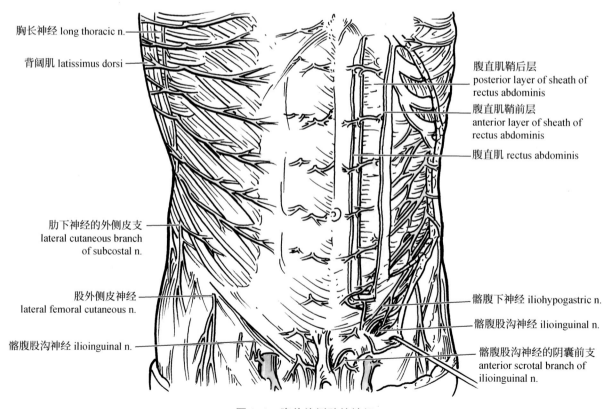

胸长神经 long thoracic n.
背阔肌 latissimus dorsi
肋下神经的外侧皮支 lateral cutaneous branch of subcostal n.
股外侧皮神经 lateral femoral cutaneous n.
髂腹股沟神经 ilioinguinal n.

腹直肌鞘后层 posterior layer of sheath of rectus abdominis
腹直肌鞘前层 anterior layer of sheath of rectus abdominis
腹直肌 rectus abdominis
髂腹下神经 iliohypogastric n.
髂腹股沟神经 ilioinguinal n.
髂腹股沟神经的阴囊前支 anterior scrotal branch of ilioinguinal n.

图4-4 腹前外侧壁的神经

表 4-2　腹前外侧壁的肌

肌	起点	止点	作用	神经支配
腹直肌	耻骨联合与耻骨嵴	第 5~7 肋软骨及剑突前面	前屈脊柱,降胸廓,增加腹压	胸神经前支($T_{5~12}$)
腹外斜肌	下 8 肋外面	借腱膜止于白线、腹股沟韧带、髂嵴前部	增加腹压,前屈、侧屈并回旋脊柱,提睾丸,封闭腹股沟管	胸神经前支,髂腹下神经、髂腹股沟神经($T_5~L_1$)
腹内斜肌	胸腰筋膜、髂嵴、腹股沟韧带外侧 2/3	借腱膜止于白线和下 3 肋	同上	同上
腹横肌	胸腰筋膜、髂嵴、腹股沟韧带外侧 1/3	白线	同上	同上

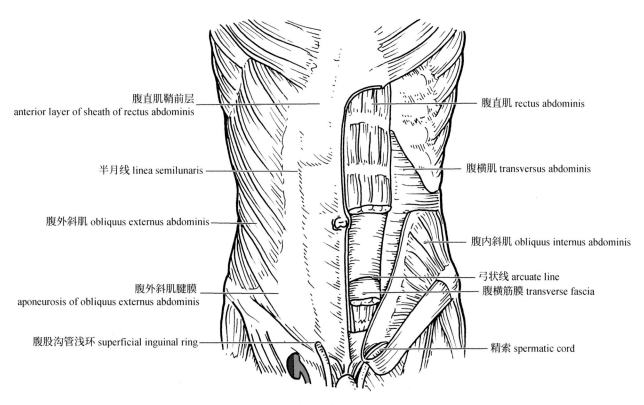

图 4-5　腹前外侧壁肌(浅层)

组成。三层扁肌的腱膜在脐下 4~5 cm 均转至腹直肌前面,构成腹直肌鞘的前层,该处的腹直肌鞘后层形成一凹向下的弓状游离缘,称为**弓状线** arcuate line 或**半环线** semicircular line。

2) **白线** white line　由两侧腹前外侧壁的三层扁肌腱膜在腹前壁正中线上相互交织而成的纵行纤维索。白线位于左、右腹直肌鞘之间,上自胸骨剑突,下至耻骨联合。白线在上半较宽、下半较窄,当腹内压增高时,白线会增宽,造成纤维结缔组织间的小孔增大,深面的腹膜外脂肪等突出,临床称为白线疝。在经白线做腹正中切口剖腹手术时,虽然出血少、进入腹腔快,但愈合慢且瘢痕不牢。

3) **锥状肌** pyramidalis　为位于腹直肌鞘内,在腹直肌下端前面的一对三角形小肌。锥状肌起自耻骨面,肌纤维向内上方,止于白线。该肌在人类已经退化,甚至缺如。锥状肌收缩时能紧张白线,受肋下神经支配。

(2) **腹外斜肌** obliquus externus abdominis　位于腹前外侧壁肌的最浅层,呈锯齿状起自第 5~12 肋的外面,肌纤维由外上斜向内下,后部止于髂嵴,其余移行为腱膜,参与腹直肌鞘前层的组成,并止于白线(图 4-5)。

腹外斜肌腱膜在耻骨结节外上方有一个三角形的裂隙,称为**腹股沟管浅环**(或**腹股沟管皮下环,外环**) superficial inguinal ring。浅环内上缘部分称**内侧脚**(或**上脚**) medial crus,内侧脚的纤维附着

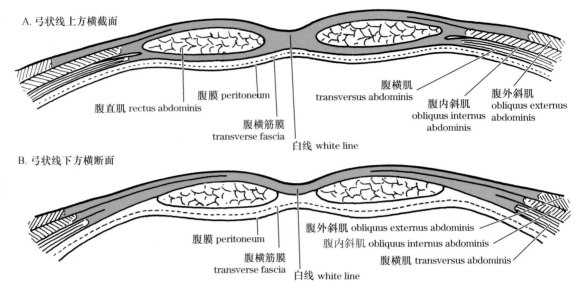

A. 弓状线上方横截面

腹直肌 rectus abdominis　腹膜 peritoneum　腹横筋膜 transverse fascia　白线 white line　腹横肌 transversus abdominis　腹内斜肌 obliquus internus abdominis　腹外斜肌 obliquus externus abdominis

B. 弓状线下方横断面

腹膜 peritoneum　腹横筋膜 transverse fascia　白线 white line　腹外斜肌 obliquus externus abdominis　腹内斜肌 obliquus internus abdominis　腹横肌 transversus abdominis

图 4-6　腹前壁模断面(示腹直肌鞘)

于耻骨联合。浅环外下缘部分称**外侧脚**(或**下脚**) lateral crus,附着于耻骨结节。在裂隙的外上方有**脚间纤维** intercrural fiber 相互交织增强,连系两脚。从外侧脚附着处还分出部分纤维,经过精索和内侧脚的后面,弯向内上方,移行于腹直肌鞘前层,形成**反转韧带** reflected ligament。正常成人的浅环可容纳一个手指尖,内有精索(男性)或子宫圆韧带(女性)通过,还有髂腹股沟神经由浅环浅出。腹外斜肌腱膜下缘附着于髂前上棘与耻骨结节之间,腱膜向后卷曲反折增厚成**腹股沟韧带** inguinal ligament。腹股沟韧带内侧端的部分纤维弯向后下方,转折

增厚形成**腔隙韧带**(或**陷窝韧带**) lacunar ligament。腔隙韧带向外侧延续附着于耻骨梳的部分,称为**耻骨梳韧带** pectineal ligament(或 Cooper 韧带)。这些韧带在外科疝修补术中都有固定或增强之用(图 4-7)。

(3) **腹内斜肌** obliquus internus abdominis　位于腹外斜肌深面,起自腹股沟韧带外侧 2/3 和髂嵴及胸腰筋膜。肌纤维呈扇形斜向内上,后外侧肌纤维止于第 10~12 肋,其余在腹直肌外侧缘移行为腱膜,分别参与腹直肌鞘前、后层的组成,最后止于白线(图 4-8)。腹内斜肌起自腹股沟韧带的纤维行

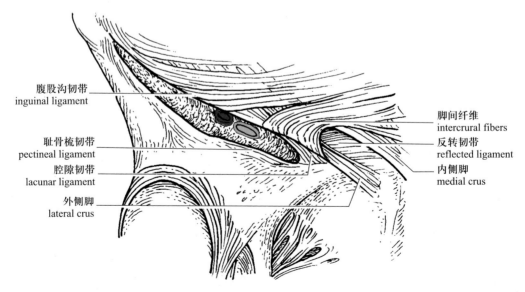

腹股沟韧带 inguinal ligament

耻骨梳韧带 pectineal ligament

腔隙韧带 lacunar ligament

外侧脚 lateral crus

脚间纤维 intercrural fibers

反转韧带 reflected ligament

内侧脚 medial crus

图 4-7　腹股沟区的腱膜和韧带

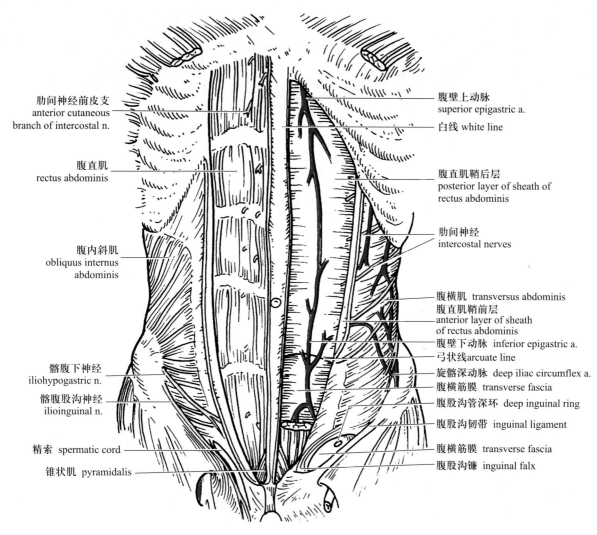

肋间神经前皮支 anterior cutaneous branch of intercostal n.

腹直肌 rectus abdominis

腹内斜肌 obliquus internus abdominis

髂腹下神经 iliohypogastric n.

髂腹股沟神经 ilioinguinal n.

精索 spermatic cord

锥状肌 pyramidalis

腹壁上动脉 superior epigastric a.

白线 white line

腹直肌鞘后层 posterior layer of sheath of rectus abdominis

肋间神经 intercostal nerves

腹横肌 transversus abdominis
腹直肌鞘前层 anterior layer of sheath of rectus abdominis
腹壁下动脉 inferior epigastric a.
弓状线 arcuate line
旋髂深动脉 deep iliac circumflex a.
腹横筋膜 transverse fascia
腹股沟管深环 deep inguinal ring
腹股沟韧带 inguinal ligament
腹横筋膜 transverse fascia
腹股沟镰 inguinal falx

图4-8 腹前外侧壁肌(深层)

向前下方,越过精索的前面延为腱膜,与腹横肌腱膜相融合,形成**腹股沟镰** inguinal falx(或称**联合腱** conjoined tendon),止于耻骨结节附近(图4-9)。腹内斜肌最下部的肌束随精索进入阴囊,包绕精索和睾丸,成为提睾肌,该肌收缩可上提睾丸。

(4) **腹横肌** transversus abdominis 位于腹内斜肌深面,起自第7~12肋的内面、胸腰筋膜、髂嵴和腹股沟韧带的外侧1/3。肌纤维横行向内侧,于腹直肌外侧缘移行为腱膜,参与腹直肌鞘的组成,止于白线。腹横肌下部的肌束参与腹股沟镰和提睾肌的组成(图4-10)。

2. 血管、淋巴引流和神经

(1) 血管 腹壁深层的动脉除了走行于腹内斜肌和腹横肌之间的下5对肋间后动脉、肋下动脉和4对腰动脉的分支外,主要的还有腹壁上动脉、腹

壁下动脉、旋髂深动脉和肌膈动脉。

腹壁上动脉 superior epigastric artery 和**肌膈动脉** musculophrenic artery 是胸廓内动脉的两个终末支。前者于第7肋后方进入腹直肌鞘,分支于腹直肌内并与腹壁下动脉相吻合;后者于第6肋间隙沿肋弓行向外下方,分支至膈肌和腹壁诸肌。

腹壁下动脉 inferior epigastric artery 和**旋髂深动脉** deep iliac circumflex artery 均由髂外动脉在腹股沟韧带附近发出。腹壁下动脉始行于腹横筋膜和壁腹膜之间,经腹股沟管深环的内侧走向内上方,穿腹横筋膜于弓状线处入腹直肌鞘,分支供养腹直肌并与腹壁上动脉相吻合。腹壁下动脉在起始部发出耻骨支,与闭孔动脉的分支在耻骨后吻合。腹壁下动脉在深环内侧还发出提睾肌动脉,进入腹股沟管分布于提睾肌。旋髂深动脉起始后,沿腹股沟韧

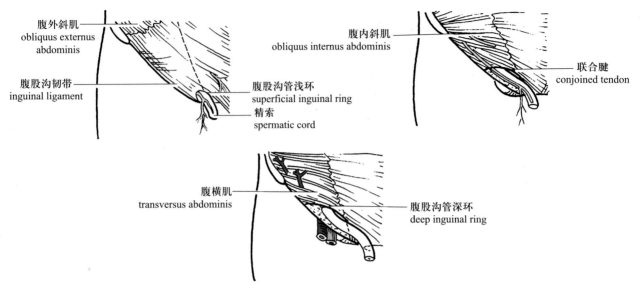

图4-9 腹前外侧壁肌和腹股沟管

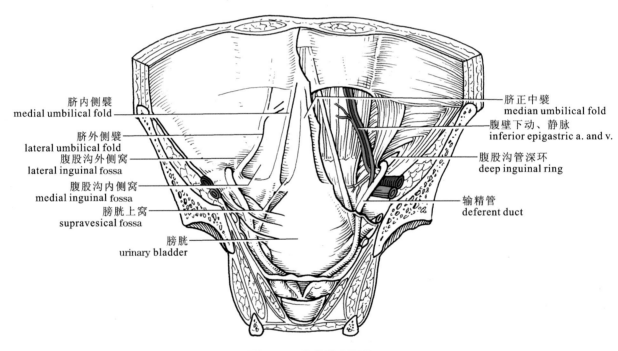

图4-10 腹前壁内面观

带深面斜向外上方,达髂前上棘,于腹横肌和腹内斜肌之间分支分布。临床行阑尾切除术时,如需向外侧延长切口,须注意勿伤及旋髂深动脉。

由腹壁下动脉、腹直肌外侧缘和腹股沟韧带所围成的三角形区域,称**腹股沟三角** inguinal triangle (或称**海氏三角** Hesselbach's triangle)。腹股沟直疝即由此三角区突出,而腹股沟斜疝则从腹壁下动脉外侧的深环进入腹股沟管。因此,腹壁下动脉可作为手术时进一步鉴别腹股沟斜疝和直疝的标志。

腹壁深静脉多与同名动脉伴行。

(2) 淋巴引流 腹壁上部的淋巴管多注入胸骨旁淋巴结,腹壁中部的淋巴管多注入腰淋巴结,而腹壁下部的淋巴管多注入髂外淋巴结。

(3) 神经 第7~12胸神经前支伴行相应的肋间后动、静脉,行于相应各肋骨的下缘,继而斜向前下,行于腹横肌与腹内斜肌之间,并进入腹直肌鞘,分出肌支支配腹前外侧壁诸肌。在腋中线附近发出的外侧皮支和白线两侧的前皮支分布于浅层。

另外尚有:

1) **髂腹下神经** iliohypogastric nerve 属腰丛的分支,在腹横肌和腹内斜肌之间行向前下方,在髂前上棘内侧约 2.5 cm 处穿腹内斜肌至腹外斜肌腱膜深面,在腹股沟管浅环上方约 2.5 cm 处穿腹外斜肌腱膜成为前皮支,分布到耻骨上方的皮肤。在深层走行中分出肌支支配下腹壁肌。

2) **髂腹股沟神经** ilioinguinal nerve 属腰丛的分支,在髂腹下神经下方约一横指,与其略平行走行,在髂前上棘处穿腹横肌及腹内斜肌进入腹股沟管,在腹股沟管内沿精索的前外侧走行,经浅环穿出分布于男性阴囊(女性大阴唇)前部的皮肤,其肌支支配下腹壁肌。

3) **生殖股神经** genitofemoral nerve 属腰丛的分支,其生殖支沿精索内侧下行,分支至提睾肌,出浅环后皮支分布于阴囊肉膜。

3. **腹横筋膜** transverse fascia 为腹横肌深面的筋膜,是腹内筋膜的一部分,向上与遮盖膈肌的膈下筋膜相续,向后延续为肾筋膜。在腹前壁下份,腹横筋膜较其他部位致密,形成腹股沟管的后壁。腹横筋膜向下续连髂筋膜及盆筋膜,并在腹股沟管深环处随睾丸下降延续为精索内筋膜。深环的内侧有时可见纵行的纤维索加强腹横筋膜,称为**凹间韧带** interfoveolar ligament。在腹股沟部,腹横筋膜随股血管下降进入股部,与髂筋膜一起形成包绕股鞘的前、后壁。腹横筋膜与腹横肌结合较为疏松,而与腹直肌鞘后层却紧密相连。

4. **腹膜外筋膜**(又称**腹膜外脂肪**)extraperitoneal fascia 是位于腹横筋膜与壁腹膜之间的疏松结缔组织,向后与腹膜后间隙的疏松结缔组织相续,在腹下部则含较多的脂肪组织。由于腹膜外脂肪组织的存在,使壁腹膜与腹横筋膜比较容易分离。

5. **壁腹膜**(或**腹膜壁层**)parietal peritoneum 是腹前外侧壁的最内层。在脐以下,腹膜壁层形成 5 条纵行的皱襞:在正中线由脐连接膀胱尖的是**脐正中襞** median umbilical fold,内含脐正中韧带,是胚胎期脐尿管的遗迹;脐正中襞稍外侧是左、右**脐内侧襞** medial umbilical fold,内含脐动脉索,是胚胎期脐动脉闭锁后的遗迹;最外侧是左、右**脐外侧襞** lateral umbilical fold,也称腹壁下动脉襞,内含腹壁下动脉和静脉。在腹股沟韧带上方,脐外侧襞的内侧和外侧分别为腹股沟内侧窝和腹股沟外侧窝。

腹股沟内侧窝的位置相当于腹股沟三角,腹股沟外侧窝的尖端指向腹股沟管深环,均为腹前外侧壁的薄弱区,易形成腹股沟直疝和斜疝(图 4-10)。

(三)腹股沟区

腹股沟区是指内侧界为腹直肌外缘,上界为髂前上棘至腹直肌外缘的水平连线和下界为腹股沟韧带的三角形区域。该区为腹壁的薄弱区,其原因有:①腹外斜肌在此区已移行为腱膜且还有一裂口(浅环);②腹内斜肌和腹横肌的下缘均未到达腹股沟韧带内侧,因而该区域缺少肌覆盖;③男性的精索(或女性的子宫圆韧带)穿经腹股沟管,形成解剖结构上的潜在裂隙。此外,人体的直立姿势也使腹股沟区所承受的腹内压力较其他部位高,故腹壁疝多发生于此区。

1. **腹股沟管** inguinal canal 位于腹股沟韧带内侧半的上方,是由外上斜向内下的肌、筋膜裂隙,长 4~5 cm(女性因骨盆较宽,稍狭长)。

腹股沟管有前、后、上、下四壁及内、外两口。管的前壁为腹外斜肌腱膜,在外侧 1/3 处有腹内斜肌的起始部加强;后壁为腹横筋膜,在内侧 1/3 处有联合腱;上壁为腹内斜肌和腹横肌的弓状下缘;下壁为腹股沟韧带。管的内口即为腹股沟管深环,位于腹股沟韧带中点上方约一横指处,是腹横筋膜外突形成的卵圆形开口,腹壁下动脉位于其内侧;外口即为腹股沟管浅环,是腹外斜肌腱膜在耻骨结节外上方的三角形裂隙。

男性腹股沟管内有精索、髂腹股沟神经和生殖股神经的生殖支通过。精索由输精管,输精管动脉,睾丸动、静脉(包括蔓状静脉丛),淋巴管及腹膜鞘突的残余部分等组成。精索有三层被膜:①进入腹股沟管腹内斜肌和腹横肌内口后,有来自腹横筋膜的精索内筋膜覆盖;②在弓状下缘以下,被覆有提睾肌;③出腹股沟管浅环时,又有来自腹外斜肌腱膜的精索外筋膜再次包绕。在女性,子宫圆韧带常与腹股沟管的管壁融合而逐渐消失,或可在出腹股沟管浅环后,分散成纤维止于耻骨结节和大阴唇附近的皮下组织(图 4-11、图 4-12)。

腹股沟区虽是腹壁的薄弱区,但在正常情况下,仍有一定的生理保护作用。由于腹股沟管是一斜行的肌筋膜裂隙,当腹压增高时,管的前后壁会靠拢。同时,腹前外侧壁的三层扁肌以不同部位起始于腹股沟韧带,收缩时,其下缘肌束犹如半括约肌紧缩腹股沟管,腹内斜肌和腹横肌的弓状下缘与

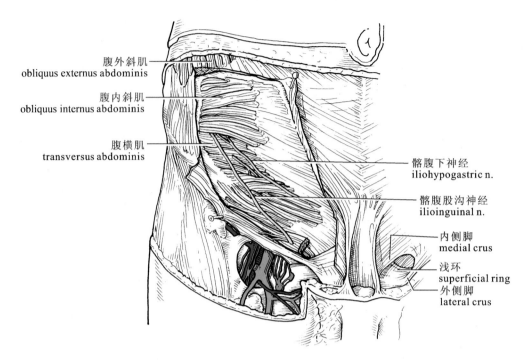

腹外斜肌
obliquus externus abdominis

腹内斜肌
obliquus internus abdominis

腹横肌
transversus abdominis

髂腹下神经
iliohypogastric n.

髂腹股沟神经
ilioinguinal n.

内侧脚
medial crus

浅环
superficial ring

外侧脚
lateral crus

图4-11　腹股沟区(1)

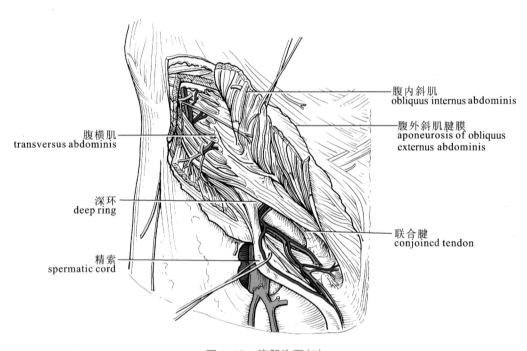

腹横肌
transversus abdominis

深环
deep ring

精索
spermatic cord

腹内斜肌
obliquus internus abdominis

腹外斜肌腱膜
aponeurosis of obliquus
externus abdominis

联合腱
conjoined tendon

图4-12　腹股沟区(2)

腹股沟韧带相互靠近,使弓状缘下方的半月形裂隙近于消失,腹横肌的收缩也会使腹股沟管深环移向外上方,使环口缩小(图4-13)。

2. 睾丸下降与腹股沟管的关系　腹股沟管的形成与胚胎睾丸下降有关。胚胎早期睾丸位于脊柱两侧、腹横筋膜和壁腹膜之间的腹膜外筋膜中,

受睾丸韧带牵引逐渐向下移动。在胚胎3个月时,睾丸下移到髂窝内。6个月时,接近腹股沟管深环处,壁腹膜由于睾丸向前下推移形成腹膜鞘突。胚胎8个月末,睾丸进入阴囊。随着睾丸的下降,与之相连的输精管、血管和神经亦随之一起下降,它们由间充质分化来的结缔组织及肌纤维包裹构成

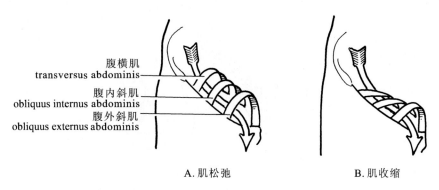

A.肌松弛　　　　　　　　B.肌收缩

图4-13　腹前外侧壁肌的半括约作用

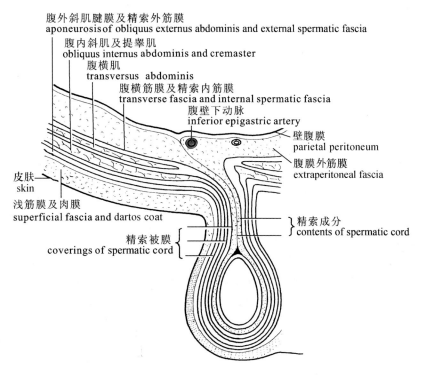

图4-14　腹壁和阴囊的层次

精索(图 4-14)。精索所通过腹前外侧壁诸肌的间隙,成为腹股沟管。在睾丸下降时,腹膜鞘突和精索一起也通过腹股沟管进入阴囊,鞘突进入阴囊后,成为包在睾丸外表的鞘膜(图4-15)。如果胎儿娩出后,睾丸仍停留在腹后壁或腹股沟处,未降入阴囊,即为隐睾。如果睾丸降入阴囊后,腹膜鞘突未闭并与腹膜腔相通,则形成先天性腹股沟斜疝或交通性鞘膜积液。由于右侧睾丸下降通常慢于左侧,鞘突闭合的时间也较晚,故临床上右侧斜疝多见于左侧。

器官或组织经由先天或后天形成的裂隙,从正常的生理位置脱出者,称为疝。腹腔脏器(如肠管或大网膜等)从腹股沟韧带上方脱出形成的疝,称为腹股沟疝。从腹股沟韧带后下方并经股环和股管脱出形成的疝(详见下肢股部),称为股疝。腹股沟疝又可分为腹股沟直疝和腹股沟斜疝。直疝是从腹壁下动脉的内侧,由腹股沟三角(海氏三角)膨出,因其不经过深环,疝囊在精索被膜之外,无明显的疝囊颈。斜疝是从腹壁下动脉的外侧,经深环和腹股沟管,穿出浅环进入阴囊或大阴唇,包被在精索的三层被膜之内,疝囊颈明显,斜疝在临床也最为多见。

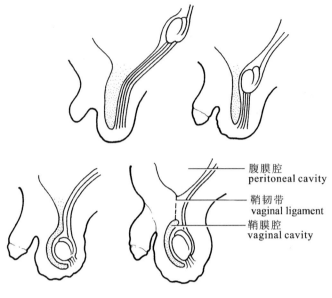

腹膜腔
peritoneal cavity

鞘韧带
vaginal ligament

鞘膜腔
vaginal cavity

图4-15 睾丸下降

（韦 力）

第三节 腹膜和腹膜腔

一、基本要求

通过全面进行腹膜腔探查，观察腹膜的配布，深刻理解腹膜腔的构成及其临床意义，重点观察腹膜与脏器的关系，腹膜形成的网膜、系膜、韧带、皱襞、隐窝和陷凹等重要结构，为普外科腹腔脏器的手术操作奠定坚实的解剖学基础。

二、解剖与观察

（一）打开腹膜腔

自剑突至耻骨联合纵行切开白线显露壁腹膜，在脐上方用镊子提起壁腹膜并做一小切口，将左手示指和中指伸入腹膜腔内，用剪刀随示指与中指向上、下剪开壁腹膜，至剑突和耻骨联合；平脐下缘做一水平切口，切开腹前外侧壁各层至腋中线，将切开的腹壁翻起，打开腹膜腔，显露腹膜及腹腔脏器。

（二）探查腹膜腔

在探查腹膜腔之前，应先依腹部的分区，对腹腔脏器的配布做仔细观察；然后用手探查，扪摸腹膜及腹腔脏器，切勿使用刀镊，以免损伤脏器；动作须轻柔，不得撕破腹膜，观察完毕后将内脏恢复原位。

1. 打开腹膜腔，可见肝左叶、胃前壁及盖于肠袢表面的大网膜。将肋弓提起，伸手于肝与膈之间，向上可达膈穹窿，为腹腔及腹膜腔的上界。把大网膜及小肠袢轻轻翻向上方，寻见小骨盆上口，此即腹腔的下界，但腹膜腔经小骨盆上口入盆腔。将腹腔、腹膜腔的境界与腹壁的境界进行比较。观察完毕后，将各脏器整复原位。

2. 将肝的前缘提向右上方，观察由肝门移行至胃小弯和十二指肠上部的小网膜，其左侧部分称肝胃韧带，右侧部分称为肝十二指肠韧带。

3. 观察大网膜下缘的位置，上缘的附着点。然后将其提起，查看胃大弯与横结肠之间的大网膜是否形成胃结肠韧带。

4. 上提右侧肋弓，将肝推向下方，从左侧观察矢状位的镰状韧带。用拇指和示指搓捻其游离下缘，探知其内的肝圆韧带。将手插入肝右叶与膈之间，向肝的后上方探查，触及指尖者为冠状韧带上层。将手移至肝左叶与膈之间，向后探查，触及指尖者为左三角韧带。此时，将手左移，可触及左三角韧带的游离缘。

5. 将胃底推向右侧，尽可能地暴露胃脾韧带。将右手由脾和膈之间向后伸入，手掌向脾，绕脾的后外侧，可伸达脾与肾之间，指尖触及的结构为脾肾韧带。在脾前端与结肠左曲之间探查脾结肠韧带。

6. 将横结肠翻向上,在十二指肠空肠曲左缘、横结肠系膜根下方、脊柱左侧的腹膜皱襞,即十二指肠空肠襞。

7. 将大网膜、横结肠及其系膜翻向上方。把小肠推向一侧,将小肠系膜根舒展平整,观察小肠系膜的形态,扪认小肠系膜根的附着。将回肠末段推向左侧,在盲肠下端寻找阑尾,将阑尾游离端提起,观察阑尾系膜的形态、位置。将横结肠、乙状结肠分别提起,观察其系膜并扪认系膜根的附着。

8. 探察膈与横结肠及其系膜之间的区域,统称膈下间隙。

(1) 将手伸入肝右叶与膈之间,探查右肝上间隙的范围。其左侧为镰状韧带,后方达冠状韧带上层,右侧向下与右结肠旁沟交通。

(2) 将手伸入肝左叶与膈之间,探查左肝上间隙的范围。左肝上前间隙的右界为镰状韧带,后为左三角韧带前层;左肝上后间隙前方为左三角韧带后层,上为膈,下是肝左叶上面,二间隙在左三角韧带游离缘处相交通。

(3) 探查右肝下间隙,其左侧为肝圆韧带,上方为肝右叶脏面,下为横结肠及其系膜。将肝下缘与肋弓一并上提,探查肝肾隐窝,此隐窝向上可达肝右叶后面与膈之间,向下通右结肠旁沟。肝肾隐窝在平卧时为腹膜腔最低点,故常有积液。

(4) 探查左肝下前间隙,其上方为肝左叶脏面,下为横结肠及其系膜,右为肝圆韧带,后为胃和小网膜。

(5) 探查左肝下后间隙,即网膜囊。沿胃大弯下方一横指处剪开胃结肠韧带,注意勿损伤沿胃大弯走行的胃网膜左、右动脉。将右手由切口伸入网膜囊内,向上可达胃和小网膜的后方。再将左手示指伸入肝十二指肠韧带后方,使左右手会合,左手示指所在处即为网膜孔。探查网膜孔的周界,上为肝尾状叶,下为十二指肠上部,前为肝十二指肠韧带,后为下腔静脉前面的腹膜。网膜孔所对的网膜囊部分为网膜囊前庭。用示指和中指伸入肝尾状叶后面与膈之间,此即网膜囊上隐窝。将左手顺胰体走行伸向左直抵脾门,此即网膜囊脾隐窝,再将右手中指放入脾和左肾之间、示指放入脾胃之间,此时左手与右手中指间为较厚的脾肾韧带,左手与右手示指间为胃脾韧带。胃脾韧带、脾与脾肾韧带构成网膜囊的左界,右手中、示指间则为脾蒂。

9. 翻动小肠袢和小肠系膜根,观察左、右肠系膜窦,前者可直接通往盆腔,后者下方有横位的回肠末段阻隔。在升、降结肠的外侧,观察左、右结肠旁沟;探查其向上和向下的交通。

10. 在男尸探查直肠膀胱陷凹,在女尸探查直肠子宫陷凹和膀胱子宫陷凹。

11. 观察腹前壁下部内表面的脐正中襞、脐内侧襞和脐外侧襞及膀胱上窝、腹股沟内、外侧窝。剥去壁腹膜,观察其覆盖的结构。

三、基本内容

(一) 概述

1. 腹膜和腹膜腔的概念　**腹膜** peritoneum 是全身最大和配布最复杂的、衬贴于腹壁内面和腹腔脏器表面的浆膜。贴在腹、盆腔壁内面的称为**壁腹膜** parietal peritoneum (或腹膜壁层),盖在腹、盆腔脏器表面的称为**脏腹膜** visceral peritoneum (或腹膜脏层)。壁腹膜与脏腹膜彼此延续而围成不规则的潜在腔隙,称为**腹膜腔** peritoneal cavity。男性腹膜腔是完全封闭的,女性腹膜腔则借输卵管腹腔口经由输卵管、子宫和阴道与外界相通。腹膜腔内有少量浆液,有减少摩擦的作用。腹膜腔可分为大腹膜腔和小腹膜腔。小腹膜腔即**网膜囊** omental bursa,位于胃和小网膜的后方。大腹膜腔为网膜囊以外的腹膜腔,两者借**网膜孔** omental foramen 相交通(图4-16、图4-17)。

2. 腹膜与腹腔脏器的关系　由于腹腔脏器的位置不同,依据脏器被覆腹膜的不同情况,可分为以下三类(图4-18):

(1) 腹膜内位器官　脏器表面几乎都有腹膜包被,如胃、十二指肠上部、空肠、回肠、盲肠、阑尾、横结肠、乙状结肠、脾、卵巢及输卵管等。

(2) 腹膜间位器官　脏器的三面有腹膜覆盖,如升结肠、降结肠、直肠上段、肝、胆囊、膀胱及子宫等。

(3) 腹膜外位器官　脏器的一面被覆腹膜,如十二指肠降部和水平部,直肠中、下段,胰,肾上腺,肾及输尿管等。故临床上有时可经腹膜外入路,实施肾、输尿管等手术,避免腹膜腔感染或术后脏器粘连。

(二) 腹膜形成的结构

腹膜由壁层移行于脏层或由一个器官移行至另一个器官的过程中,移行部的腹膜常形成网膜、

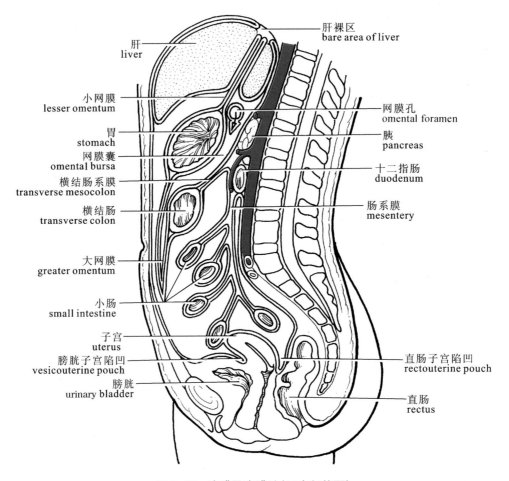

图4-16 腹膜及腹膜腔(正中矢状面)

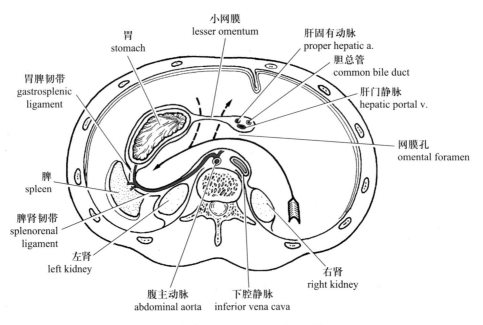

图4-17 腹膜及腹膜腔(经网膜孔的横断面)

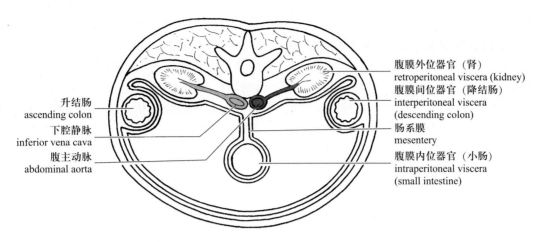

图 4-18　腹膜与腹腔脏器的关系（横断面）

系膜、韧带和皱襞等。这些结构不仅对脏器起着连接和固定的作用，也是血管和神经等的循行通道和疾患的播散途径。

1. 网膜

（1）**大网膜** greater omentum　是连接于胃大弯和横结肠之间的腹膜皱襞，呈围裙状下垂，遮盖横结肠和小肠的前面。大网膜由四层腹膜折叠形成，包被胃的前、后壁腹膜在胃大弯处愈着形成大网膜的前两层，向下越过横结肠前面延伸至脐平面稍下方，然后向后上反折形成大网膜的后两层，附着于横结肠。在胃大弯和横结肠之间的大网膜，称为**胃结肠韧带** gastrocolic ligament。大网膜的长度因人而异，活体上大网膜下垂部分可向炎症病变部位移动，如阑尾炎或肠穿孔时，常可见大网膜将病变部位包裹，防止炎症扩散蔓延。儿童的大网膜短小，不易包裹病变器官，容易发生弥漫性腹膜炎（图4-19）。

（2）**小网膜** lesser omentum　是连于胃小弯、十二指肠上部和肝门之间的双层腹膜。其中连结肝与胃小弯的部分称为**肝胃韧带** hepatogastric ligament，连结肝与十二指肠上部的部分称为**肝十二指肠韧带** hepatoduodenal ligament。肝十二指肠韧带内包绕胆总管、肝固有动脉、肝门静脉、肝神经丛及淋巴结等，构成了小网膜游离缘。在肝

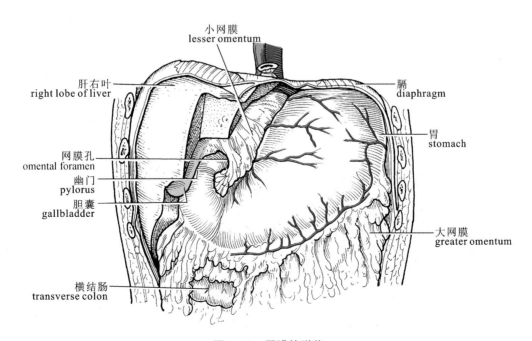

图 4-19　网膜的附着

十二指肠后方,可用示指探查到一孔洞,称网膜孔。由此孔进入小网膜后方的腹膜腔,称为网膜囊(图4-20)。

2. 系膜

(1) **肠系膜** mesentery 是连接空、回肠至腹后壁的双层腹膜,呈扇形排列,附着于腹后壁形成肠系膜根。肠系膜根自第2腰椎左侧起始,斜向右下方,跨越脊柱及腹主动脉、下腔静脉等结构,止于右骶髂关节前方,长约15 cm,肠系膜内含有肠系膜上血管及其分支、淋巴管、淋巴结和神经等(图4-21)。

(2) **阑尾系膜** mesoappendix 呈三角形的双层腹膜把阑尾连于肠系膜右下方,阑尾的血管、淋巴管和神经走行于系膜的游离缘。在外科行阑尾切除术时,应从系膜游离缘处结扎阑尾血管。

(3) **横结肠系膜** transverse mesocolon 横结肠位于胃大弯的下方,大网膜的后两层反折、包裹横结肠后,向上附着于腹后壁,形成将横结肠悬于腹后壁的双层腹膜结构。横结肠系膜在腹后壁的附着广泛,自结肠右曲开始,跨越右肾中部、十二指肠降部、胰及左肾,止于结肠左曲。横结肠系膜的两端短,较为固定。而中间部的系膜较长,活动度大。系膜内含有中结肠血管等。

(4) **乙状结肠系膜** sigmoid mesocolon 是将乙状结肠连于腹后壁的双层腹膜结构,其系膜根部附着于左髂窝和骨盆壁。系膜内含有乙状结肠的血管、直肠上血管、淋巴管、淋巴结和神经丛等。

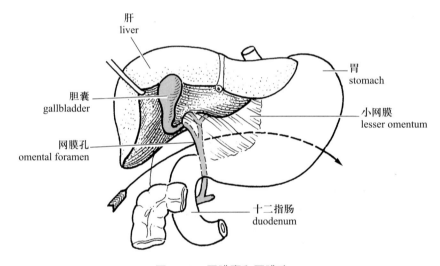

图4-20 网膜囊和网膜孔

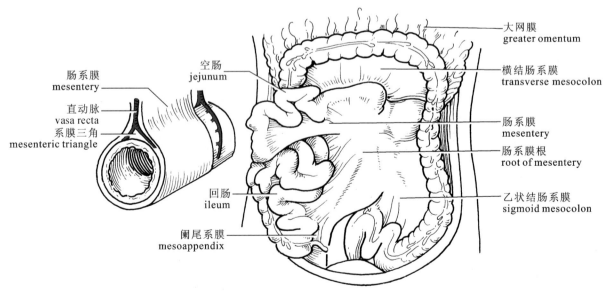

图4-21 肠系膜

3. 韧带

（1）肝的韧带　除了前述的肝胃韧带和肝十二指肠韧带以外，其他还有（图 4-22）：

1）**镰状韧带** falciform ligament　位于膈与肝上面之间，在正中偏右侧略呈矢状位的双层腹膜结构，将肝、膈、腹前壁相连。侧面观呈镰刀状，其游离缘可扪及一索状结构，为**肝圆韧带** ligamentum teres hepatis，是胚胎脐静脉的遗迹。

2）**冠状韧带** coronary ligament　位于肝的上面、后面与膈之间，呈冠状位，由上、下两层腹膜构成。由于上、下两层之间相距较远，使肝的后面无腹膜贴盖，形成**肝裸区** bare area of liver。

3）**右三角韧带** right triangular ligament　在冠状韧带的右端，为一短小的 V 形腹膜皱襞，连于肝右叶的右后面与膈之间。

4）**左三角韧带** left triangular ligament　位于肝左叶的上面与膈之间，由前后两层腹膜构成。前层续于镰状韧带的左层，后层在静脉韧带裂上端起于小网膜前层，前后两层于韧带的左端融合。左三角韧带变异较多，通常含有肝纤维附件。

（2）胃的韧带　除了前述的肝胃韧带和胃结肠韧带，其他还有：

1）**胃脾韧带** gastrosplenic ligament　由胃大弯左侧连于脾门。此韧带上份较短，内含胃短血管，

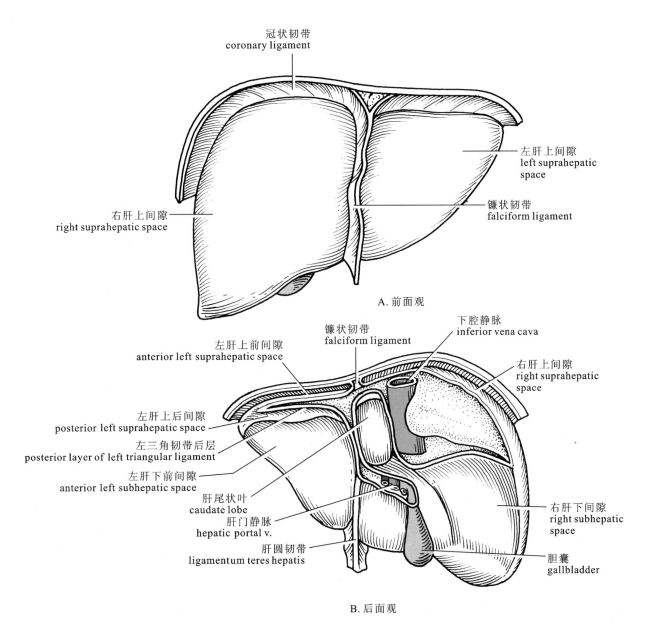

图 4-22　肝的韧带

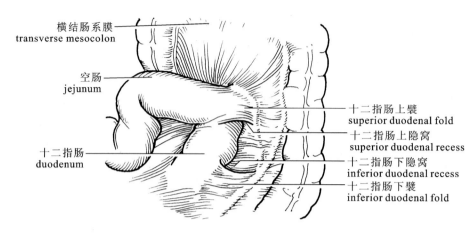

横结肠系膜 transverse mesocolon

空肠 jejunum

十二指肠 duodenum

十二指肠上襞 superior duodenal fold

十二指肠上隐窝 superior duodenal recess

十二指肠下隐窝 inferior duodenal recess

十二指肠下襞 inferior duodenal fold

图4-23 十二指肠上、下襞和隐窝

下份有胃网膜左动、静脉。

2) **胃胰韧带** gastropancreatic ligament 由胃幽门窦后壁连于胰头和胰颈的腹膜皱襞。

3) **胃膈韧带** gastrophrenic ligament 由胃底后面连于膈的双层腹膜结构，两层之间分离，形成**胃裸区** bare area of stomach。

(3) 脾的韧带 除了前述的胃脾韧带，其他还有：

1) **脾肾韧带** splenorenal ligament 由脾门连至左肾前面的双层腹膜，内含胰尾及出入脾门的血管、淋巴管、淋巴结、神经丛等。

2) **脾膈韧带** splenophrenic ligament 由脾肾韧带向上延伸至膈，此韧带很短，有的不明显。

3) **脾结肠韧带** splenocolic ligament 连接脾和结肠左曲之间，可固定结肠左曲并承托脾。

4. 皱襞

(1) **胃胰襞** gastropancreatic fold 是胃左动脉从腹后壁走行至胃小弯所隆起的腹膜皱襞。

(2) **肝胰襞** hepatopancreatic fold 是肝总动脉或肝固有动脉从腹后壁进入小网膜时所隆起的腹膜皱襞。

(3) **十二指肠上襞** superior duodenal fold 和**十二指肠下襞** inferior duodenal fold 前者位于十二指肠升部左侧，相当第2腰椎平面，呈半月形的腹膜皱襞，其下缘游离。后者自十二指肠升部向左延伸至腹主动脉，平对第3腰椎，呈三角形的腹膜隆起，其上缘游离(图4-23)。

(4) 纵行皱襞 由腹前壁下部的壁腹膜形成。

1) **脐正中襞** median umbilical fold 沿正中线连于脐和膀胱尖的腹膜皱襞，内含脐尿管索。

2) **脐内侧襞** medial umbilical fold 左右成对，位于脐正中襞的两侧，内含脐动脉索。

3) **脐外侧襞** lateral umbilical fold 又称腹壁下动脉襞，左右成对，位于最外侧，是腹壁下动脉从盆部髂外动脉起始后行于腹前壁的腹膜隆起。

5. 隐窝和陷凹 在腹膜皱襞之间或皱襞与腹、盆壁之间的凹陷称为隐窝 recess，比隐窝大的凹陷则称为陷凹 pouch。主要的隐窝和陷凹有：

(1) **十二指肠上隐窝** superior duodenal recess 位于十二指肠上襞深面，隐窝开口向下。

(2) **十二指肠下隐窝** inferior duodenal recess 位于十二指肠下襞深面，隐窝开口向上(图4-23)。

(3) **盲肠后隐窝** retrocecal recess 位于盲肠后方，盲肠后位阑尾常位于该隐窝内。

(4) **乙状结肠间隐窝** intersigmoid recess 位于乙状结肠左后方，在乙状结肠系膜与腹后壁之间，较为浅小，呈漏斗状，开口向下，有时可为腹腔残余脓肿的积存部位。

(5) **肝肾隐窝** hepatorenal recess 位于肝右叶后下方与右肾之间，仰卧时为腹腔最低点，上腹部的脓液及渗出液多聚集于该隐窝。

(6) **直肠膀胱陷凹** rectovesical pouch 位于男性的直肠与膀胱之间。而在女性因其子宫位于其间，故形成膀胱与子宫之间的**膀胱子宫陷凹** vesicouterine pouch 和直肠与子宫之间的**直肠子宫陷凹** rectouterine pouch，该陷凹临床也称 Douglas 腔。在站立或半卧位时，男性的直肠膀胱陷凹与女性的直肠子宫陷凹为腹膜腔的最低部位，积液常集聚于此。

（三）腹膜腔的分区和间隙

通常以横结肠及其系膜为界，将腹膜腔分为结肠上区和结肠下区。

1. **结肠上区** supracolic compartment 位于膈与横结肠及其系膜之间，又称**膈下间隙** subphrenic space。此间隙又被肝分为肝上、下间隙。肝上间隙借镰状韧带分为左、右肝上间隙，左肝上间隙又可被左三角韧带分为前、后两个间隙。肝下间隙则以肝圆韧带分为左、右肝下间隙，左肝下间隙又被小网膜和胃分成左肝下前间隙和左肝下后间隙（网膜囊）。此外，还有左、右膈下腹膜外间隙，分别居膈与胃裸区和膈与肝裸区之间。综上所述，膈下间隙共有 8 个，其中任何一个间隙发生脓肿均称膈下脓肿。其中以右肝上、下间隙脓肿较为多见。

（1）**右肝上间隙** right suprahepatic space 左界为镰状韧带，后方达冠状韧带上层，右侧向下与右结肠旁沟交通。

（2）**左肝上间隙** left suprahepatic space 该间隙被左三角韧带有效地分成前、后两个间隙。**左肝上前间隙** anterior left suprahepatic space 的右界为镰状韧带，后方为左三角韧带前层；**左肝上后间隙** posterior left suprahepatic space 前方为左三角韧带后层，上方为膈，下方是肝左叶上面，两间隙在左三角韧带游离缘相交通。

（3）**右肝下间隙** right subhepatic space 左侧为肝圆韧带，上方为肝右叶脏面，下界为横结肠及其系膜。肝肾隐窝为其后上部，向上可达肝右叶后面与膈之间，向下通右结肠旁沟。

（4）**左肝下前间隙** anterior left subhepatic space 上为肝左叶脏面，下为横结肠及其系膜，右为肝圆韧带，后为胃和小网膜（图 4-22）。

（5）**左肝下后间隙** posterior left subhepatic space 即**网膜囊** omental bursa。网膜囊是小网膜和胃后方的一个扁宽的间隙，又称小腹膜腔或腹膜小囊，为腹膜腔的一部分。①网膜囊的周界：前壁从上至下为小网膜、胃后壁、胃结肠韧带及大网膜前两层；后壁遮盖腹后壁、胰腺、左肾和左肾上腺的壁

腹膜和横结肠系膜（大网膜后两层）构成；上壁为肝尾状叶和膈下的腹膜；下壁为大网膜前、后两层反折处；左壁为胃脾韧带、脾肾韧带及脾门封闭；右壁即网膜孔。网膜囊的各壁除右壁外，均被腹膜封闭，当网膜囊感染积脓或胃后壁穿孔胃内容物流出时，液体可局限于囊内，也可随量的增加经网膜孔进入大腹膜腔（即通常所说的腹膜腔），常给临床早期诊断造成困难。②**网膜孔** omental foramen：又称 **Winslow 孔**，为网膜囊通入大腹膜腔的唯一孔道。其上界为肝尾叶，下界为十二指肠上部，前界为小网膜游离缘，后界为覆被下腔静脉的腹膜。

（6）**膈下腹膜外间隙** **左膈下腹膜外间隙** left subphrenic extraperitoneal space 位于胃裸区与膈之间，其左、右界为胃膈韧带左、右层，内有血管、迷走神经后干和淋巴结分布，左肾上腺和左肾上极亦位于此间隙。**右膈下腹膜外间隙** right subphrenic extraperitoneal space 居肝裸区与膈之间，其上、下界为冠状韧带上、下层，其下份内有右肾上腺、右肾上极等结构，肝穿刺行肝内胆管造影术常经此间隙进针。

2. **结肠下区** infracolic compartment 包括 4 个间隙，即左、右结肠旁沟及左、右肠系膜窦。

（1）**左结肠旁沟** left paracolic sulcus 和**右结肠旁沟** right paracolic sulcus 介于腹侧壁和升、降结肠之间。右结肠旁沟上通肝肾隐窝，下通右髂窝、盆腔，故膈下脓肿可经此沟流入右髂窝和盆腔，阑尾化脓时也可向上蔓延至肝下。由于左膈结肠韧带发育良好，故左结肠旁沟内的积液只能向下流入盆腔。

（2）**左肠系膜窦** left mesenteric sinus 和**右肠系膜窦** right mesenteric sinus 左肠系膜窦介于肠系膜根、横结肠及其系膜的左 1/3 部、降结肠、乙状结肠及其系膜之间，略呈开口向下的斜方形，窦内感染时易蔓延入盆腔。右肠系膜窦位于肠系膜根、升结肠、横结肠及其系膜的右 2/3 部之间，呈三角形，周围近乎封闭，窦内感染化脓时不易扩散（图 4-24）。

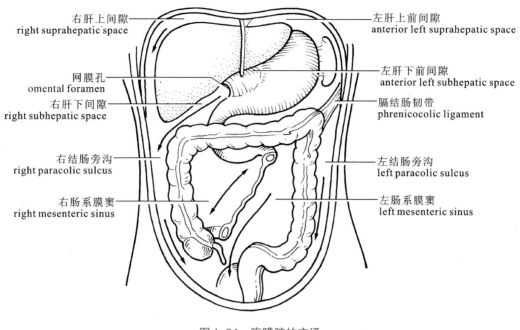

图4-24 腹膜腔的交通

右肝上间隙 right suprahepatic space
左肝上前间隙 anterior left suprahepatic space
网膜孔 omental foramen
左肝下前间隙 anterior left subhepatic space
右肝下间隙 right subhepatic space
膈结肠韧带 phrenicocolic ligament
右结肠旁沟 right paracolic sulcus
左结肠旁沟 left paracolic sulcus
右肠系膜窦 right mesenteric sinus
左肠系膜窦 left mesenteric sinus

（赵 鹏）

第四节 结 肠 上 区

一、基本要求

通过观察和实地解剖结肠上区器官,深刻理解结肠上区内各器官的结构特点,重点观察胃、十二指肠、肝和胰的位置、毗邻,以及肝外胆道的组成。为普外科手术操作奠定坚实的解剖学基础。

二、解剖与观察

（一）解剖肝外胆道

将示指伸入网膜孔,此时示指的前方为肝十二指肠韧带的游离缘及其内容物:胆总管、肝固有动脉、肝门静脉、神经和淋巴管。

为了使解剖区域更清楚,可经网膜孔将一白纸条放在肝十二指肠韧带的后方。纵行切开肝十二指肠韧带游离缘,暴露胆总管,确认其由胆囊管和肝总管汇合而成,并通过胆囊管与胆囊相连。向上追踪肝总管及其非常短的肝右管和肝左管,在胆总管和肝门静脉周围可见肝淋巴结。

（二）解剖腹腔干及其分支

在解剖中可发现来自腹腔神经节的内脏神经纤维缠绕于肝十二指肠韧带内诸结构的周围,并与之伴行。为了使解剖视野清楚,可将其去除。

1. 在肝总管的左侧仔细解剖出肝固有动脉,沿该动脉向下追踪肝总动脉和腹腔干。腹腔干为一短干,在膈的下方由腹主动脉发出,可见在腹腔干周围有腹腔淋巴结环绕。肝总动脉在十二指肠上部的上缘分为肝固有动脉和胃十二指肠动脉。

2. 清理肝固有动脉及其分支
(1) 胃右动脉 至胃小弯,与胃左动脉吻合。
(2) 左支 至肝左叶。
(3) 右支 至肝右叶。
(4) 胆囊动脉 为一细支,通常起自肝固有动脉右支,经胆囊三角至胆囊。观察由胆囊管、肝总管和肝下面围成的胆囊三角。

3. 沿胰上缘清理脾动脉,修洁2~3 cm即可,其余部分以后追踪。

4. 沿胃小弯向左上方清理胃左动脉及伴行的胃左静脉至贲门处,解剖出胃左动脉的食管支,注意沿胃左动脉排列的淋巴结;在贲门前方,仔细分离迷走神经前干及其分支即胃前支和肝支。胃前支伴胃左动脉沿胃小弯走行,分支分布于胃前壁;最后于角切迹附近分成"鸦爪"样分支,分布于幽门部的前壁;肝支经小网膜行向右,参加肝丛。在贲门后方找出迷走神经后干及其分支即胃后支和腹腔支,沿胃小弯深部解剖胃后支。

5. 在胃大弯中部下方 1 cm 处横行切开大网膜前层,找出胃网膜左、右动脉,二者常吻合成动脉弓。在解剖过程中注意观察沿胃网膜左、右血管排列的淋巴结;向右清理胃网膜右动脉至幽门后方,可见此动脉是胃十二指肠动脉的分支,在幽门下方辨认幽门下淋巴结。向左清理胃网膜左动脉至近脾门处。

6. 保留胃网膜左、右动脉,在动脉的下方横行切开大网膜,将胃翻向上,大网膜仍与横结肠相连。触摸胃后壁的毗邻(胰、左肾上腺、左肾、脾、横结肠及其系膜——胃床)。将脾牵拉向前,继续清理胃网膜左动脉至脾门,可见其发自脾动脉。在脾门处,解剖出由脾动脉发出的胃短动脉经胃脾韧带至胃底,注意观察胰尾及脾门附近的脾淋巴结。

7. 小心翻动胰体和胰尾,在胰的后面解剖出脾静脉。沿脾静脉向右追踪至其与肠系膜上静脉在胰头和胰体交界处的后方汇合形成肝门静脉处。在此处确认肠系膜上静脉,它是肝门静脉的最粗大的属支。修洁肝门静脉。寻找肠系膜下静脉的注入部位。肠系膜下静脉通常注入脾静脉或肠系膜上静脉,少数注入上述两静脉汇合处的夹角内。追踪胃左静脉和胃右静脉,它们收集食管和胃小弯的静脉血,注入肝门静脉。观察胃网膜左静脉注入脾静脉,胃网膜右静脉注入肠系膜上静脉。

(三)观察十二指肠和胰及其周围的联属

1. 沿十二指肠降部右侧切开腹膜,将十二指肠降部翻向左侧,检查十二指肠上部后方的结构(肝门静脉、胆总管、胃十二指肠动脉等)和胰后方的结构;沿十二指肠降部左侧面,追踪胆总管和胰管在十二指肠降部后壁的汇合处,并观察其开口的部位;检查在胰管的上方有无副胰管的存在。

2. 纵行切开十二指肠降部的外侧壁,观察十二指肠黏膜的结构特点和十二指肠纵襞。辨认十二指肠大乳头(可能还有小乳头)的位置及其与胰头的关系。

三、基本内容

结肠上区内的结构主要包括食管腹部、胃、肝、肝外胆道和脾等结构。十二指肠和胰虽然大部分位于腹膜后间隙内,为了描述方便,也在此区介绍。

(一)食管腹部

食管腹部 abdominal part of esophagus 较短,长 1~2 cm,在第 10 胸椎高度穿膈的食管裂孔入腹腔,在第 11 胸椎左侧与胃的贲门相接。食管腹部前面有迷走神经前干经过,后面有迷走神经后干经过,均由腹膜覆盖。食管腹部的动脉供应来自膈下动脉和胃左动脉的食管支。

(二)胃

1. 位置与毗邻 胃 stomach 中等充盈时,大部分位于左季肋区,小部分位于腹上区。胃的贲门和幽门的位置比较固定,贲门位于第 11 胸椎的左侧,从切牙至贲门约 40 cm;幽门约在第 1 腰椎的右侧(图 4-25)。活体胃的位置随着体位、充盈程度及肠管的状态而改变,也受体型、腹壁弹性及胃壁肌张力的影响。

胃前壁的右侧部与肝左叶相邻;左侧部上份与膈相邻,下份与腹前壁相贴,是临床上进行胃触诊的部位。胃后壁隔网膜囊与膈的左侧部、胰、左肾、左肾上腺、脾、横结肠及其系膜相邻,这些器官构成胃床(图 4-26)。

2. 血管

(1)动脉 胃的动脉供应来自腹腔干及其分支,沿胃小弯和胃大弯走行,吻合形成动脉弓,自动脉弓发出许多小支至胃的前、后壁,在胃壁内进一步分支,吻合成网(图 4-27)。

1)**胃左动脉** left gastric artery 较细,起于腹腔干,行向左上方,至胃的贲门附近发出食管支后转向右,在小网膜两层之间沿胃小弯向右走行,与胃右动脉吻合,沿途发出分支至贲门和胃小弯附近的胃壁。第 1、2 胃壁分支之间常作为胃大部切除术切断胃壁时在小弯侧的标志。偶尔可见副肝左动脉起于胃左动脉,如发现此动脉,在胃部手术时应在其起点远侧结扎胃左动脉,以保证肝的血液供应。

2)**胃右动脉** right gastric artery 在十二指肠上部的上方起于肝固有动脉,在小网膜内行至幽门上缘,再沿胃小弯行向左,沿途发出分支至十二指肠上部和胃小弯附近的胃壁,最终与胃左动脉吻合形成胃小弯动脉弓。

3)**胃网膜右动脉** right gastroepiploic artery 是胃十二指肠动脉较大的分支,在大网膜前两层腹膜之间沿胃大弯下缘向左走行,与胃网膜左动脉吻合,沿途发出分支营养胃前、后壁和大网膜。

4)**胃网膜左动脉** left gastroepiploic artery 在脾门附近起于脾动脉,经胃脾韧带入大网膜前两层腹膜之间,沿胃大弯向右走行,沿途发出许多小支

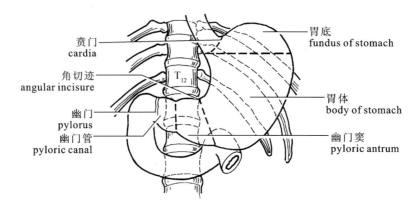

图 4-25 胃的位置

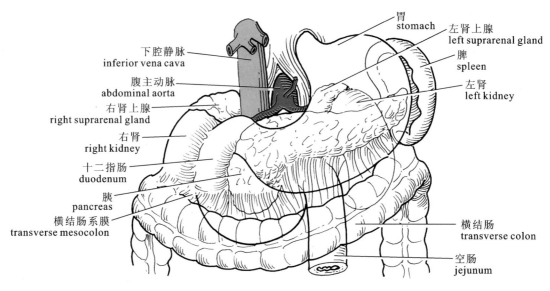

图 4-26 胃后壁的毗邻结构

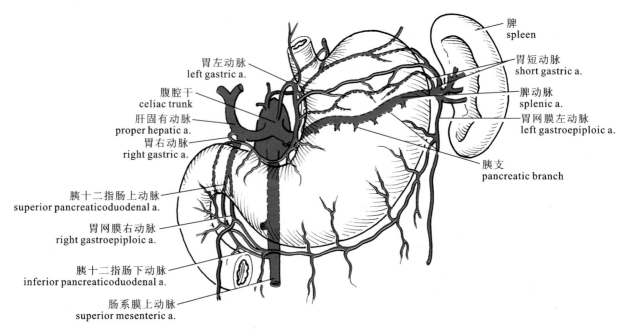

图 4-27 胃的动脉

分布于胃前、后壁和大网膜,终支多与胃网膜右动脉吻合,形成胃大弯动脉弓。

5) **胃短动脉** short gastric artery 有3~5支,起于脾动脉末端或其分支,经胃脾韧带至胃底前、后壁,并与胃左动脉和胃网膜左动脉的分支吻合。

6) **胃后动脉** posterior gastric artery 出现率约72%,常从脾动脉中部发出,在网膜囊后壁腹膜的后方行向胃底,经胃膈韧带到达胃后壁。

(2) 静脉 胃的静脉与同名动脉伴行,最后均汇入肝门静脉系统(图4-28)。

1) **胃左静脉** left gastric vein 在小网膜内沿胃小弯行向左上,至食管下端处转向右下,在十二指肠上部上缘汇入肝门静脉。

2) **胃右静脉** right gastric vein 较小,在小网膜内沿胃小弯右行,在幽门处接受经幽门前方上行的幽门前静脉,然后注入肝门静脉。幽门前静脉在手术中是确定幽门口的标志。

3) **胃网膜右静脉** right gastroepiploic vein 在大网膜前两层之间沿胃大弯右行,在胰颈下方汇入肠系膜上静脉。

4) **胃网膜左静脉** left gastroepiploic vein 在大网膜前两层之间沿胃大弯左行,汇入脾静脉。

5) **胃短静脉** short gastric vein 来自胃底,经胃脾韧带汇入脾静脉。

3. 淋巴引流 胃的淋巴管大部分回流至沿胃血管排列的淋巴结群,最后汇入腹腔淋巴结(图4-29)。胃壁内的淋巴管有广泛吻合,故几乎胃壁任何一处的癌肿至晚期均可累及其他的淋巴结。

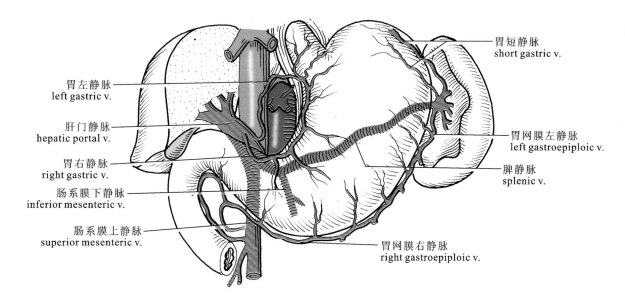

图4-28 胃的静脉

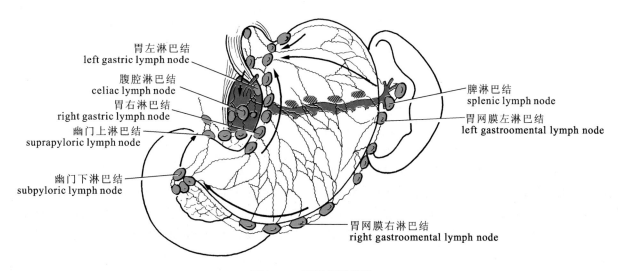

图4-29 胃的淋巴引流

（1）**胃左淋巴结** left gastric lymph node 和**胃右淋巴结** right gastric lymph node 沿同名血管排列，收纳胃小弯侧胃壁相应区域的淋巴，其输出管注入腹腔淋巴结。

（2）**胃网膜左淋巴结** left gastroomental lymph node 和**胃网膜右淋巴结** right gastroomental lymph node 沿同名血管排列，收纳胃大弯侧相应区域的淋巴。胃网膜右淋巴结的输出管大部分回流至幽门下淋巴结，胃网膜左淋巴结的输出管注入脾淋巴结。

（3）**幽门淋巴结** pyloric lymph node 在幽门上、下方，根据位置又分为幽门上、下淋巴结，主要收纳胃幽门部的淋巴。幽门下淋巴结还收纳胃网膜右淋巴结的输出管及十二指肠上部和胰头的淋巴。幽门上、下淋巴结的输出管汇入腹腔淋巴结。

（4）**脾淋巴结** splenic lymph node 在脾门附近，收纳胃底部和胃网膜左淋巴结的淋巴，其输出管汇入腹腔淋巴结。

（5）**其他途径** 胃的淋巴管在贲门和幽门处分别与食管淋巴管和十二指肠淋巴管相延续，故胃癌细胞可向邻近器官转移。胃癌晚期，癌细胞还可通过胸导管末段逆流至左锁骨上淋巴结。

4. 神经 分布于胃的神经有交感神经、副交感神经及内脏感觉神经。

（1）**交感神经** 胃的交感神经主要来自腹腔神经丛，其神经纤维缠绕于腹腔干分支的表面至胃壁。部分交感神经纤维来自肝丛，经肝胃韧带分布于胃小弯。交感神经抑制胃的蠕动和减少胃液的分泌。

（2）**副交感神经** 胃的副交感神经来自左、右迷走神经。左迷走神经在食管下端形成迷走神经前干，经膈食管裂孔进入腹腔，行于食管腹段的右前方，至胃贲门处分为肝支与胃前支。肝支有1~2条，经小网膜上部右行参加肝丛。胃前支与胃左动脉伴行，沿途发出4~6条小支分布于胃底和胃体前壁。本干在胃角切迹附近形成"鸦爪"样分支，分布于幽门窦和幽门括约肌。右迷走神经在食管下端形成迷走神经后干，下行于食管腹段的右后方，至胃贲门处分为腹腔支和胃后支。腹腔支沿胃左动脉行向后，参加腹腔丛。胃后支沿胃小弯深部走行，沿途发出小支至胃后壁，最后也以"鸦爪"样分支分布于幽门窦，但不分布于幽门括约肌（图4-30）。迷走神经促进胃酸和胃蛋白酶的分泌，并增强胃肌的运动。

临床上手术治疗十二指肠溃疡时多采用高选择

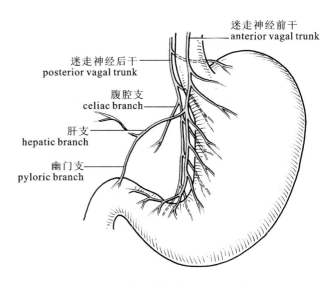

图4-30　迷走神经前、后干及其分支

性迷走神经切断术，该手术只将由胃前支和胃后支发出至胃底和胃体前、后壁的小分支切断，保留肝支、腹腔支和胃前、后支的"鸦爪"样分支。这样不但可以减少胃酸分泌，促进溃疡愈合，而且又保存了胃的排空功能。

（3）**内脏传入纤维** 胃的感觉神经纤维分别随交感、副交感神经进入脊髓和延髓。胃的痛觉冲动主要随交感神经通过腹腔丛、交感干传入脊髓第6~10胸髓节段；胃手术时，封闭腹腔丛可阻滞痛觉的传入。胃的膨胀感觉和饥饿感觉冲动则经迷走神经传入延髓；胃手术时应避免过度牵拉或强烈刺激迷走神经。

（三）十二指肠

1. 分部与毗邻 **十二指肠** duodenum 为小肠的起始部，长20~25 cm，是小肠中最短、管腔最粗且最固定的一段，呈"C"形环绕胰头（图4-31）。根据其形态，可分为上部、降部、水平部和升部四部分。由于其既接受胃液，又接受胆汁和胰液的注入，所以具有重要的消化功能。

（1）**上部** superior part 长4~5 cm，在第1腰椎水平与幽门相接，行向右后上方，至胆囊颈下方弯曲向下，形成**十二指肠上曲** superior duodenal flexure，延续为降部。上部近侧段肠壁较薄，黏膜光滑无环状襞，称**十二指肠球** duodenal bulb of duodenum，X线钡餐透视呈三角形阴影，是十二指肠溃疡的好发部位。该段上、下缘分别有小网膜和大网膜附着，故活动度较大。上部远侧段位于腹膜外，活动性受到限制。

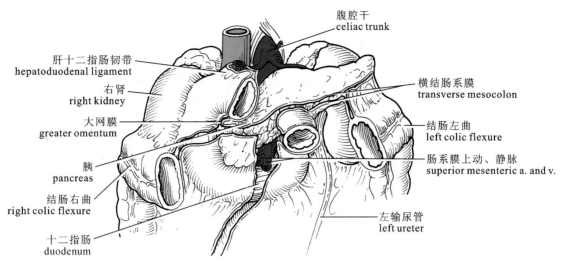

图4-31 十二指肠的位置和毗邻

十二指肠上部的上方为网膜孔；下方为胰头；前方为肝的方叶和胆囊，当胆囊炎时常互相粘连，增加了胆管手术的难度；后方有胆总管、胃十二指肠动脉和肝门静脉通过。

（2）**降部** descending part 长 7~8 cm，始于十二指肠上曲，其左缘紧靠胰头，沿脊柱右侧下降，至第3腰椎下缘水平转向左，形成**十二指肠下曲** inferior duodenal flexure，续于水平部。降部的黏膜形成许多环状襞，由于胆总管斜穿十二指肠壁，在其后内侧壁中部形成一条纵行黏膜皱襞，称**十二指肠纵襞** longitudinal fold of duodenum。在纵襞下端，约相当于降部中、下 1/3 交界处的圆形隆起称**十二指肠大乳头** major duodenal papilla，是肝胰壶腹的开口处，距中切牙约 75 cm。有时在十二指肠大乳头上方 1~2 cm 处，可见十二指肠小乳头，为副胰管的开口处（图 4-32）。

降部为腹膜外位，前面有横结肠及其系膜跨过，降部在横结肠系膜以上与肝右叶相邻，以下与空肠袢相接触；后面与右肾内侧部、右肾门、右输尿管及右肾血管相贴；内侧为胰头、胰管及胆总管；外侧有结肠右曲。

（3）**水平部** horizontal part 长 10~12 cm，在第3腰椎平面横行向左上，跨过下腔静脉和脊柱，至腹主动脉前方续于升部，全部为腹膜外位。此部上方为胰头；下方与空肠袢相邻；后方有右输尿管、下腔静脉和腹主动脉经过；前方有肠系膜根和肠系膜上动、静脉跨过。由于此部介于肠系膜上动脉与腹主动脉的夹角处，故当肠系膜上动脉起点过低时，可能会压迫十二指肠水平部，引起十二指肠肠腔郁积、扩大甚至梗阻，称十二指肠上动脉压迫综合征

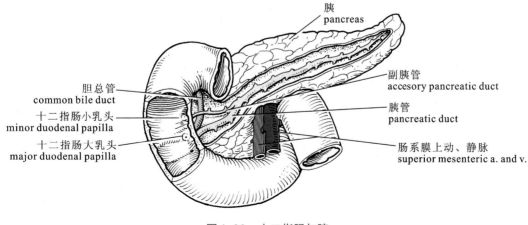

图4-32 十二指肠与胰

（Wilkie 综合征）。

（4）**升部** ascending part 此部最短,长 2~3 cm,自腹主动脉前方上升,至第 2 腰椎左侧转向前下,形成**十二指肠空肠曲** duodenojejunal flexure,移行为空肠。十二指肠空肠曲被**十二指肠悬肌** suspensory muscle of duodenum 连于右膈脚,该悬肌由肌纤维和结缔组织构成。十二指肠悬肌和包绕其表面的腹膜皱襞又称**十二指肠悬韧带** suspensory ligament of duodenum 或**屈氏韧带** ligament of Treitz,有悬吊、固定十二指肠空肠曲的作用,是手术时确认空肠起始部的重要标志（图 4-33）。

升部的上方为胰体;前面为横结肠及其系膜;后面有左交感干和左腰大肌;左侧为左肾和左输尿管。

2. 血管、淋巴引流和神经

（1）**动脉** 主要来自胰十二指肠上、下动脉。**胰十二指肠上动脉** superior pancreaticoduodenal artery 是胃十二指肠动脉的终末支之一,分为前、后两支,分别沿十二指肠与胰头之间的前、后方下行。**胰十二指肠下动脉** inferior pancreaticoduodenal artery 起于肠系膜上动脉,也分为前、后两支上行,在十二指肠降部的内侧分别与胰十二指肠上前、后动脉吻合,形成前、后动脉弓,由弓上发出分支营养十二指肠与胰头（图 4-34）。

（2）**静脉** 多与相应动脉伴行,引流入脾静脉、肠系膜上静脉和肝门静脉（图 4-35）。

（3）**淋巴引流** 十二指肠的淋巴主要回流至位于胰头与十二指肠之间的前、后沟内的胰十二指肠前、后淋巴结。**胰十二指肠前淋巴结**的输出管汇入**幽门下淋巴结**。**胰十二指肠后淋巴结**的输出管汇入**肠系膜上淋巴结**。十二指肠上部的部分淋巴管直接汇入幽门下淋巴结与肝淋巴结;水平部与升部的部分淋巴管,直接汇入肠系膜上淋巴结（图 4-36）。

（4）**神经** 主要来自肠系膜上丛、肝丛和腹腔丛。

（四）肝

1. **位置与毗邻** 肝 liver 大部分位于右季肋区和腹上区,小部分位于左季肋区,仅在左右肋弓之间的部分与腹前壁相贴。

肝的上面借膈与右侧膈胸膜、右肺底、心包和心及左侧膈胸膜和左肺底的小部分相邻,故肝脓肿时,可经膈侵入右肺。肝右叶下面的前部与结肠右曲相邻,中部邻接胆囊、十二指肠上曲、十二指肠上部和幽门,后部邻接右肾和右肾上腺。肝左叶下面与胃前壁相邻,后上部邻接食管腹部（图 4-37）。

2. **体表投影** 肝的上界与膈穹窿一致,在右锁骨中线平第 5 肋,前正中线平剑胸结合线,左锁骨中线平第 5 肋间隙。肝的下界在右侧与右肋弓一致,中部超出剑突下约 3 cm,故体检时,在右肋

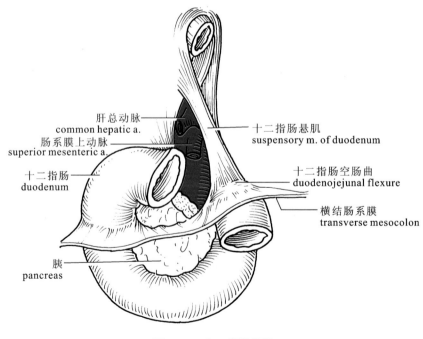

图 4-33 十二指肠悬肌

肝总动脉 common hepatic a.
肠系膜上动脉 superior mesenteric a.
十二指肠 duodenum
胰 pancreas
十二指肠悬肌 suspensory m. of duodenum
十二指肠空肠曲 duodenojejunal flexure
横结肠系膜 transverse mesocolon

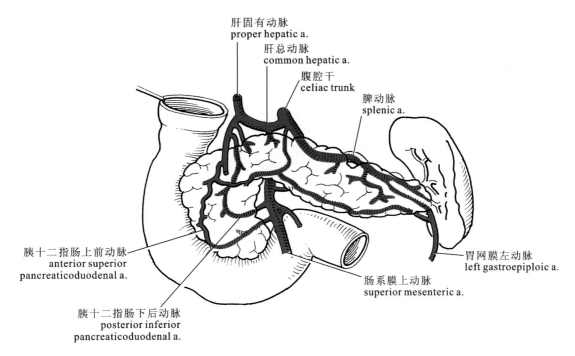

图4-34 十二指肠与胰的动脉

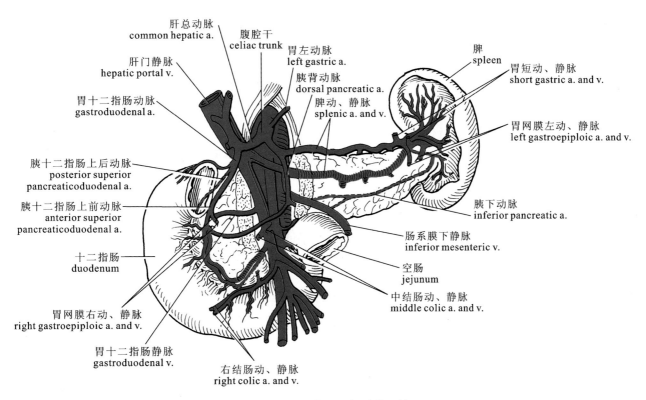

图4-35 十二指肠、胰、脾的血管

弓下方触摸不到肝(图4-38)。3岁以下的健康幼儿由于腹腔容积较小,而肝的体积相对较大,肝的下缘常低于右肋弓下1.5~2.0 cm。到7岁以后,在右肋弓下则触摸不到肝。

3. 肝门与肝蒂　肝的下面朝向后下方,凹凸不平,与腹腔脏器相邻,又称**脏面** visceral surface。脏面中部有略呈H形的沟,位于中部的横沟为**肝门** porta hepatis,是肝左、右管,肝固有动脉左、右

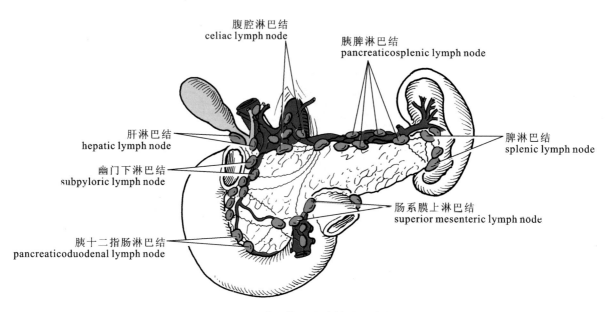

图 4-36 十二指肠和胰的淋巴引流

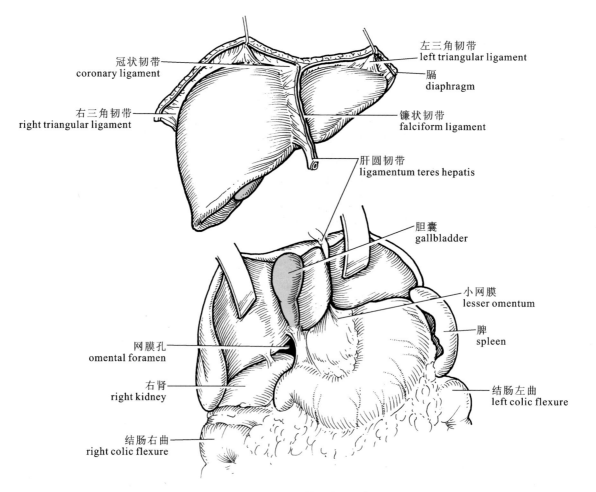

图 4-37 肝的毗邻

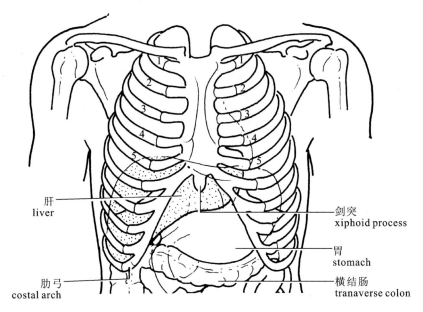

图4-38 肝的体表投影

支,肝门静脉左、右支和肝的淋巴管及神经进出肝的门户。出入肝门的结构被结缔组织包绕,构成**肝蒂** hepatic pedicle。在肝门处,一般肝左、右管在前,肝固有动脉左、右支居中,肝门静脉左、右支在后(图4-39)。此外,肝左、右管的汇合点最高,紧贴横沟;肝门静脉的分叉点稍低,距横沟稍远;而肝固有动脉的分叉点最低,一般相当于胆囊管与肝总管汇合部的水平。在肝十二指肠韧带内,胆总管位于右前方,肝固有动脉位于左前方,肝门静脉位于二者之间的后方。

腔静脉沟向后伸入膈面,在其上端处可见3条肝静脉注入下腔静脉,故临床上称此处为**第二肝门** secondary porta of liver,被冠状韧带所覆盖。其肝外标志是沿镰状韧带向上后方的延长线,此线正对着肝左静脉或肝左静脉和肝中静脉合干后注入下腔静脉处。因此,手术暴露第二肝门时,可按此标志寻找(图4-40)。在腔静脉沟下部,肝右后下静脉和尾状叶静脉出肝处称第三肝门。

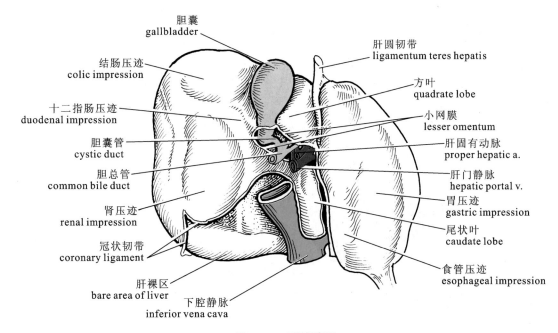

图4-39 肝的脏面

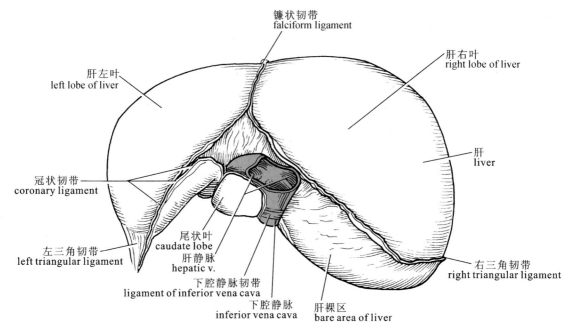

镰状韧带
falciform ligament

肝右叶
right lobe of liver

肝左叶
left lobe of liver

肝
liver

冠状韧带
coronary ligament

左三角韧带
left triangular ligament

尾状叶
caudate lobe

肝静脉
hepatic v.

下腔静脉韧带
ligament of inferior vena cava

下腔静脉
inferior vena cava

肝裸区
bare area of liver

右三角韧带
right triangular ligament

图4-40 肝的后上面(示第二肝门)

4. 肝的分叶与分段 按肝外形的分叶方法不完全符合肝内管道系统的分布规律,因而不能适应肝内占位性病变定位诊断及肝部分切除的手术需要。肝内管道可分为 Glisson 系统和肝静脉系统,前者由血管周围纤维囊(格利森囊 Glisson capsule)包绕肝门静脉、肝固有动脉和肝管形成,肝固有动脉、肝门静脉在肝内逐级分支与肝管系统相互伴行(图4-41)。依据 Glisson 系统在肝内的分支和分布,首先将肝分为左、右两半肝,再进一步分为5叶、8段(图4-42)。肝静脉系统的各级属支行于肝段之间,最后汇集成肝左、肝中和肝右静脉,在腔静脉沟的上端注入下腔静脉。临床上以肝的叶、段为依据,可进行肝的叶、段切除或肝肿瘤的放射介入疗法。

在肝血管的腐蚀铸型标本上,可以看到在肝的

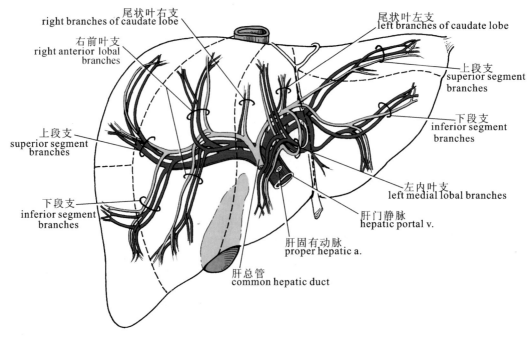

尾状叶右支
right branches of caudate lobe

尾状叶左支
left branches of caudate lobe

右前叶支
right anterior lobal branches

上段支
superior segment branches

上段支
superior segment branches

下段支
inferior segment branches

下段支
inferior segment branches

左内叶支
left medial lobal branches

肝门静脉
hepatic portal v.

肝固有动脉
proper hepatic a.

肝总管
common hepatic duct

图4-41 Glisson 系统在肝内的分布

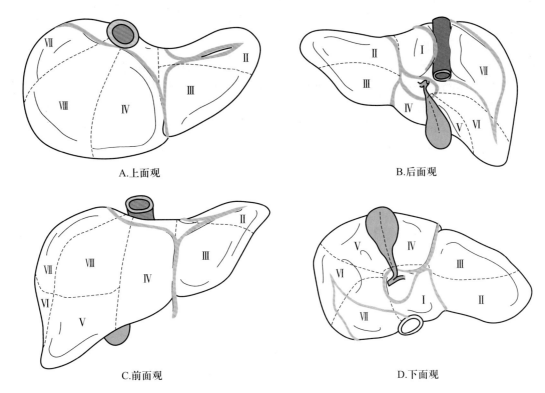

A.上面观 B.后面观

C.前面观 D.下面观

段Ⅰ=尾状叶；段Ⅱ=左外上段；段Ⅲ=左外下段；段Ⅳ=左内叶；段Ⅴ=右前下段；
段Ⅵ=右后下段；段Ⅶ=右后上段；段Ⅷ=右前上段

图4-42 肝段

叶与叶或段与段之间有明显的裂隙存在,这些裂隙称为肝裂,形成各叶、段之间的自然分界线(图4-43)。

(1) **正中裂** median fissure 又称**主裂** fissura principapis 或 cantlie 线,在膈面为下腔静脉左壁至胆囊切迹中点的连线,在肝脏面经胆囊窝中份越横沟入腔静脉沟,内有肝中静脉走行,将肝分为左、右半肝。

(2) **背裂** dorsal fissure 位于尾状叶前方,上起肝左、肝中和肝右静脉出肝处(第二肝门),下至第

一肝门。将尾状叶与左内叶和右前叶分开,直接分开相邻的左内叶与右前叶。

(3) **左叶间裂** left interlobar fissure 又称脐裂,起自肝前缘的肝圆韧带切迹,向后上方至肝左静脉汇入下腔静脉处,在肝膈面相当于肝镰状韧带附着线左侧 1 cm 处,在脏面则以左纵沟为标志,内有左叶间静脉和肝门静脉左支矢状部走行。此裂将左半肝分为左内叶和左外叶,又称左门裂。

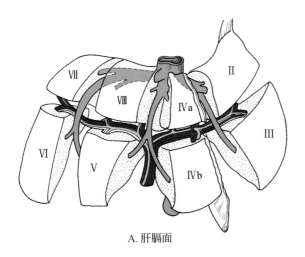

A. 肝膈面

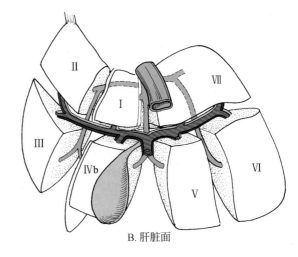

B. 肝脏面

图4-43 肝裂

（4）**左段间裂** left intersegmental fissure　相当于下腔静脉左壁至肝左缘上、中 1/3 交点的连线，转至脏面止于左纵沟中点稍后上方，裂内有肝左静脉走行。它将左外叶分为左外上段和左外下段。

（5）**右叶间裂** right interlobar fissure　又称右门裂，在肝膈面相当于肝右下角和胆囊切迹中点之间中、外 1/3 交界处与下腔静脉右壁的连线，转至脏面，连于肝门右端。此裂内有肝右静脉走行，将右半肝分为右前叶与右后叶。

（6）**右段间裂** right intersegmental fissure　又称横裂，在脏面为肝门右端至肝右缘中点的连线，转至膈面，连于正中裂。此裂相当于肝门静脉右支主干平面，将肝右前、后叶分为右前上、下段和右后上、下段。

5. 淋巴引流和神经

（1）淋巴引流　肝淋巴管分浅、深两组。

1）肝的浅淋巴管　位于肝表面的浆膜下，形成淋巴管网。可分为膈面与脏面两部分。肝膈面的淋巴管分为左、右、后三组。后组的淋巴管经膈的腔静脉孔进入胸腔，注入膈上淋巴结及纵隔后淋巴结。左组淋巴管注入贲门旁淋巴结。右组淋巴管注入腹腔淋巴结。肝脏面的淋巴管多走向肝门，注入肝淋巴结。

2）肝深部淋巴管　形成升、降两干，升干伴随肝静脉，通过膈腔静脉孔注入纵隔后淋巴结。降干出肝门后，注入肝淋巴结。

由以上可见，肝淋巴浅、深组的淋巴管均有注入纵隔后淋巴结者，因此，肝的炎症或膈下感染常可引起纵隔炎或脓胸。

（2）神经　肝的神经来自肝丛，包括交感和副交感神经纤维。多数纤维随着血管和胆管经肝门入肝，分布于肝小叶间结缔组织及肝细胞之间。肝血管仅有交感神经分布，而胆管和胆囊则有交感神经和副交感神经（迷走神经）分布。

（五）肝外胆道

肝外胆道由肝左、右管，肝总管，胆囊和胆总管组成（图 4-44）。

1. **胆囊** gallbladder　是一长梨形的囊状器官，长 8~12 cm，宽 3~5 cm，容积为 30~50 mL，其主要功能为储存和浓缩胆汁。胆囊借疏松结缔组织附着于肝右叶下面的胆囊窝内，下面被腹膜覆盖，可与肝随呼吸上下移动。在正常情况下，通过疏松结缔组织容易将胆囊自肝剥下，但在炎症时粘连较重，常不易分开。在疏松结缔组织中常有小血管通

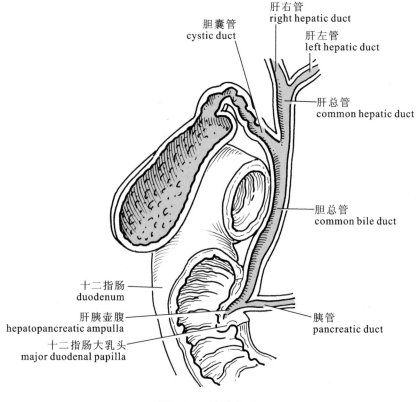

图 4-44　肝外胆道

过,胆囊切除时应予止血。此外,偶有小的副肝管由肝直通胆囊,胆囊切除时应妥善处理,否则术后将形成胆汁瘘。

胆囊可分为底、体、颈、管四部分。**胆囊底** fundus of gallbladder 为胆囊膨大而圆钝的盲端,突向右前下方,越过肝前缘,在第 9 肋软骨后方与腹前壁相接触。胆囊底的体表投影相当于右锁骨中线与右肋弓的交点处。胆囊有炎症时,该处可有压痛。**胆囊体** body of gallbladder 构成胆囊的主体部分,与底无明显分界,它在肝门处变细,移行为胆囊颈。**胆囊颈** neck of gallbladder 以直角向左下方弯曲,延续为胆囊管。**胆囊管** cystic duct 长 3~4 cm,与其左侧的肝总管汇合成为胆总管。胆囊内面被覆黏膜,其底部和体部的黏膜呈蜂窝状,通常为棕黄色,向腔内突出形成细小皱襞。胆囊颈及胆囊管近侧段的黏膜皱襞呈螺旋状突入腔内,形成**螺旋襞** spiral fold,调节胆汁的进入与排放,胆结石亦可因螺旋襞阻碍而滞留此处。

胆囊上方为肝,后下方为十二指肠及横结肠,左为幽门,右为结肠右曲,胆囊底前邻接腹前壁(图 4-45)。

胆囊的动脉称**胆囊动脉** cystic artery,多由肝固有动脉右支发出,经胆囊三角分布于胆囊。**胆囊三角**(Calot 三角)是由胆囊管、肝总管和肝的脏面共同围成一个三角区(图 4-46)。因此,该三角是胆囊

切除术中寻找胆囊动脉的标志。胆囊动脉的起点常有变异,少数胆囊动脉(12%)起自肝固有动脉左支、肝固有动脉、胃十二指肠动脉、腹腔干,甚至直接起自腹主动脉,也可出现双胆囊动脉。在胆囊或胆总管手术时应注意有无变异的胆囊动脉。

胆囊的静脉比较分散,胆囊与肝之间有数条小静脉相通。胆囊的小静脉汇成 1~2 条静脉经胆囊颈部汇入肝内门静脉分支。有的胆囊静脉注入肝门静脉主干或肝门静脉右支,也有的形成一条较大的静脉与胆总管平行,汇入肠系膜上静脉。在胆总管手术时,应注意此静脉。

2. 肝管、肝总管及胆总管

(1) **肝左管** left hepatic duct 和 **肝右管** right hepatic duct 分别由左、右半肝内的小叶间胆管汇合而成,出肝门后即合成肝总管。肝左管较细长,与肝总管之间的角度较小,接近 90°,故肝左管发生结石时不易自行排出。肝右管较粗短,与肝总管之间的角度较大,一般为 150° 左右,有利于胆汁引流。

(2) **肝总管** common hepatic duct 长 3~4 cm,沿小网膜右缘下行,与位于其右侧的胆囊管呈锐角相交,汇合成胆总管。肝总管前方有时有肝固有动脉右支或胆囊动脉越过,在肝和胆道手术中,应予以注意。

(3) **胆总管** common bile duct 长 7~8 cm,直径 0.6~0.8 cm。由于胆总管壁具有大量弹性纤维组织,

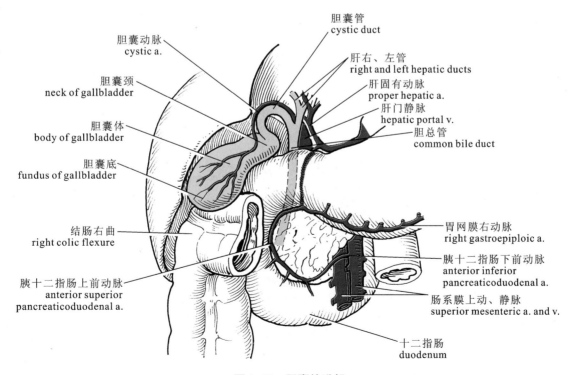

图 4-45　胆囊的毗邻

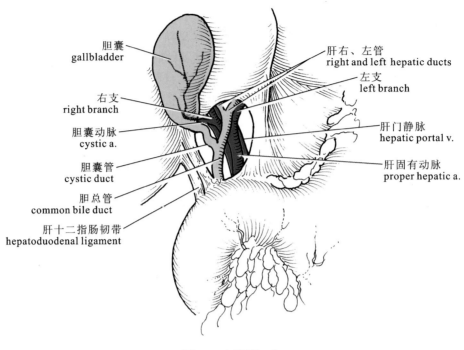

图 4-46　胆囊三角

故结石或蛔虫梗阻时可扩张到相当粗的程度（有时可达肠管粗细）而不破裂，仅在胆结石压迫引起管壁坏死时才出现穿孔。胆总管在腹前壁的体表投影为：从第 1 腰椎水平上方 5 cm 至距前正中线约 2 cm 的交点处，向下做一条长约 7.5 cm 的垂线，即胆总管的投影线。根据胆总管的行程，可将胆总管

分为 4 段（图 4-47）。

1）**十二指肠上段** supraduodenal segment（第 1 段）　位于网膜孔前方，在小网膜右缘内下行至十二指肠上部上缘。其左侧为肝固有动脉，左后方为肝门静脉。此段长 2.5~5 cm，为胆总管最长的一段，临床上常于此段进行手术，暴露胆总管或进行

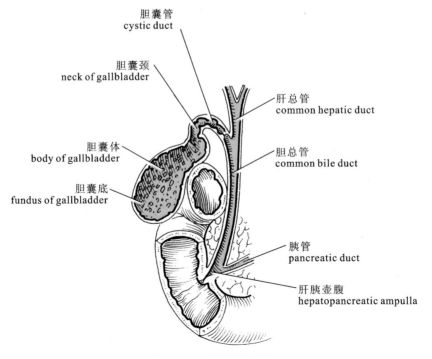

图 4-47　胆总管的分段

胆汁引流。手术时常将左手示指插入网膜孔内,拇指与示指之间即可触及胆总管。

2) **十二指肠后段** retroduodenal segment(第 2 段) 位于十二指肠上部的后面,向左下方斜行。此段的左侧为胃十二指肠动脉,左后方为肝门静脉(图 4-48)。

3) **胰腺段** pancreatic segment(第 3 段) 行于胰头与十二指肠降部之间。此段上部行经胰头后方的沟内,下部多被一薄层胰腺组织所覆盖。故胰头癌或慢性胰腺炎时,此段胆总管常受累而出现梗阻性黄疸。该段的后方为下腔静脉,其上端的左侧为胃十二指肠动脉,由该动脉发出的胰十二指肠上前、后动脉绕过此段的前方或后方。

4) **十二指肠壁内段** intraduodenal segment(第 4 段) 在横结肠系膜的上方斜行穿入十二指肠降部中份的后内侧壁,长约 2 cm。在此处与胰管汇合,形成略膨大的**肝胰壶腹** hepatopancreatic ampulla(或称 Vater 壶腹),开口于十二指肠大乳头。在肝胰壶腹周围有**肝胰壶腹括约肌** sphincter of hepatopancreatic ampulla(或称奥迪括约肌 Oddi sphincter)包绕,此肌收缩时,可防止十二指肠内容物逆流入胆总管和胰管,并对胆汁和胰液的排放进行调节。此外,在胆总管和胰管末端也有少量平滑肌包绕(图 4-49)。

(六)胰

1. 位置与体表投影 **胰** pancreas 位于胃及网膜囊的后方,在第 1、2 腰椎水平横贴于腹后壁,除胰尾外均属腹膜外位。其在腹前壁的体表投影为:下缘相当于脐上 5 cm,上缘相当于脐上 10 cm 处。

2. 分部与毗邻 根据其形态,胰可分为头、颈、体、尾 4 部分,各部分之间无明显界限(图 4-50)。

(1) **胰头** head of pancreas 是胰最宽大的部分,位于第 2 腰椎的右前方,其上、下方和右侧被十二指肠所环绕。由于胰头与十二指肠壁相贴,故胰头部肿瘤有时可压迫十二指肠而引起梗阻。胰头后下部向左后下方突出的部分称**钩突** uncinate process,绕至肠系膜上血管的后方。胰头前面被横结肠系膜根分为上、下两部。胰头后面借疏松结缔组织与下腔静脉及右肾血管相邻,胆总管在胰头后外侧的沟内或在胰头与十二指肠降部之间经过,因此,胰头肿瘤可压迫胆总管导致阻塞性黄疸。由于肝门静脉的起始部位于胰头的左后方,所以胰头肿大时,可压迫肝门静脉的起始部,影响其血液回流,出现脾肿大和腹水等症状。

(2) **胰颈** neck of pancreas 较狭窄,长约 2 cm,从胰头突向左前上方,延续为胰体。其前面与幽门相邻,后面与肠系膜上静脉和肝门静脉的起始部

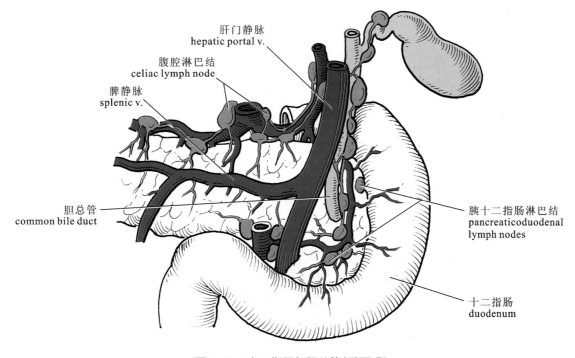

图 4-48 十二指肠与胆总管(后面观)

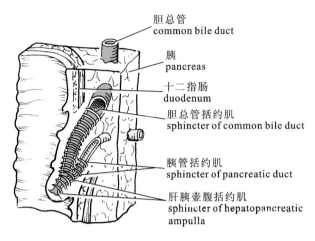

图4-49 肝胰壶腹括约肌

相邻。

（3）**胰体** body of pancreas 较长，横位于第1腰椎前方，切面呈三棱柱形。前面隔网膜囊与胃后壁相邻；后面与腹主动脉、左肾上腺、左肾及左肾血管相贴，脾静脉从左向右行于肾静脉的上方；上缘与腹腔干、腹腔丛相邻，脾动脉沿上缘向左走行。胰腺癌患者常因癌肿侵及腹腔丛而引起不易缓解的腹痛和背痛。

（4）**胰尾** tail of pancreas 较细，向左上方行于脾肾韧带内，与脾动、静脉伴行，抵达脾门。因此，

脾切除手术中结扎脾血管时，应防止损伤胰尾。

3. 胰管与副胰管 **胰管** pancreatic duct 在胰实质内靠近胰的后面，自胰尾沿胰的长轴向右行，沿途收集小叶间导管，最后在十二指肠降部的后内侧壁内与胆总管汇合成肝胰壶腹，开口于十二指肠大乳头。在胰头上部、胰管的上方，常可见一**副胰管** accessory pancreatic duct 与胰管相连，主要引流胰头前上部的胰液，开口于十二指肠小乳头（图4-51）。

4. 血管、淋巴引流和神经

（1）血管 胰的动脉来自脾动脉和胰十二指肠动脉的分支（图4-52）。

胰头的血液供应丰富，胰十二指肠上前、后动脉和胰十二指肠下前、后动脉在胰头的前、后面相互吻合形成动脉弓，由动脉弓发出分支供应胰头及十二指肠。胰体及胰尾的动脉主要来自脾动脉，脾动脉根部发出胰背动脉，向下达胰颈或胰体背面，分为左、右2支，右支与十二指肠上动脉的分支吻合，分布于胰头和钩突；左支沿胰下缘背面左行，称胰下动脉，与脾动脉的分支吻合。脾动脉还发出4~6支胰支，分布于胰体和胰尾。

胰的静脉多与同名动脉伴行，汇入肝门静脉、脾静脉和肠系膜上静脉。

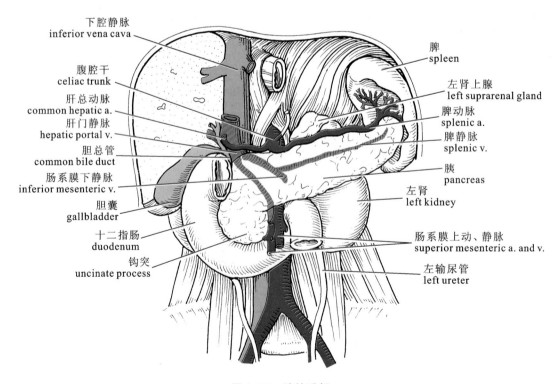

图4-50 胰的毗邻

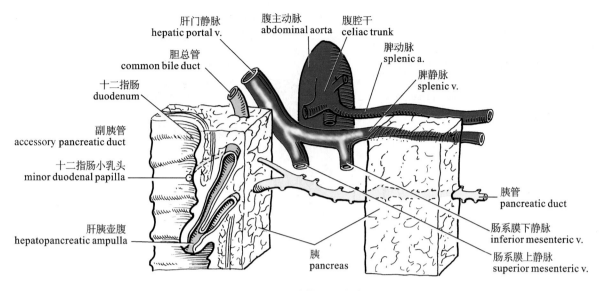

图4-51 胰管和副胰管

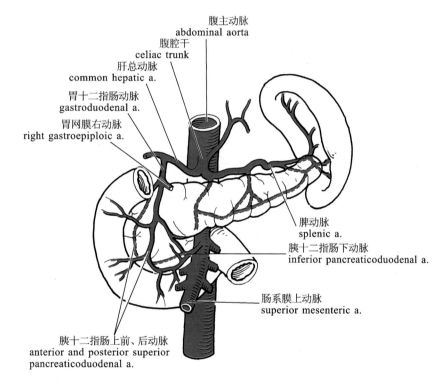

图4-52 胰的动脉

（2）淋巴引流 胰的毛细淋巴起自腺泡周围，在小叶间形成较大的淋巴管，并与血管伴行，多数淋巴管注入胰脾淋巴结，然后汇入腹腔淋巴结（图4-36）。

（3）神经 胰的神经来自腹腔神经节发出的交感神经节后纤维和来自右迷走神经的副交感神经节前纤维，这些神经纤维交织形成腹腔神经丛，随血管分布于胰（图4-53）。

（七）脾

1. 位置与体表投影 脾 spleen 位于左季肋区，胃底与膈之间，相当于左侧第9~11肋的深面，其长轴大体与第10肋平行。脾的后端在左腋中线平第9肋的上缘，距后正中线4~5 cm；脾的前端达左腋前线，平第11肋，正常人在左侧肋弓下触不到脾（图4-54）。活体脾为暗红色，略呈椭圆形，质软而脆，故左季肋区受暴力打击时易致脾破裂。

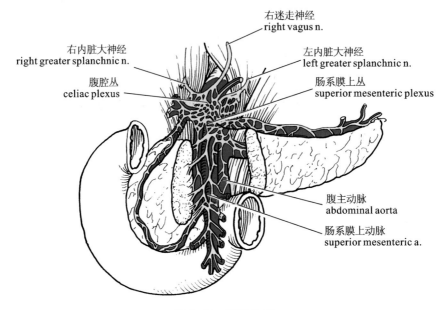

右迷走神经
right vagus n.

右内脏大神经
right greater splanchnic n.

左内脏大神经
left greater splanchnic n.

腹腔丛
celiac plexus

肠系膜上丛
superior mesenteric plexus

腹主动脉
abdominal aorta

肠系膜上动脉
superior mesenteric a.

图 4-53　胰的神经

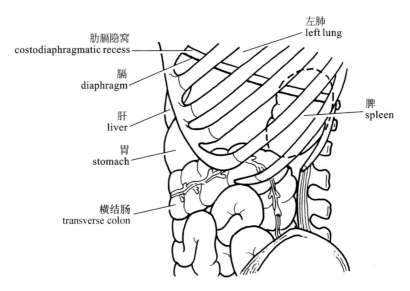

肋膈隐窝
costodiaphragmatic recess

膈
diaphragm

肝
liver

胃
stomach

横结肠
transverse colon

左肺
left lung

脾
spleen

图 4-54　脾的位置与体表投影

2. 脾的形态与毗邻　脾可分为膈、脏两面，上、下两缘和前、后两端。脾的膈面平滑隆凸，与膈相贴；脏面凹陷，近中央处有一狭长的裂隙称**脾门** hilum of spleen，脾的血管、淋巴管和神经由此进出，三者合称脾蒂。在脾的脏面，脾门以前的部分与胃底相邻，脾门以后邻接左肾及左肾上腺，脏面的下部与胰尾及结肠左曲相邻。脾的上缘锐利，朝向前上方，前部有 2~3 个**脾切迹** splenic notch，是脾肿大时触诊辨认脾的重要标志。脾的下缘钝圆，其位置与第 11 肋的下缘相当。脾的前端较宽，朝向前外；后端圆钝，朝向后内（图 4-55）。

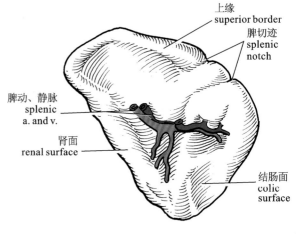

上缘
superior border

脾切迹
splenic notch

脾动、静脉
splenic a. and v.

肾面
renal surface

结肠面
colic surface

图 4-55　脾的形态

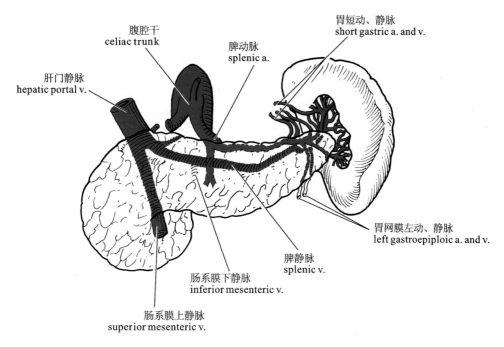

图4-56 脾的血管

3. 血管、淋巴引流和神经

（1）**脾动脉** splenic artery 起自腹腔干,沿胰的上缘左行,越过左肾前方入脾肾韧带,在近脾门处分为2~3个主支,从这些主支再分出4~5支或更多的脾段支,进入脾门,每一支供应脾的一个区即脾段（图4-56）。

（2）**脾静脉** splenic vein 脾的段静脉与段动脉伴行,在脾肾韧带内汇集成脾静脉主干。在脾动脉下方沿胰后面右行,至胰颈处与肠系膜上静脉汇合成肝门静脉。脾静脉沿途收纳胃短静脉、胃网膜左静脉、胃后静脉、肠系膜下静脉及来自胰的一些小静脉。

（3）淋巴引流 行于脾的被膜和小梁中的淋巴管在近脾门处汇集成较大的淋巴管,与脾动、静脉伴行离开脾门,汇入胰脾淋巴结和腹腔淋巴结。

（4）神经 脾的神经来自脾丛。脾丛由来自腹腔丛、左腹腔神经节和右迷走神经的纤维组成,随脾动脉经脾门入脾。这些神经纤维似乎主要是去甲肾上腺素能血管舒缩纤维,与脾内血流量调节有关。

4. **副脾** accessory spleen 副脾的色泽、硬度与脾一致,出现率为5.76%~35%,其位置、数目、大小等均不恒定,多位于脾门、胃脾韧带、大网膜的左侧部、脾肾韧带、胰尾等处。副脾的功能与脾相同,在血小板减少性紫癜、溶血性黄疸行脾切除术时,应同时切除副脾,以免复发。

（李振中）

第五节　结　肠　下　区

一、基本要求

通过观察和实地解剖结肠下区器官,深刻理解结肠下区器官和结构的配布规律,重点观察空肠、回肠、结肠、阑尾的结构特点,门静脉的组成、属支及门腔静脉吻合的主要路径,为普外科手术操作奠定坚实的解剖学基础。

二、解剖与观察

（一）观察并区分各段肠管

1. 向上翻起大网膜至肋缘的上方,充分暴露大肠和小肠袢。根据结肠的特点（结肠带、结肠袋和肠脂垂）区别大肠和小肠。

2. 辨认升结肠、横结肠、降结肠和乙状结肠;注意观察横结肠和乙状结肠的系膜。

3. 以盲肠表面的结肠带为标志,顺三条结肠带向阑尾根部寻找阑尾。

4. 观察小肠在腹腔的位置,并以其位置、管径大小、管壁厚薄和血管弓的多少来区别空肠和回肠;在右髂窝观察回肠末端连于盲肠。

5. 向上提起横结肠,摸到脊柱,有腹膜皱襞将小肠袢固定于脊柱,小肠袢被固定于脊柱处的肠管即为十二指肠空肠曲;此腹膜皱襞即为十二指肠悬韧带。

(二)解剖肠系膜上动、静脉

1. 剥离胰腺表面的腹膜,将其下缘向上翻起,显露肠系膜上动、静脉;追寻肠系膜上动脉至其在腹主动脉的起点处(约在第1腰椎水平处)。注意动脉在胰腺的钩突和十二指肠第3段的前面下降,进入肠系膜根;肠系膜上动脉周围有致密的神经丛包绕,分离时应避免损伤动脉,同时注意寻找肠系膜上动脉根部的肠系膜上淋巴结。

2. 将横结肠及其系膜翻向上方,并将全部小肠推向左侧,显露小肠系膜根,注意其在腹后壁附着的位置;辨认并清理肠系膜上静脉,该静脉位于同名动脉的右侧。

3. 剥离横结肠系膜的后层,辨认中结肠动、静脉;辨认并清理肠系膜上动脉的以下分支:

(1)空、回肠动脉 有12~18条,向左进入小肠系膜,其分支相互吻合成血管弓,自血管弓发出终支进入空、回肠。

(2)回结肠动脉 该动脉在系膜根内下降至右髂窝,在此发出盲肠前、后动脉至盲肠,盲肠后支通常发出阑尾动脉;回肠支至回肠末端,结肠支至升结肠。

(3)右结肠动脉 该动脉发自肠系膜上动脉或回结肠动脉,在腹后壁腹膜后向右行,供应升结肠。

(4)中结肠动脉 在横结肠系膜中辨认该动脉。同时辨认肠系膜上静脉并向上追踪该静脉主干至胰颈的后方,在此处它与脾静脉汇合成肝门静脉。

(5)胰十二指肠下前、后动脉 在胰头与十二指肠第2、3段之间,肠系膜上静脉后方寻找该动脉,并追踪至肠系膜上动脉。

(三)解剖肠系膜下动、静脉

1. 将小肠袢翻向右上腹,在腹主动脉与降结肠之间,剥离腹后壁腹膜,暴露并清理肠系膜下动脉及其分支。注意切勿损伤腹膜外结构。

2. 在十二指肠空肠曲左侧,寻找一纵行的腹膜皱襞,将此皱襞小心切开即可暴露肠系膜下静脉。向上可追踪至其与脾静脉汇合处。向下可见该静脉的属支分布至降结肠、乙状结肠和直肠上部。

3. 在肠系膜下动脉与肠系膜下静脉之间找出左结肠动脉;尽量追踪肠系膜下动脉至其起源处(约平第3腰椎处的腹主动脉),注意其附近有许多淋巴结,即腹主动脉淋巴结;解剖出左结肠动脉的上、下支;注意其上支与中结肠动脉相吻合;追踪3~4支乙状结肠动脉至乙状结肠;追踪直肠上动脉至直肠上部。

三、基本内容

(一)空肠及回肠

1. **位置与形态结构** **空肠** jejunum 与**回肠** ileum 占据结肠下区的大部,二者之间无明显分界。通常空肠位于结肠下区的左上部,占空、回肠近侧的2/5。回肠位于结肠下区的右下部,占空、回肠远侧的3/5。回肠小部分可位于盆腔。空、回肠为腹膜内位器官,借肠系膜附着于腹后壁,总称为系膜小肠。肠管连于系膜的一侧称系膜缘,游离的一侧称对系膜缘。

X线检查时,通常将小肠袢按部位分为6组(图4-57)。第1组为十二指肠,位于腹上区;第2组为空肠上段肠袢,居腹左外侧区;第3组为空肠下段,在左髂区;第4组为回肠上段,位于脐区;第5组为回肠中段,居腹右外侧区;第6组为回肠下段,位于右髂区、腹下区和盆腔。

空、回肠的形态区别:空肠管径较粗,壁较厚,

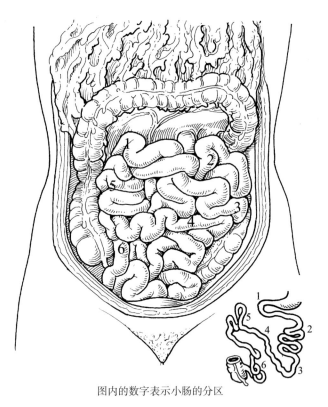

图内的数字表示小肠的分区

图4-57 空、回肠及其X线分区

色较红,富含血管,肠黏膜环状皱襞密而高,黏膜内散在孤立淋巴滤泡,系膜内血管弓和脂肪均较少。回肠管径较细,壁较薄,色较淡,血管较少,黏膜环状皱襞疏而低,黏膜内除有孤立淋巴滤泡外,尚有集合淋巴滤泡,系膜血管弓较多,脂肪较丰富。

2. **肠系膜** mesentery 呈扇形,将空、回肠悬附于腹后壁,其在腹后壁的附着处称**肠系膜根** radix of mesentery(图4-58)。系膜根从第2腰椎左侧开始斜向右下至右骶髂关节前方,长约15 cm,沿途跨过十二指肠水平部、腹主动脉、下腔静脉、右输尿管和右腰大肌。肠系膜由两层腹膜组成,内含分布到肠袢的血管、神经和淋巴管。血管、神经和淋巴管在肠的系膜缘处进出肠壁。系膜缘处的肠壁与两层腹膜围成**系膜三角**,此处肠壁无浆膜,损伤后不易愈合,小肠切除吻合术时应妥善缝合,以免形成肠瘘和感染扩散。吻合完毕后,要将两侧系膜的切缘对合缝合,以保持系膜的完整,防止发生内疝。

肠系膜根将横结肠及其系膜与升、降结肠之间的区域分为**左、右肠系膜窦**(图4-59、图4-24)。**左肠系膜窦** left mesenteric sinus 略呈斜方形,由肠系膜根、横结肠及其系膜左半部、降结肠、乙状结肠及其系膜围成,向下通盆腔。故窦内感染时易蔓延入盆腔。**右肠系膜窦** right mesenteric sinus 呈三角形,由肠系膜根、升结肠、横结肠及其系膜的右半部围成。因有回肠末端及其系膜相隔,故腹膜腔渗出液常聚集于此窦内。

3. 血管、淋巴引流和神经

(1) 动脉 空、回肠的血液供应来自肠系膜上动脉发出的空、回肠动脉(图4-60)。**肠系膜上动脉** superior mesenteric artery 约平第1腰椎高度处起自腹主动脉前壁,经胰颈后方下行,并由胰颈下缘穿出,然后越过十二指肠水平部前方进入小肠系膜根部,斜向右下行,沿途向右发出的分支由上而下为胰十二指肠下动脉、中结肠动脉、右结肠动脉及回结肠动脉。向左发出12~18条空、回肠动脉,于肠系膜内呈放射状走向肠壁,途中分支吻合,形成动脉弓。小肠自近端至远端的血管弓数逐渐增多,近侧段一般为1~2级动脉弓,远侧段可达3~4级,至回肠末段又成为单弓。末级血管弓发出直动脉分布于肠壁(图4-61)。由于直动脉间的吻合不多,致使小肠的对系膜缘肠壁血供较差,故肠切除吻合术时肠系膜应做扇形切除,对系膜缘侧的肠壁应稍多切除一部分以保证对系膜缘侧有充分的血供,避免术后缺血坏死或愈合不良形成肠瘘。

(2) 静脉 空、回肠静脉与同名动脉伴行,回流入**肠系膜上静脉** superior mesenteric vein。该静脉在肠系膜上动脉右侧上行,在胰颈后方与脾静脉汇合成肝门静脉。

(3) 淋巴引流 空、回肠的淋巴管注入沿动脉及其动脉弓排列的肠系膜淋巴结,该淋巴结群位

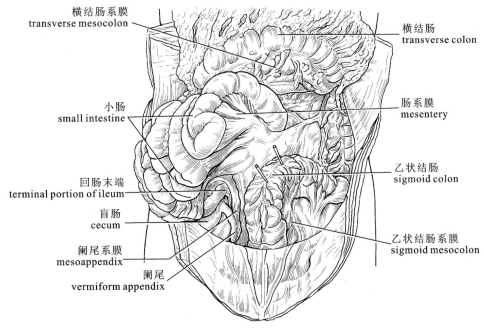

图4-58 肠系膜

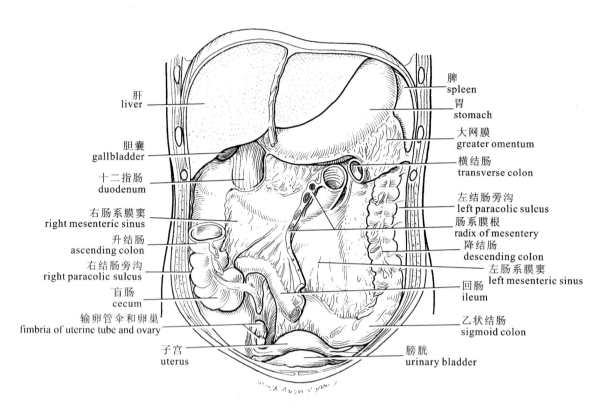

图4-59　肠系膜窦及腹后壁的腹膜配布

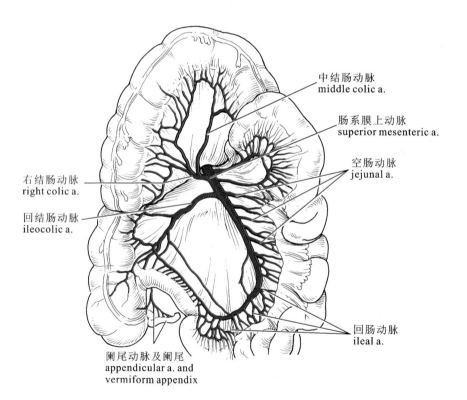

图4-60　肠系膜上动脉及其分支

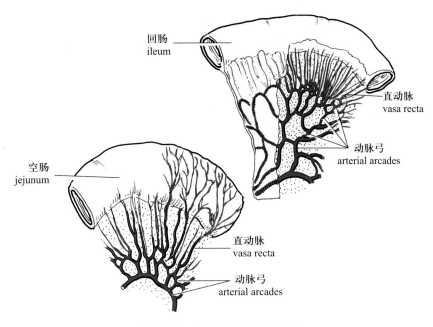

图4-61 空、回肠动脉的血管弓

于小肠系膜内,数目众多,肠系膜淋巴结的输出管注入肠系膜上动脉根部的**肠系膜上淋巴结** superior mesenteric lymph nodes,其输出管组成肠干。

(4)神经 小肠的神经来自交感和副交感神经,由腹腔神经节发出的神经分支,在肠系膜上动脉周围形成肠系膜上丛,然后神经纤维沿肠系膜上动脉分布到肠壁。副交感神经节前纤维来自迷走神经,在肠壁内神经节换元后,节后纤维分布到肠壁肌和肠腺。一般认为交感神经兴奋时,可使小肠蠕动减弱,血管收缩;副交感神经兴奋时,小肠蠕动增强,腺体分泌增加。

(二)盲肠和阑尾

1. **盲肠** cecum 为大肠的起始部,位于右髂窝,一般长6~7 cm。小儿盲肠位置较高,可达髂窝上方,甚至在肝右叶下方,随年龄增长而下降;成人的盲肠有时也为高位,低位时也可至盆腔。盲肠为腹膜内位器官,有一定程度的活动性。有时盲肠与升结肠均有系膜,活动范围较大,称为移动性盲肠。盲肠壁上三条结肠带在后内侧壁的阑尾根部汇聚,是手术时寻找阑尾的依据。盲肠内后壁上有回肠的开口,开口处黏膜形成上、下两个半月形皱襞,称为回盲瓣 ileocecal valve(图4-62)。

临床上通常将回肠末端、盲肠及阑尾统称为回盲部。由于此处恰是回肠与结肠的连接处,两者的连接角接近直角,且回肠管径小于盲肠,因此回盲部肠套叠较多见。

2. **阑尾** vermiform appendix 为一细长的盲管,长5~7 cm,直径0.5~0.6 cm,根部附于盲肠后内侧壁,远端游离,并有三角形的阑尾系膜。阑尾内腔很小,3~4 mm,中年以后特别是老年人,可以部分或全部闭塞,所以造影时可以不显影。阑尾根部恒定于盲肠后内侧,该处是3条结肠带的汇集处,是外科手术寻找阑尾的重要标志。阑尾腔开口于盲肠腔内回盲瓣下2~3 cm处。阑尾一般位于右髂窝内,但可由于盲肠异位而改变,高位可至肝下,低位可降至小骨盆腔内。阑尾本身也有多种位置变化,据统计,国人阑尾常见位置如下(图4-63):

(1)回肠前位 约占28%,在回肠末端前方,尖向左上,炎症时右下腹压痛明显。

(2)盆位 约占26%,越过腰大肌和髂外血管前方入盆腔,尖端可触及闭孔内肌或盆腔脏器,炎症时可刺激腰大肌(伸髋时疼痛)或闭孔内肌(屈髋内旋时疼痛),也可出现膀胱、直肠刺激症状。

(3)盲肠后位 约占24%,在盲肠后方,髂肌前面,尖向上,少数在壁腹膜外紧靠髂肌,炎症时腹壁体征不明显,但常刺激髂肌,影响伸髋,甚至形成腹膜后脓肿。

(4)回肠后位 约占8%,在回肠末段后方,尖端向左上方,炎症时腹壁体征出现较晚,易引起弥漫性腹膜炎。

(5)盲肠下位 约占6%,在盲肠后下方,尖端指向右下方。此外,尚有少数高位阑尾(在肝右叶

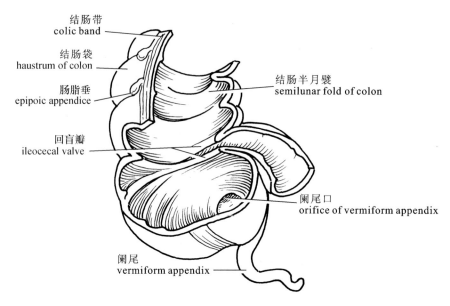

图4-62 盲肠及回盲瓣

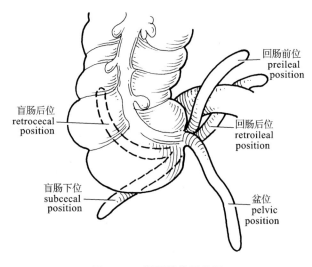

图4-63 阑尾的常见位置

下方)、盲肠浆膜下阑尾及左下腹阑尾等,高位阑尾炎症时应与胆囊炎鉴别。

阑尾根部的体表投影在脐至右髂前上棘连线的中、外 1/3 交界处,称**麦克伯尼点 McBurney point**(简称麦氏点);也可用左、右髂前上棘连线的中、右 1/3 交界处(Lanz 点)作为阑尾根部的投影点,阑尾炎时投影点常有明显压痛。

阑尾动脉 appendicular artery 起于回结肠动脉或其分支盲肠前、后动脉,多为 1 支,少数为 2 支,在回肠后方进入阑尾系膜内,沿系膜游离缘走行,分支分布到阑尾(图4-64)。

阑尾静脉与动脉伴行,经回结肠静脉、肠系膜上静脉汇入肝门静脉。化脓性阑尾炎时细菌栓子可随静脉血流入肝,引起肝脓肿。

(三)结肠

1. **分部、位置和毗邻** **结肠** colon 是介于盲肠与直肠之间的一段大肠。按其行程和部位分为升结肠、横结肠、降结肠和乙状结肠 4 部分。

(1)**升结肠** ascending colon 长 12~20 cm,是盲肠向上延续的部分,自右髂窝起,沿腹腔右外侧区上行,至肝右叶的下方急转向左移行为横结肠,转弯处为**结肠右曲** right colic flexure。升结肠一般为腹膜间位,后面无腹膜,借结缔组织贴附于腹后壁,活动度小,因此,升结肠病变有时可累及腹膜后间隙。少数人升结肠为腹膜内位,有系膜,活动度较大。升结肠的内侧为右肠系膜窦,外侧为与腹壁间形成的**右结肠旁沟** right paracolic sulcus,此沟上通肝肾隐窝,下通右髂窝和盆腔,故膈下脓肿可经此沟流入右髂窝和盆腔。阑尾化脓时也可经此沟向上,蔓延至肝下(图4-24)。升结肠的后面与髂肌、腰大肌、右肾下极、髂腹下神经及髂腹股沟神经相邻;前面依次与小肠袢、大网膜、腹前壁相邻。

(2)**横结肠** transverse colon 长 40~50 cm,自结肠右曲开始向左至脾的下面转向下,为**结肠左曲** left colic flexure,移行为降结肠。横结肠为腹膜内位器官,其系膜根附着于十二指肠降部、胰与左肾的前面,系膜的两端较短,中间较长,故致横结肠呈弓状下垂,活动度大。横结肠上方与肝、胃相邻,下方与空、回肠相邻,因此常随肠、胃的充盈

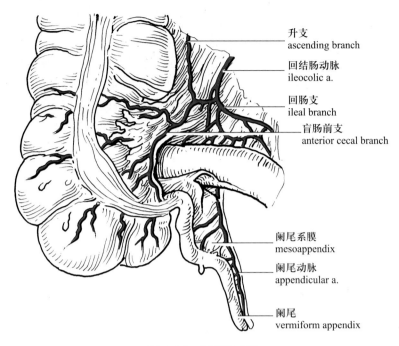

升支
ascending branch

回结肠动脉
ileocolic a.

回肠支
ileal branch

盲肠前支
anterior cecal branch

阑尾系膜
mesoappendix

阑尾动脉
appendicular a.

阑尾
vermiform appendix

图4-64 阑尾的动脉

及体位的变化而升降。胃充盈或直立时,横结肠可沉入下腹或盆腔。结肠左曲位置较高且深,相当于第10~11肋水平,其侧方借膈结肠韧带附于膈下,后方有横结肠系膜连于胰尾,前方有肋缘,部分被胃大弯所掩盖,故结肠左曲的肿瘤不易被触及。

(3) **降结肠** descending colon 长25~30 cm,自结肠左曲开始,向下至左髂嵴水平续于乙状结肠。与升结肠大致相同,降结肠也属腹膜间位器官,仅前面及两侧被覆腹膜,后面均在腹膜外,故该处腹膜后如有血肿时不易被发现。降结肠内侧为左肠系膜窦及小肠襻,外侧为**左结肠旁沟** left paracolic sulcus。由于左膈结肠韧带发育良好,故左结肠旁沟的积液只能向下流入盆腔(图4-24)。

(4) **乙状结肠** sigmoid colon 长约40 cm,呈S状弯曲。起自左髂嵴水平,上续降结肠,下至第3骶椎上缘续于直肠。乙状结肠后方与左髂腰肌、髂外血管、睾丸(卵巢)血管及输尿管相邻;在男性,乙状结肠下方与膀胱相邻,在女性,下方与子宫、膀胱相邻。乙状结肠系膜较长,活动度较大,可降入盆腔,也可移至右下腹,如系膜过长还可导致乙状结肠扭转。

2. 血管 结肠的动脉供应来自肠系膜上、下动脉。结肠的静脉回流则经肠系膜上、下静脉汇入肝门静脉。

(1) 动脉 结肠的动脉有两个来源,即肠系膜上动脉和肠系膜下动脉,其分支如下(图4-60、图4-65):

1) **回结肠动脉** ileocolic artery 是肠系膜上动脉向右侧发出的最下一个分支,向右下方行至盲肠附近分为盲肠前、后动脉和阑尾动脉,供应升结肠起始部、盲肠、阑尾及回肠末端。阑尾动脉经回肠末端后面,进入阑尾系膜,沿系膜游离缘至阑尾尖端,分支至阑尾(图4-60、图4-64)。

2) **右结肠动脉** right colic artery 在回结肠动脉上方起自肠系膜上动脉,在壁腹膜后方向右行,至升结肠内侧分为升、降两支,分别与中结肠动脉和回结肠动脉吻合,主要供应升结肠。

3) **中结肠动脉** middle colic artery 在胰颈下缘附近发自肠系膜上动脉,在稍偏右侧处进入横结肠系膜内,向右下行,近结肠右曲处分为左、右两支,供应横结肠,并分别与左、右结肠动脉吻合。由于中结肠动脉在横结肠系膜内偏右侧,所以需要切开横结肠系膜时应偏左侧进行,以免损伤中结肠动脉。

4) **左结肠动脉** left colic artery 为肠系膜下动脉的最上一条分支,起于肠系膜下动脉距根部2~3 cm处,在壁腹膜后横行向左,至降结肠附近分为升、降两支,供应降结肠和结肠左曲,并分别与中结肠动脉和乙状结肠动脉吻合。

5）**乙状结肠动脉** sigmoid artery 起于肠系膜下动脉，常为2~3支，向左下进入乙状结肠系膜，分支供应乙状结肠，并可与左结肠动脉吻合。最末一支乙状结肠动脉与直肠上动脉多无吻合（图4-65）。

6）**结肠缘动脉** colic marginal artery 肠系膜上、下动脉分出的各结肠支之间，在结肠内缘处相互吻合，从回盲部至乙状结肠末端形成一完整的动脉弓，该动脉弓称为**结肠缘动脉**（图4-65）。由结肠缘动脉发出许多直动脉，后者又发出长、短支。短支多起自长支，少数起自结肠缘动脉，在系膜带处与肠管垂直进入肠壁；长支先环行于结肠带间的浆膜下，至另外两条结肠带附近穿入肌层，沿途发多数小支供应肠壁，另有小支至肠脂垂（图4-66）。结肠缘动脉的长、短支在穿入肠壁前很少吻合，而长支又是肠壁的主要营养动脉，因此，在结肠切除术处理肠脂垂时，不可将肠脂垂过度牵拉，以免损伤长支。

（2）**静脉** 结肠和直肠上部的静脉回流入肠系膜上、下静脉。肠系膜上静脉与脾静脉合成肝门静脉；肠系膜下静脉注入脾静脉或肠系膜上静脉。

3. **淋巴引流** 结肠的淋巴管均注入沿动脉排列的淋巴结，行程中有4组淋巴结（图4-67）：①**结肠壁淋巴结**，分布于肠壁及肠脂垂内；②**结肠旁淋**巴结，分布于结肠缘动脉与肠壁之间；③**中间淋巴结**，沿各结肠动、静脉分布；④**肠系膜上、下淋巴结**，分别位于肠系膜上、下动脉根部。右半结肠的淋巴大部分汇集于肠系膜上淋巴结，左半结肠的淋巴汇集于肠系膜下淋巴结。肠系膜上、下淋巴结的输出管与腹腔淋巴结的输出管共同组成**肠干** intestinal trunk。

（四）肝门静脉

肝门静脉 hepatic portal vein 是腹腔中一粗而短的静脉干，长6~8 cm，管径1.0~1.2 cm。肝门静脉收集食管腹段、胃、小肠、大肠（只到直肠上部）、胰、胆囊和脾的血液（图4-68）。正常情况下，肝血液总量的70%来自肝门静脉。

1. **组成** 肝门静脉主要由肠系膜上静脉与脾静脉汇合而成，但因肠系膜下静脉及胃左静脉的汇入部位有个体差异，故据国人的资料又可分为几种不同的类型。肠系膜上静脉与脾静脉汇合的部位，通常在胰颈的后方（图4-68），个别在胰颈、胰体交界处或在胰头的后方。肝门静脉与胰的关系密切，胰的病变可累及肝门静脉。

2. **毗邻** 肝门静脉起自第2腰椎水平，此后，经十二指肠上部、胆总管、胃十二指肠动脉等结构的后方向右上行，进入肝十二指肠韧带，然后继续上行达第一肝门，在此分左、右支，分别进入左、右

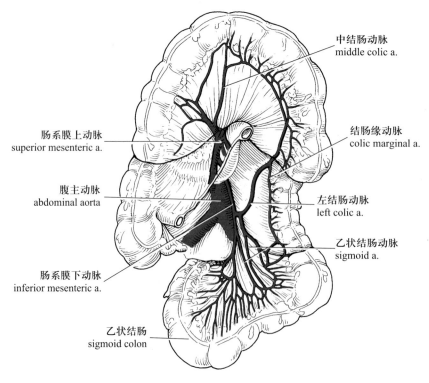

中结肠动脉
middle colic a.

肠系膜上动脉
superior mesenteric a.

腹主动脉
abdominal aorta

肠系膜下动脉
inferior mesenteric a.

结肠缘动脉
colic marginal a.

左结肠动脉
left colic a.

乙状结肠动脉
sigmoid a.

乙状结肠
sigmoid colon

图4-65 肠系膜下动脉及其分支

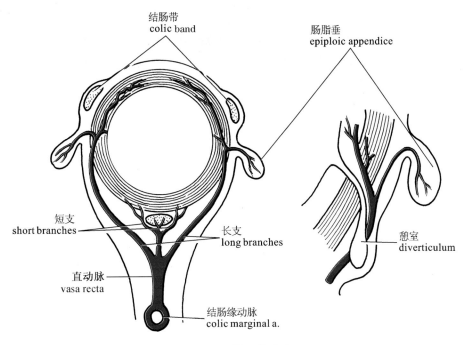

图 4-66　结肠缘动脉

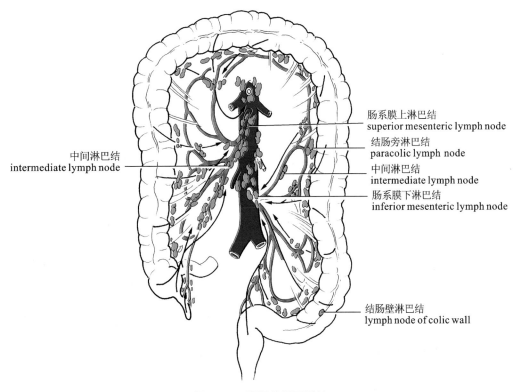

图 4-67　结肠的淋巴引流

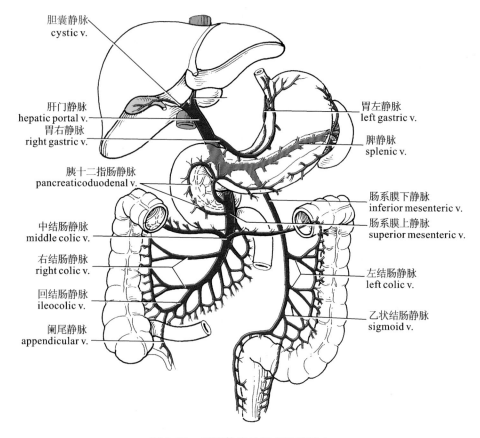

图4-68 肝门静脉的组成及其属支

图中标注：
胆囊静脉 cystic v.
肝门静脉 hepatic portal v.
胃右静脉 right gastric v.
胰十二指肠静脉 pancreaticoduodenal v.
中结肠静脉 middle colic v.
右结肠静脉 right colic v.
回结肠静脉 ileocolic v.
阑尾静脉 appendicular v.
胃左静脉 left gastric v.
脾静脉 splenic v.
肠系膜下静脉 inferior mesenteric v.
肠系膜上静脉 superior mesenteric v.
左结肠静脉 left colic v.
乙状结肠静脉 sigmoid v.

半肝。在肝十二指肠韧带内,肝门静脉的右前方为胆总管,左前方为肝固有动脉,后方隔网膜孔(Winslow孔)与下腔静脉相邻。

3. 属支 肝门静脉的属支主要有肠系膜上静脉、脾静脉、肠系膜下静脉、胃左静脉、胃右静脉、胆囊静脉和附脐静脉(图4-68)。上述大部分静脉与同名动脉伴行。成人肝门静脉及其属支没有瓣膜;但已证实在胎儿期及生后的短时期内,肝门静脉的属支具有瓣膜,通常这些瓣膜会逐渐萎缩,但有些瓣膜可能以萎缩的状态保留下来。

4. 肝门静脉与腔静脉间的吻合 肝门静脉与腔静脉系之间有广泛的侧支吻合,但在正常情况下吻合支细小,血流量少,这些吻合支并不开放,并按正常方向回流。当肝门静脉高压时(如肝硬化),静脉血回流受阻,血流可经吻合支进入腔静脉系而形成侧支循环,从而降低肝门静脉的压力。肝门静脉与腔静脉间的吻合主要有4个途径(图4-69)。

(1)肝门静脉→胃左静脉→食管下段静脉丛→奇静脉→上腔静脉。门静脉高压时,可导致位于食管下段黏膜下层的静脉丛曲张,并因进食等多种原因致曲张的静脉丛破裂,引起上消化道大出血。

(2)肝门静脉→肠系膜下静脉→直肠上静脉→直肠静脉丛→直肠下静脉、肛静脉→髂内静脉→髂总静脉→下腔静脉。门静脉高压时,可导致位于直肠黏膜下层的静脉丛曲张形成痔,破裂时导致便血。

(3)肝门静脉→附脐静脉→脐周静脉网→胸、腹壁的浅、深静脉→上、下腔静脉。门静脉高压时,可导致脐周静脉网曲张,曲张的静脉自脐向周围放射状分布,形成"海蛇头"体征。

(4)肝门静脉的属支脾静脉、肠系膜上静脉、肠系膜下静脉,在腹膜后间隙内与下腔静脉的属支腰静脉、膈下静脉、肾静脉、睾丸静脉或卵巢静脉等,形成较广泛的侧支吻合,这些小吻合支称为Retzius静脉。

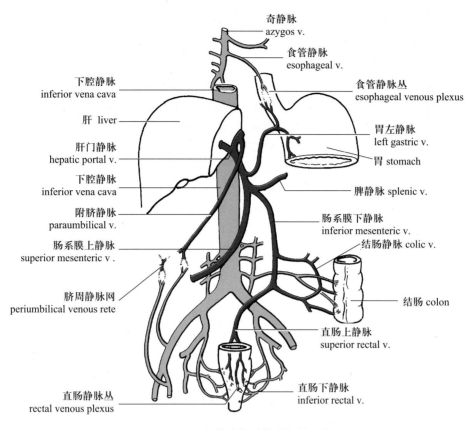

图4-69 肝门静脉与腔静脉间的吻合

第六节 腹膜后间隙

一、基本要求

通过对腹膜后间隙的实地解剖操作，深刻理解腹膜后间隙各器官和结构的配布规律，重点观察肾、肾上腺的位置、毗邻，肾的被膜和血液供应，输尿管的行程、生理狭窄，腹主动脉的行程、主要分支，下腔静脉的行程及主要属支，腹部主要的内脏神经节和神经丛，为泌尿外科和普外科等奠定坚实的解剖学基础。

二、解剖与观察

（一）一般观察

清除腹后壁残存的腹膜，观察腹膜后间隙的境界、交通、内容及各结构的排列关系；清除间隙内的疏松结缔组织，显露腹后壁的结构。

（二）解剖腹后壁的血管和淋巴结

1. 观察覆盖在肾前方的结缔组织（肾前筋膜）。用镊子提起肾前筋膜，在肾前面自肾上端至下端做一纵行切口。用刀柄插入切口内侧深面，轻轻拨动，使肾前筋膜与深面组织分离，直至左右两侧连接处为止。

2. 将肠系膜下动脉推向左侧，将十二指水平部推向上，仔细剥去中线附近的肾前筋膜，即可暴露腹主动脉和下腔静脉；小心清理血管周围的结缔组织，显露腹主动脉，注意观察动脉周围的淋巴结和神经丛；向下追踪腹主动脉至第4腰椎水平处，在此，腹主动脉分为左、右髂总动脉；在腹主动脉右侧找出粗大的下腔静脉。

3. 在肠系膜上动脉根部稍下方，约平第2腰椎高度寻找出肾动脉，并追踪其至肾门处；找出肾动脉发出的肾上腺下动脉；注意有无副肾动脉（不经肾门进入肾实质的动脉），并注意肾动、静脉的位置关系。肾动脉末端和肾上腺中动脉留待以后解剖。

4. 在腰大肌前面寻找睾丸（卵巢）静脉，沿静脉走向纵行切开肾前筋膜，使之进一步显露，并分离出与之伴行的睾丸（卵巢）动脉；向上追踪至动脉的发出处及静脉的注入处，向下追踪至腹股沟管深环，如为女性则追踪至小骨盆上口处为止。

5. 在膈的后部,食管裂孔和腔静脉孔的两侧,寻找膈下动脉及与之伴行的膈下静脉;追寻膈下动脉在腹主动脉上的起点,并清理出其至膈和肾上腺的分支(肾上腺上动脉)。

6. 在腹主动脉和下腔静脉的周围清理出腰淋巴结;在腹腔干和肠系膜上动脉根部的周围有腹腔淋巴结和肠系膜上淋巴结,它们的输出管组成肠干。试找出几支较粗大的淋巴管至其转至腹主动脉后方处。将右膈脚在椎体上的附着部分开,把腹主动脉牵向左侧,约在第1腰椎水平,辨认由左、右腰干和肠干合成的乳糜池。

7. 将乙状结肠及其系膜翻起,可见腹主动脉的二终支左、右髂总动脉;观察并清理血管周围的淋巴结和神经纤维,并注意它们与同名静脉的关系;在腹主动脉分叉处,寻找骶正中动脉。

8. 在骶髂关节的前方辨认髂内、外动、静脉及其周围的淋巴结;拨开髂外动脉末端的结缔组织,寻找其分支腹壁下动脉和旋髂深动脉。

(三)解剖肾及其周围结构

1. 找出已切开的肾前筋膜切口,向上延伸切口至肾上腺的上方,注意保护深面的结构。将手伸入肾前筋膜深面,使之与其后面的结构分离,再用刀柄向上、下、外侧探查,注意肾前、后筋膜的愈着关系,以及肾筋膜向上及两侧的延续关系。观察肾筋膜深面的肾脂肪囊。

2. 清除肾筋膜和脂肪囊,暴露肾,依次观察肾的形态、位置和毗邻。观察肾前面的毗邻时,应将胃、十二指肠、胰、脾和肝恢复原位。

3. 平右肾下端处切断右输尿管和肾蒂各结构,取出右肾;在肾表面做一小切口,剥离一小块肾纤维囊,观察其与肾实质的愈着情况;用手术刀经肾门将肾沿额状面切成前大、后小的两半,观察肾窦内的结构及肾的内部结构。

4. 清理肾的上端,暴露肾上腺,注意观察左、右肾上腺的形态及毗邻的不同;清理出发自腹主动脉的肾上腺中动脉;于肾上腺前面找出肾上腺静脉,并追踪至其注入下腔静脉和左肾静脉处。将右肾上腺取出,切成连续断面,观察其皮质和髓质。

5. 清理左肾蒂观察肾动脉、肾静脉与肾盂三者的排列关系。

6. 将结肠放回原位,沿肾盂向下清理输尿管至小骨盆上口为止。观察输尿管的行程和毗邻。注意睾丸(卵巢)动脉从内向外斜行越过输尿管的

前方。

(四)探查膈

剥离膈下面的腹膜及膈下筋膜,在第2和第3腰椎前方寻找左、右膈脚。探查膈的各起点(胸部、肋部和腰部)及胸肋三角和腰肋三角,此两三角为膈的薄弱区,腹部脏器可经此突入胸腔形成膈疝。寻找腔静脉孔、食管裂孔及主动脉裂孔。

(五)解剖腹腔神经丛、腰交感干和腰淋巴干

1. 在腹腔干和肠系膜上动脉的周围,清理结缔组织,显露神经丛,在丛内寻找腹腔神经节,其向外下方特别突出部为主动脉肾节;在脊柱旁查看穿膈脚进入腹腔神经节和主动脉肾节的内脏大、小神经;在胃左动脉旁找出原在胃后壁处已清理出的迷走神经后干及其发出的腹腔支和胃后支。

2. 清理沿腹主动脉表面延伸的腹主动脉丛,该丛再下延至左、右髂总动脉之间,成为上腹下丛。

3. 在脊柱与腰大肌之间寻找腰交感干,左腰交感干位于腹主动脉的左后方、腰椎椎体与左腰大肌之间的沟内,右腰交感干位于下腔静脉的后方,腰椎椎体的右前方;认明1~2个交感神经节及它们发出的分支即可。

4. 将腹主动脉翻向左侧,在腹主动脉后方寻找左、右腰干;在第1腰椎水平,再次检查左、右腰干合成囊状的乳糜池,向上追踪与之相连的胸导管;在腹腔干和肠系膜上动脉根部重新检查肠干,并追踪至其注入乳糜池处。

三、基本内容

腹膜后间隙 retroperitoneal space 位于腹后壁腹膜与腹内筋膜之间,上界为膈,下界为骶骨岬和骨盆上口。腹膜后间隙内含有大量的疏松结缔组织和脂肪,向上可经腰肋三角与纵隔的结缔组织相续,向下直接续于盆腔腹膜后间隙,因此,该隙发生感染时,可向上下扩散。腹膜后间隙内有肾、肾上腺、输尿管、腹主动脉、下腔静脉、淋巴结和神经等重要结构。

(一)肾

1. 位置和毗邻

(1)位置 **肾** kidney 位于腹膜后间隙的上部,脊柱的两旁,紧贴腹后壁。两肾上极倾向脊柱,下极倾向外下方。受肝的影响,右肾低于左肾1~2 cm(约半个椎体)。左肾上端平第11胸椎,下端平第2腰椎;右肾上端平第12胸椎,下端平第3腰椎。

第 12 肋斜过左肾后面的中部,右肾后面的上部(图4-70、图 4-71)。肾门约平第 1 腰椎椎体,距正中线约 5 cm。肾门的体表投影:在腹前壁位于第 9 肋的前端,在腹后壁位于第 12 肋下缘与竖脊肌外缘的交角处,此角称**肾角**或**脊肋角**。肾病变时,此处常有压痛或叩击痛。

肾的体表投影:通常在距后正中线的两侧2.5 cm 和 7.5~8.5 cm 处各做两条垂线,通过第 11 胸椎和第 3 腰椎棘突再分别各做一条水平线,肾即位于以上纵、横标线所组成的四边形范围内(图4-72)。某些急、慢性肾的病变,多在此处有疼痛或异常表现。肾的位置可有变异,低位肾者可位于髂窝或盆腔。一般儿童低于成人,新生儿可达髂嵴附近。

(2)**毗邻**　两肾的上端紧邻肾上腺,两者共同被肾筋膜包绕;内下方毗邻肾盂与输尿管。左肾内侧邻腹主动脉;右肾内侧邻下腔静脉和十二指肠降部。左肾前面上部邻胃,中部邻胰尾,下部邻空肠,外侧缘上半邻脾,下半邻结肠左曲;右肾前面上邻肝右叶,下邻结肠右曲。两肾后面在第 12 肋以上,借膈与肋膈隐窝相邻;在第 12 肋以下,毗邻腰大肌、腰方肌、腹横肌、肋下神经、髂腹下神经与髂腹股沟神经(图 4-70、图 4-71、图 4-73)。肾周围炎症或脓肿时,腰大肌受到刺激而痉挛,可导致患侧下肢屈曲。

2. 肾门、肾窦、肾蒂

(1)**肾门** renal hilum　肾内侧缘中部的凹陷处称肾门,为血管、肾盂、神经和淋巴管出入的门户。肾门多为四边形,其边缘称肾唇,前、后唇有一定的弹性,手术需分离肾门时,可牵开前、后唇扩大肾门,显露肾窦。

(2)**肾窦** renal sinus　由肾门深入肾实质内所围成的腔隙称肾窦,内有肾动脉的分支,肾静脉的属支,肾盂,肾大、小盏,神经、淋巴管和脂肪等。

(3)**肾蒂** renal pedicle　出入肾门的血管、肾盂、神经和淋巴管诸结构为结缔组织所包裹,称肾蒂。肾蒂主要结构的排列由前向后依次为:肾静脉、肾动脉和肾盂;由上而下依次为:肾动脉、肾静脉和肾盂。

3. 肾血管和肾段

(1)**肾动脉和肾段**　**肾动脉** renal artery 恰在胃幽门水平的稍下方(平第 1~2 腰椎间盘高度)起自腹主动脉侧面,于肾静脉的后上方横行向外,经肾门入肾。右肾动脉较长(因腹主动脉偏左所致),并经下腔静脉、胰头、十二指肠降部及右肾静脉等结构的后方右行入肾。肾动脉起始部的外径平均为0.77 cm,肾动脉多为 1 支(85.8%)或 2 支(12.57%),3~5 支者少见(1.63%)。

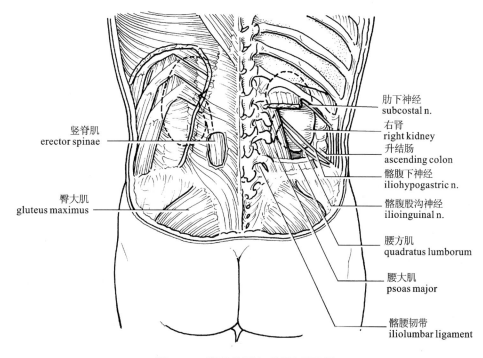

竖脊肌 erector spinae
臀大肌 gluteus maximus
肋下神经 subcostal n.
右肾 right kidney
升结肠 ascending colon
髂腹下神经 iliohypogastric n.
髂腹股沟神经 ilioinguinal n.
腰方肌 quadratus lumborum
腰大肌 psoas major
髂腰韧带 iliolumbar ligament

图 4-70　肾的位置和毗邻(后面观)

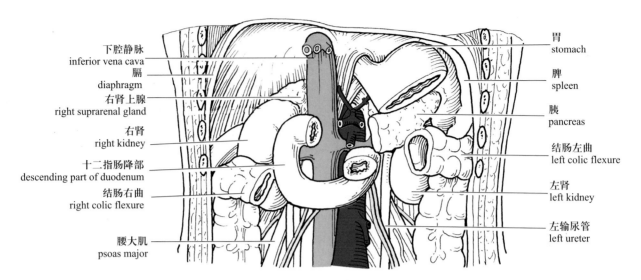

图4-71　肾的位置和毗邻(前面观)

左侧标注（从上到下）：
下腔静脉 inferior vena cava
膈 diaphragm
右肾上腺 right suprarenal gland
右肾 right kidney
十二指肠降部 descending part of duodenum
结肠右曲 right colic flexure
腰大肌 psoas major

右侧标注（从上到下）：
胃 stomach
脾 spleen
胰 pancreas
结肠左曲 left colic flexure
左肾 left kidney
左输尿管 left ureter

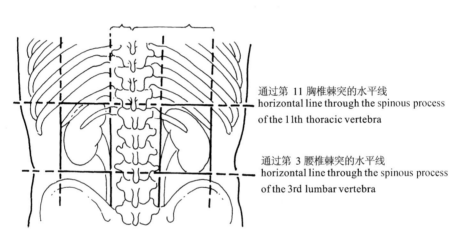

通过第11胸椎棘突的水平线
horizontal line through the spinous process of the 11th thoracic vertebra

通过第3腰椎棘突的水平线
horizontal line through the spinous process of the 3rd lumbar vertebra

图4-72　肾的体表投影

肾动脉达肾门之前,一般分为前、后两干,由前干分出4支肾段动脉,后干延续为1支肾段动脉。每一支肾段动脉及其所属的肾组织称为一个**肾段** renal segment。因有5条段动脉,所以共有5个肾段,即上段、上前段、下前段、下段和后段(图4-74)。肾动脉前干发出上段动脉、上前段动脉、下前段动脉和下段动脉,肾动脉后干延续为后段动脉。上、下前段动脉都供应到肾后面的外侧缘部分;后段动脉只供应肾后面的中部。在肾后面距外侧缘约1 cm处形成一条与肾长轴基本一致的少血区,即布勒德耳(Brodel)线,沿此线切开肾则出血较少。

各肾段动脉之间缺乏相互吻合,当一条肾段动脉发生血流障碍时,其供应的肾组织可发生坏死,因此,行肾部分切除时,应考虑肾段动脉的分布情况,以减少出血和保证肾组织的血供。

肾动脉的变异比较常见,除经肾门入肾的动脉外,还可由肾动脉、腹主动脉和膈下动脉发出的分支,它们不经肾门而从肾的上端或下端入肾,分别称为**上极动脉** upper polar artery 或**下极动脉** lower polar artery。据统计,上、下极动脉的出现率约为28.7%,上极动脉比下极动脉多见。上、下极动脉与上、下段动脉在肾内的供血区域一致,只是起点、行程和入肾的部位不同。

(2) **肾静脉** renal vein　肾静脉多为1支,少数有2~3支,多见于右侧。肾静脉是由肾内静脉在肾窦内汇合而成,出肾门后合为一干,走行于肾动脉的前方,横行注入下腔静脉。肾静脉的平均长度,左、右侧分别为6.47 cm和2.75 cm。其外径左、右侧分别为1.4 cm和1.1 cm。肾内的静脉与肾动脉不同,有广泛的吻合,无节段性,结扎一支不影响血液回流。

肾静脉的属支:两侧肾静脉的属支有明显不

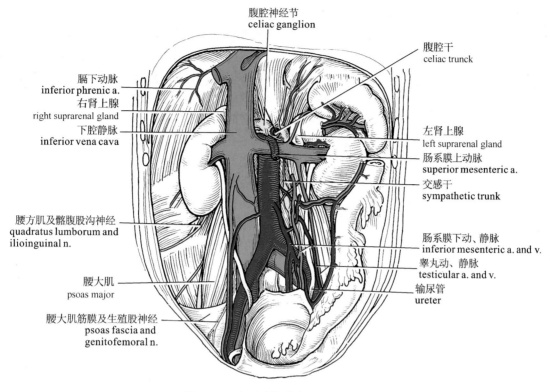

腹腔神经节
celiac ganglion

腹腔干
celiac trunck

膈下动脉
inferior phrenic a.

右肾上腺
right suprarenal gland

下腔静脉
inferior vena cava

左肾上腺
left suprarenal gland

肠系膜上动脉
superior mesenteric a.

交感干
sympathetic trunk

腰方肌及髂腹股沟神经
quadratus lumborum and
ilioinguinal n.

肠系膜下动、静脉
inferior mesenteric a. and v.

睾丸动、静脉
testicular a. and v.

腰大肌
psoas major

输尿管
ureter

腰大肌筋膜及生殖股神经
psoas fascia and
genitofemoral n.

图4-73　腹后壁的器官、神经和血管

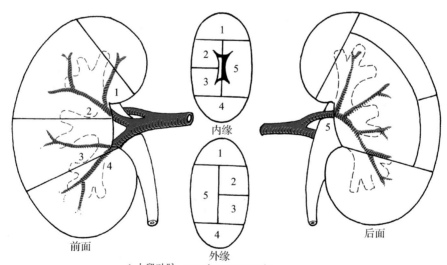

内缘

前面

外缘

后面

1. 上段动脉　superior segmental a.
2. 上前段动脉　superior anterior segmental a.
3. 下前段动脉　inferior anterior segmental a.
4. 下段动脉　inferior segmental a.
5. 后段动脉　posterior segmental a.

图4-74　肾段动脉及肾段

同,右肾静脉通常无肾外属支;左肾静脉的肾外属支有左肾上腺静脉、左睾丸(卵巢)静脉,其属支还与周围的静脉有吻合。因此,临床上常利用此解剖特点行大网膜包肾术,建立门、腔静脉间的侧支循环,降低肝门静脉的压力,从而治疗门静脉高压。

另外,半数以上的左肾静脉与左腰升静脉相连,并经腰静脉与椎静脉丛、颅内静脉窦相通,因此,左侧肾和睾丸的恶性肿瘤可经此途径转移到颅内。

4. 淋巴引流及神经

(1) 淋巴引流　肾的淋巴管分为浅、深两组淋巴管丛,浅组位于肾纤维膜的深面,引流肾被膜及其附近的淋巴;深组位于肾内血管周围,引流肾实质的淋巴。两组淋巴管在肾蒂处汇成较粗的淋巴管,最后汇入各群腰淋巴结。各肾淋巴管注入淋巴结的情况如下:右肾前部的集合淋巴管注入腔静脉前淋巴结、主动脉腔静脉间淋巴结及主动脉前淋巴结;右肾后部的集合淋巴管注入腔静脉后淋巴结;左肾前部的集合淋巴管注入主动脉前淋巴结及主动脉外侧淋巴结;左肾后部的集合淋巴管注入左肾动脉起始处的主动脉外侧淋巴结。肾癌时可累及上述淋巴结。

(2) 神经　肾接受交感神经和副交感神经的双重支配,而内脏感觉神经随交感神经和副交感神经分布。

肾的交感神经和副交感神经都来源于肾丛,循肾动脉的分支至肾。一般认为分布于肾内的神经主要是交感神经,主管血管运动。而副交感神经可能只终止于肾盂平滑肌。肾的感觉神经伴随交感神经和迷走神经分布,由于分布到肾的感觉纤维皆经过肾丛,故切除或封闭肾丛可解除肾疾病所引起的疼痛。

5. 被膜　肾的被膜有3层,由外向内依次为肾筋膜、脂肪囊和纤维囊(图4-75、图4-76)。

(1) **肾筋膜** renal fascia　又称**杰罗塔筋膜** Gerota fascia,由腹膜外组织移行而来,质较坚韧,分前、后两层,前层为肾前筋膜,后层为肾后筋膜。两层筋膜从前、后方包绕肾和肾上腺。在肾和肾上腺的上端及肾的外侧,两层筋膜相互融合,并分别与膈下筋膜及腹横筋膜相连续。在肾的内侧,肾前筋膜越过腹主动脉和下腔静脉的前方,与对侧的肾前筋膜相续。肾后筋膜与腰方肌、腰大肌筋膜汇合后,向内侧附着于椎体和椎间盘。在肾的下方,前、后两层筋膜分开,其间充以脂肪,并有输尿管通过,向下与直肠后隙相通,经此通路可在骶骨前面做腹膜后空气造影;肾前筋膜向下消失于腹膜下筋膜中,肾后筋膜向下至髂嵴与髂筋膜相续。

肾筋膜发出许多结缔组织小束,穿过脂肪囊与纤维囊相连,成为肾的固定结构之一。由于肾筋膜两层的下端完全开放,当腹壁肌减弱,肾周围脂肪减少,或内脏下垂时,肾的移动性可增大,可形成肾下垂或游走肾。当发生肾积脓或肾周围炎时,脓液可沿肾筋膜向下蔓延。

(2) **脂肪囊** fatty renal capsule　又称肾床,位于肾筋膜与纤维囊之间的脂肪层,成人的厚度可达2 cm,在肾的后面、边缘及下部脂肪组织较多,对肾起支持和保护作用。经腹膜外做肾手术时,在脂肪囊内容易游离肾。肾囊封闭时,即将药物注入此囊内。由于脂肪囊发达,易透过X线,在X线片上可见肾的轮廓,对肾疾病的诊断有一定意义。

(3) **纤维囊** fibrous capsule　又称纤维膜,为肾的固有膜,由致密结缔组织及少量弹力纤维构成,薄而坚韧,紧贴肾实质表面,对肾有保护作用。在正常状态下,易与肾实质剥离,利用此特点,可将肾固定于第12肋和腰大肌上,以治疗肾下垂;在行部

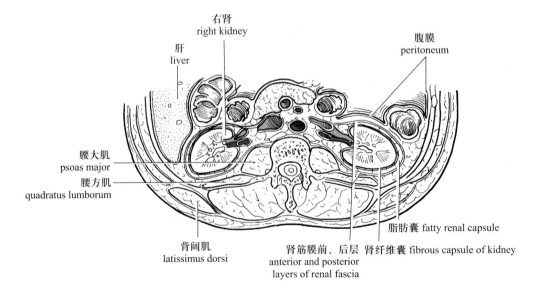

图4-75　肾被膜(横断面)

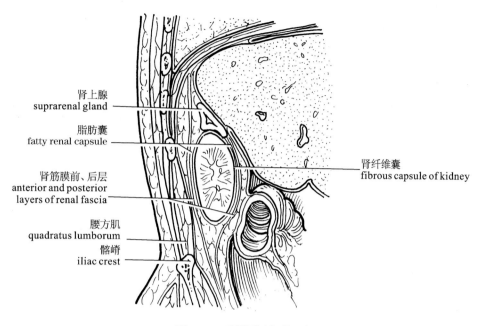

图4-76　肾被膜（矢状面）

分肾切除或肾外伤时,应缝合此膜。但在肾病变时,纤维囊常与肾实质粘连,不易剥离。

（二）输尿管腹部

输尿管 ureter 是位于腹膜后间隙、脊柱两侧的细长肌性管道。起自肾盂,终于膀胱,成人全长25~30 cm,直径4~7 mm。输尿管全长可分为三部:腹部（腰部）、盆部、壁内部。

1. 输尿管腹部的行程　**输尿管腹部** abdominal part of ureter 长13~14 cm,上续肾盂,沿腰大肌前面向下内侧斜行下降,至腰大肌中点稍下方时,经睾丸或卵巢血管后方,与之呈锐角交叉下行,右侧跨过右髂外动脉起端的前方,左侧跨过左髂总动脉末端的前方入小骨盆续为输尿管盆部。

2. 输尿管腹部的毗邻　右输尿管腹部的前方有十二指肠降部、升结肠血管、回结肠血管、小肠系膜根、回肠末段,至右髂窝处与盲肠及阑尾相邻,因此回肠后位阑尾炎常可引起右输尿管炎。左输尿管腹部的前方有十二指肠空肠曲、降结肠血管、精索内血管,至左髂窝处有乙状结肠越过。由于输尿管腹部的大部分与升、降结肠血管相邻,故行右或左半结肠切除时,应注意保护输尿管腹部。

3. 输尿管腹部的狭窄　第1个狭窄部位在肾盂与输尿管连接处,直径约0.2 cm;第2个狭窄部位在跨越髂血管处,直径约0.3 cm,中间部较粗,直径约0.6 cm。输尿管的狭窄部位常是结石阻塞的部位,尤其肾盂与输尿管连接处的狭窄性病变,是

导致肾盂积水的重要病因之一。

4. 输尿管的变异　比较少见,有时可出现:①下腔静脉后输尿管,容易发生输尿管梗阻,有时需要手术将其移至正常位置;②双肾盂、双输尿管,其行程和开口也有变异,若双输尿管开口于膀胱,可不引起生理功能障碍,但若其中一条输尿管开口于膀胱之外,特别在女性,可开口于尿道外口附近或阴道内,因无括约肌控制,可致持续性尿漏。

5. 输尿管腹部的血液供应　输尿管腹部的血液供应是多源性的,其上部由肾动脉和肾下极动脉的分支供应;下部由腹主动脉、睾丸（卵巢）动脉、第1腰动脉、髂总动脉和髂内动脉的分支供应（图4-77）。各条输尿管动脉到达输尿管内侧缘0.2~0.3 cm处时,均分为升、降支进入输尿管壁,上、下相邻的分支相互吻合在输尿管外膜层形成血管网,并有小分支穿过肌层,在黏膜层形成毛细血管丛。手术游离输尿管时应注意不要范围过大,以免过多损伤输尿管动脉,从而影响输尿管的血供,甚至局部缺血坏死。由于动脉多来自输尿管腹部的内侧,故手术时应从输尿管外侧游离。

输尿管腹部的静脉与动脉伴行,分别经肾静脉、睾丸（卵巢）静脉、髂静脉等回流。

（三）肾上腺

肾上腺 suprarenal gland 是成对的、黄色的内分泌器官。

1. 肾上腺的位置　肾上腺位于腹膜后间隙,

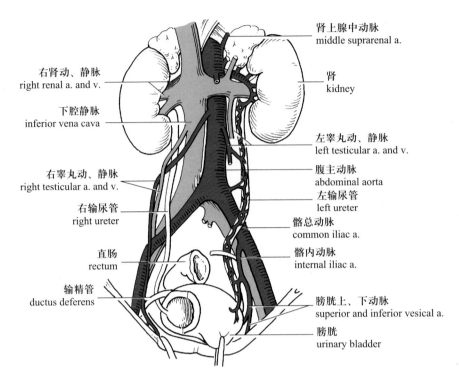

右肾动、静脉
right renal a. and v.

下腔静脉
inferior vena cava

右睾丸动、静脉
right testicular a. and v.

右输尿管
right ureter

直肠
rectum

输精管
ductus deferens

肾上腺中动脉
middle suprarenal a.

肾
kidney

左睾丸动、静脉
left testicular a. and v.

腹主动脉
abdominal aorta

左输尿管
left ureter

髂总动脉
common iliac a.

髂内动脉
internal iliac a.

膀胱上、下动脉
superior and inferior vesical a.

膀胱
urinary bladder

图4-77　输尿管腹部的血液供应

两肾的上端,约平第11胸椎高度。肾上腺与肾共同包在肾筋膜内,腹膜后注气造影,可显示肾上腺的轮廓,有助于肾上腺疾病的诊断。

2. 肾上腺的形态　左侧为半月形,右侧呈三角形,长约5 cm,宽约3 cm,厚约1 cm,重5~7 g。

3. 肾上腺的毗邻　左肾上腺的前面上部有网膜囊和胃,下部有胰尾和脾动、静脉,后面与膈相贴,其内侧缘与左腹腔神经节、左膈下动脉及胃左动脉相邻。右肾上腺的前面为肝右叶,后面为膈,其内侧缘与下腔静脉、右腹腔神经节及右膈下动脉相邻。

4. 肾上腺的血管

(1) 动脉　肾上腺的动脉供应有三个来源(图4-78):①由膈下动脉发出的**肾上腺上动脉** superior suprarenal artery;②起自腹主动脉的**肾上腺中动脉** middle suprarenal artery;③起自肾动脉的**肾上腺下动脉** inferior suprarenal artery。以上各动脉在肾上腺被膜内形成丰富的吻合,分支进入肾上腺皮质和髓质,并在皮质和髓质内形成血窦。

(2) 静脉　由肾上腺皮质和髓质的血窦集合成中央静脉,再穿出肾上腺,成肾上腺静脉。左肾上腺静脉(通常为1支,少数为2支)汇入左肾静脉(图4-78);右肾上腺静脉很短,汇入下腔静脉的右

后壁,在右肾上腺切除术结扎肾上腺静脉时,应注意保护下腔静脉。

5. 肾上腺的淋巴引流　肾上腺的集合淋巴管多斜向内下方,注入主动脉外侧淋巴结、腔静脉外侧淋巴结及中间腰淋巴结。肾上腺上部的部分集合淋巴管注入膈下淋巴结。

(四) 腹主动脉

腹主动脉 abdominal aorta 为胸主动脉的延续,在第12胸椎椎体下缘前方穿过膈的主动脉裂孔进入腹膜后间隙。腹主动脉在腰椎前方下降,并稍向左移,在第4腰椎下缘水平分为左、右髂总动脉,全长14~15 cm,其分支处的体表投影约在脐左下方2.5 cm处。

1. 腹主动脉的毗邻　在腹主动脉的前方自上而下依次为:网膜囊和小网膜、左肾静脉、胰体和脾静脉、十二指肠升部和小肠系膜。在腹主动脉的两侧,恰在膈的下方分别有左、右膈脚及左、右腹腔神经节。在左侧,膈脚的下方有十二指肠空肠曲、左交感干和肠系膜下血管。在右侧,近膈处有乳糜池,其下方为下腔静脉。腹主动脉周围有腰淋巴结。

2. 腹主动脉的分支　腹主动脉可分为脏支和壁支,脏支又可分为不成对的脏支和成对的脏支(图4-79)。

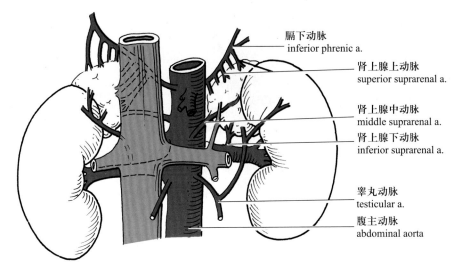

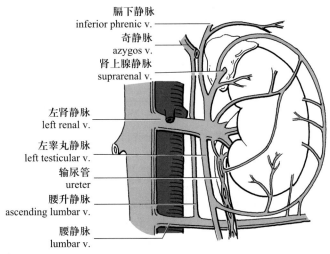

图4-78　肾上腺的血管

（1）不成对的脏支

1）**腹腔干** celiac trunk　为平均长度 2.45 cm 的短干，恰在膈的主动脉裂孔稍下方，起自腹主动脉的前壁，在胰体的上方水平走行，分为胃左动脉、脾动脉和肝总动脉。

2）**肠系膜上动脉** superior mesenteric artery　在腹腔干下方 1 cm，第 1~2 腰椎间盘水平，起自腹主动脉前壁，向下行于胰钩突的前方，经十二指肠水平部前方进入小肠系膜根，呈弓状下行至右髂窝。

3）**肠系膜下动脉** inferior mesenteric artery　在腹主动脉分叉的上方 3 cm 或 4 cm 处、第 3 腰椎水平起自腹主动脉前壁，先行于腹主动脉前方，然后行于腹主动脉左侧，最后经乙状结肠系膜进入盆腔，续为直肠上动脉。

（2）成对的脏支

1）**肾上腺中动脉** middle suprarenal artery　左、右各一支，在胰的后方，起自腹主动脉侧壁，向外经膈的内侧脚至肾上腺，并与肾上腺上动脉和肾上腺下动脉相吻合。

2）**肾动脉** renal artery　粗大，两侧肾动脉的外径平均为 0.77 cm，多在平第 2 腰椎高度、肠系膜上动脉起点水平的稍下方，直接起于腹主动脉侧壁，分别入左、右肾。左肾动脉较短，平均长 2.62 cm；右肾动脉较长，平均长 3.49 cm。

3）**睾丸（卵巢）动脉** testicular（ovarian）artery　细长，于肾动脉稍下方起自腹主动脉前壁，沿腰大肌的前面斜向下外，与同名静脉伴行，越过输尿管的前方。睾丸动脉经腹股沟管深环，并穿经腹股沟管，分布至睾丸；卵巢动脉在小骨盆上缘处进入卵巢悬韧带，分布于卵巢。

（3）壁支

1）**膈下动脉** inferior phrenic artery　在膈主动

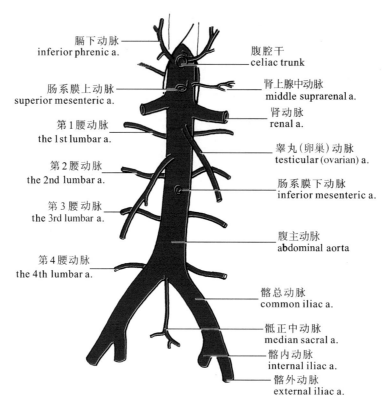

膈下动脉
inferior phrenic a.

腹腔干
celiac trunk

肠系膜上动脉
superior mesenteric a.

肾上腺中动脉
middle suprarenal a.

肾动脉
renal a.

第1腰动脉
the 1st lumbar a.

睾丸(卵巢)动脉
testicular (ovarian) a.

第2腰动脉
the 2nd lumbar a.

肠系膜下动脉
inferior mesenteric a.

第3腰动脉
the 3rd lumbar a.

腹主动脉
abdominal aorta

第4腰动脉
the 4th lumbar a.

髂总动脉
common iliac a.

骶正中动脉
median sacral a.

髂内动脉
internal iliac a.

髂外动脉
external iliac a.

图4-79 腹主动脉及其分支

脉裂孔处,由腹主动脉的起始处发出,分布于膈的腰部。膈下动脉的起点、支数可有变异,偶可见共同起始的双膈下动脉,或起于腹腔干。

2) **腰动脉 lumbar artery** 通常4对,起自腹主动脉后壁的两侧,向外横过第1~4腰椎椎体的前面和侧面,进入腰大肌和腰方肌的深面,并在腰大肌内侧缘发出背侧支和腹侧支。背侧支供应背部诸肌、皮肤和脊柱;腹侧支向前转入腹肌之间,沿途分支供应腹前外侧壁的肌和皮肤。

3) **骶正中动脉 median sacral artery** 仅为1支,较细小,自腹主动脉分为左、右髂总动脉处的背面发出,沿第4~5腰椎椎体、骶骨及尾骨的前面下降,并向两侧发出腰最下动脉(又称第5腰动脉),沿途分支营养直肠后壁和骶骨盆面。

(五)下腔静脉

下腔静脉 inferior vena cava 由左、右髂总静脉在第5腰椎水平(少数平第4腰椎)汇合而成。下腔静脉位于脊柱的右前方,沿腹主动脉右侧上行,经肝的腔静脉沟、穿膈的腔静脉孔,开口于右心房。

下腔静脉的前方,自下而上有小肠系膜根、右睾丸(卵巢)动脉、十二指肠下部、胰头、十二指肠上

部、肝及小网膜。后面为第1~4腰椎、右交感干、腹主动脉的壁支和右膈脚。左侧为腹主动脉,右侧为腰大肌、右肾、右肾上腺。

下腔静脉的属支有髂总静脉、右睾丸(卵巢)静脉、肾静脉、右肾上腺静脉、肝静脉、腰静脉和膈下静脉,其中大部分属支与同名动脉伴行(图4-80)。

1. **膈下静脉 inferior phrenic vein** 与同名动脉伴行,收集肾上腺的小静脉血液。

2. **睾丸(卵巢)静脉 testicular (ovarian) vein** 睾丸静脉起自蔓状静脉丛,与同名动脉伴行,穿腹股沟深环,通常为2支,经腰大肌和输尿管的前面、消化管及其系膜和血管的后面,右侧注入下腔静脉,左侧注入左肾静脉。两侧的卵巢静脉从子宫阔韧带穿出,沿盆腔侧壁上行,跨越髂外血管后的行程及注入部位与睾丸静脉相同。

男性左侧精索静脉曲张较为常见,原因是左侧睾丸静脉以直角汇入左肾静脉,其流程长,回流阻力大;上行过程中有乙状结肠跨过,易受其压迫;左肾静脉在肠系膜上动脉根部与腹主动脉所形成的夹角中经过汇入下腔静脉,左肾静脉回流受阻亦可累及左睾丸静脉。

3. **腰静脉 lumbar vein** 共有4对,与同名动

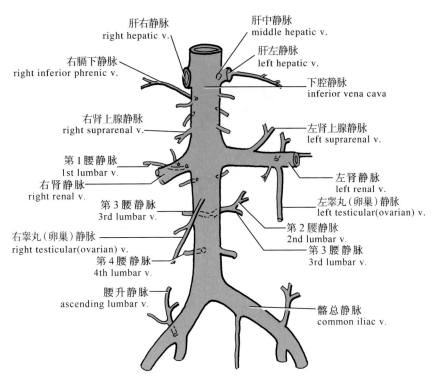

图4-80 下腔静脉及其属支

脉伴行,其中左腰静脉走行于腹主动脉的后方,两侧的腰静脉均直接注入下腔静脉,收集腰部的静脉血。腰静脉与椎外静脉丛吻合,进而与椎内静脉丛相通,可间接收纳椎内和脊髓的部分静脉血。各腰静脉之间有纵行的交通支相连,称**腰升静脉** ascending lumbar vein。腰升静脉下与髂腰静脉、髂总静脉及髂内静脉相连,上与肾静脉、肋下静脉相通,穿膈脚进入后纵隔。左侧腰升静脉移行为半奇静脉,右侧移行为奇静脉。腰升静脉是沟通上、下腔静脉系统间侧支循环的途径之一。

下腔静脉的变异类型有双下腔静脉、左下腔静脉和下腔静脉肝后段缺如等。由于变异的下腔静脉起点、行径、汇入部位及与周围器官的毗邻关系等均发生改变,故行腹膜后器官手术时,应注意避免损伤该变异的静脉。如行肾切除手术处理肾蒂时,应注意有无下腔静脉变异,尤其左肾切除时,切勿损伤左侧下腔静脉。

（六）腰交感干

腰交感干 lumbar sympathetic trunk 由3或4个神经节和节间支构成,位于脊柱与腰大肌之间,并

被椎前筋膜所覆盖。在上部,腰交感干在内侧弓状韧带的后方与胸交感干相连;在下部,穿髂总动脉的后方延续为骶交感干。左、右交感干之间有横通支(图4-81)。行腰交感神经节切除术时,不能单纯切除交感神经节,须同时切除交感干之间的交通支,否则达不到治疗效果。

左腰交感干位于腹主动脉的左缘,距腹主动脉约1 cm。右腰交感干为下腔静脉所覆盖。两侧交感干的下段分别位于左、右髂总静脉的后方。左、右交感干的外侧有生殖股神经伴行,行腰交感神经节切除术时应注意鉴别。在交感干附近有小淋巴结,应与交感神经节鉴别。

腰神经节 lumbar ganglion 位于第12胸椎椎体下半至腰骶椎间盘的范围内。由于有节的融合或缺如,故神经节的数目常有变异。第1、2、5腰神经节位于同序数的腰椎椎体平面,第3、4腰神经节的位置多高于同序数椎体平面。第3腰神经节多位于第2~3椎间盘平面,第4腰神经节多位于3~4腰椎间盘平面。当行腰交感神经节切除术寻找神经节时,可参考以上标志。

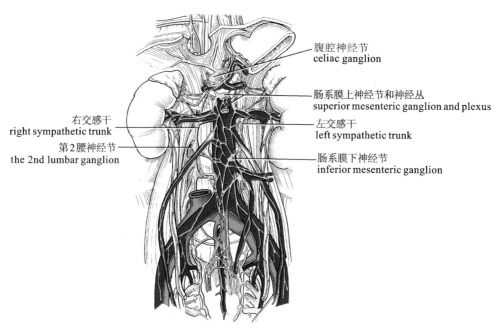

右交感干
right sympathetic trunk

第2腰神经节
the 2nd lumbar ganglion

腹腔神经节
celiac ganglion

肠系膜上神经节和神经丛
superior mesenteric ganglion and plexus

左交感干
left sympathetic trunk

肠系膜下神经节
inferior mesenteric ganglion

图 4-81　腹膜后间隙的神经与血管

（李七渝）

附：病例与问题

病例一：腹股沟斜疝

　　患儿，男性，14岁，因右侧阴囊内发现肿块2年入院。患儿2年前因腹部用力，右侧阴囊内出现一肿块，伴有轻度胀痛，平卧并用手挤按后肿块消失。此后，肿块常在站立、行走或咳嗽时出现，平卧休息后或用手将肿块向腹部挤按，则肿块可消失。

　　检查发现患儿右侧阴囊内有一肿块，质地软，扪之不痛，透光试验阴性；肿块回纳腹腔后将手指尖经阴囊皮肤伸入腹股沟管浅环，感觉浅环扩大，令患儿咳嗽时指尖有冲击感。用手指紧压腹股沟管深环，患儿站立或咳嗽时，肿块不再出现，但手指移开后，肿块则由外上向内下方鼓出。其他检查均未见异常。诊断为右侧腹股沟斜疝。

问题：

　　1. 什么是疝？腹股沟斜疝的内容物可能是什么？

　　2. 腹股沟斜疝的发生机制是什么？

　　3. 如何区别腹股沟斜疝和直疝？

　　4. 根据所学知识，若手术治疗应做什么切口？须经过哪些层次可找到疝囊？术中应避免损伤什么结构？

　　5. 本例患者若利用腹腔镜手术治疗腹股沟斜疝，应通过何种途径？

病例二：急性阑尾炎

　　患者，男性，22岁，因上腹部疼痛转移至右下腹，伴恶心、呕吐6 h入院。患者平素身体健康，6 h前自觉上腹部疼痛，但不甚严重，呈阵发性；2 h前疼痛转移至右下腹，呈持续性加重，伴恶心、呕吐，全身乏力，头痛。

　　检查见患者仰卧位，右下肢屈曲，体温38.6 ℃，脉搏90次/min，右下腹肌紧张，有压痛，麦氏点压痛明显，有轻度反跳痛。白细胞计数 18×10^9/L，中性粒细胞百分比85%。诊断为急性阑尾炎。

问题：

　　1. 急性阑尾炎发生转移性腹痛的机制是什么？

2. 急性阑尾炎发生右下腹压痛、反跳痛的原因是什么?

3. 患者为什么取右下肢屈曲的姿势?

4. 手术切除阑尾时应做什么切口?术中须经过哪些层次方可显露阑尾?

5. 术中如何寻找阑尾,可能遇到哪些异常情况?

6. 若利用腹腔镜手术切除阑尾,应通过何种途径?

病例三:急性肠梗阻

患者,男性,38岁,因急性腹痛伴呕吐4 h入院。患者午饭后即开始搬运货物,1 h后突感腹中部疼痛,呈阵发性,伴恶心,随后疼痛逐渐加重,呈阵发性绞痛,伴大量呕吐,呕吐物为所进食物、胃液。

检查见患者眼窝下陷,皮肤弹性差,口唇干燥,呻吟不止,辗转不安;腹胀明显,可见肠形,腹部听诊肠鸣音亢进,有气过水声。患者自发病后无肛门排便排气。X线检查见肠腔内有气体,可见多个液平面。诊断为急性肠梗阻。

问题:

1. 什么是肠梗阻?

2. 根据所学知识解释肠梗阻的症状与体征。

3. 若行外科手术治疗,一般做什么切口?须经哪些层次可进入腹腔?

4. 如何根据肠管的特征确定肠梗阻的部位?

病例四:胆石症合并胆道感染

患者,女性,45岁,因右上腹阵发性绞痛,伴恶心、呕吐4 h入院。患者有胆囊结石史3年,经常有右上腹不适,上腹饱胀感。4 h前突然觉右上腹疼痛,呈剧烈刀割样,阵发性加重,向右肩部放射,在家服止痛药无效而急症入院。

检查时患者呈痛苦状,体温39.3 ℃,寒战,脉搏105次/min,右上腹及剑突下有压痛,腹肌紧张,肝区有叩击痛,在右锁骨中线与肋弓交点处可触及胆囊底,有轻度压痛。B超检查可见胆总管扩张,胆囊内及胆总管下段有结石阴影。白细胞计数21×10^9/L,中性粒细胞百分比87%。住院一天后患者出现黄疸。诊断为胆石症合并胆道感染。

问题:

1. 根据所学知识解释该患者的症状及体征。

2. 若采用外科手术治疗应做什么切口?须经过哪些层次可到达胆囊?

3. 如何寻找胆总管?应注意勿损伤哪些结构?

4. 若做胆囊摘除应如何寻找胆囊动脉?

病例五:胃溃疡急性穿孔

患者,男性,48岁,因上腹部突发性剧烈疼痛,伴恶心、呕吐4 h急诊入院。患者于3年前开始出现嗳气、反酸伴周期性上腹部疼痛,疼痛多在饭后0.5~1 h出现,持续1~2 h后可自行缓解。本次发病为饱餐后不久,突然感到上腹部剧烈疼痛,呈刀割样,伴恶心、呕吐,很快感到全腹疼痛。

检查见患者取平卧姿态,表情痛苦,身体不敢翻动,面色苍白,出冷汗,肢体发冷,脉搏快而细弱,腹式呼吸减弱,不敢深吸气;腹肌紧张,腹部呈"板状腹",全腹有压痛和反跳痛,以上腹部明显。X线显示膈下可见半月形游离气体。诊断为胃溃疡并发急性穿孔。

问题:

1. 患者为什么出现板状腹、压痛、反跳痛和腹式呼吸减弱?

2. 患者为什么出现膈下游离气体?

3. 若给患者施行胃大部切除,应结扎哪些动脉?这些动脉走行于何处?

4. 手术时应注意保护哪些器官?

5. 术中溃疡处行冰冻切片检查,若发现癌变,应清扫哪些淋巴结?

病例六:门静脉高压

患者,男性,52岁,因大量呕血而急诊入院。患者有10余年的乙型肝炎病史。近1年来常有疲乏、无力、食欲不振等症状。近1周来,时有大便发黑、嗜睡、厌食,入院前1天突然大量呕血,血色鲜红,大便呈柏油样。

检查见患者呈半昏迷状态,身体消瘦,脉搏快,细弱,脾明显肿大,肝肋下可触及,腹部膨隆,腹水征阳性,腹壁静脉曲张,呈"海蛇头"状;腹部超声检查显示明显腹水征,肝密度异常,肝门静脉扩张,脾肿大。实验室检查显示肝功能严重损害。诊断为肝硬化门静脉高压。

问题:

1. 简述肝门静脉与腔静脉之间的吻合。

2. 引起门静脉高压的原因有哪些?

3. 解释患者呕血、黑便及腹壁静脉曲张的原因。

（韦　力　赵　鹏　李振中　李七渝）

数字课程学习⋯⋯

 教学 PPT

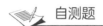 自测题

第 5 章

盆部与会阴

第一节 概 述

盆部 pelvis 位于躯干下部。骨盆构成盆部的支架,其上部的大骨盆与腹壁围成腹腔的一部分,下部的小骨盆与覆盖其内的盆壁肌、盆底肌及其筋膜共同围成盆腔,内有消化、泌尿和生殖系统的部分器官,以及血管、神经、淋巴管和淋巴结等。

会阴 perineum 系指盆膈以下封闭骨盆下口的全部软组织,即广义的会阴。狭义的会阴在男性指阴囊根部与肛门之间的软组织结构;在女性指阴道前庭后端与肛门之间的软组织结构,又称为产科会阴(图5-1)。

一、境界与分区

盆部前面以耻骨联合上缘、耻骨嵴、耻骨结节、腹股沟韧带和髂嵴前份的连线与腹部为界;后面以髂嵴后份和髂后上棘至尾骨尖的连线与腰区和骶尾部为界。

会阴略呈菱形,前角为耻骨联合下缘,后角为尾骨尖,两侧角为坐骨结节;前外侧界为耻骨下支和坐骨支,后外侧界为骶结节韧带。两侧坐骨结节之间的假想连线将其分为前方的尿生殖区 urogenital region(又称尿生殖三角)和后方的肛区 anal region(又称肛门三角)(图5-1)。

二、表面解剖

在盆部上界的外侧可扪及髂嵴 iliac crest,沿髂嵴向前可触及髂前上棘 anterior superior iliac spine,向后可触及髂后上棘 posterior superior iliac spine;在腹前正中线下端可触及耻骨联合 pubic symphysis 上缘,其两侧的锐缘为耻骨嵴 pubic crest,在耻骨嵴

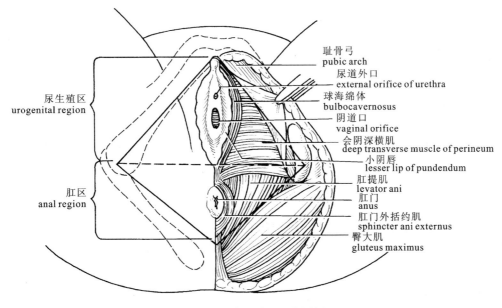

图 5-1 会阴的分区(女性)

尿生殖区
urogenital region

肛区
anal region

耻骨弓
pubic arch
尿道外口
external orifice of urethra
球海绵体
bulbocavernosus
阴道口
vaginal orifice
会阴深横肌
deep transverse muscle of perineum
小阴唇
lesser lip of pundendum
肛提肌
levator ani
肛门
anus
肛门外括约肌
sphincter ani externus
臀大肌
gluteus maximus

外侧端可触及**耻骨结节** pubic tubercle；耻骨结节与髂前上棘之间为**腹股沟韧带** inguinal ligament。

在会阴部可触及**耻骨弓** pubic arch、**坐骨结节** ischial tuberosity 和**尾骨尖** apex of coccyx。它们是产科常用的骨性标志。

第二节　盆　　部

一、基本要求

通过对盆部的实地解剖操作，深刻理解盆壁和盆筋膜的结构特点，盆部各器官和结构的配布规律，各器官与腹膜的关系，并重点观察直肠、膀胱、前列腺和子宫的位置和毗邻，输尿管盆部的行程及其与子宫动脉的关系和临床意义，为妇产科、泌尿外科和普外科等奠定坚实的解剖学基础。

二、解剖与观察

（一）盆腔脏器的观察

将乙状结肠与小肠祥推向腹腔，充分显露盆腔腹膜，透过腹膜观察盆腔脏器的排列关系，注意男性与女性的差异。

（二）盆腔腹膜的观察

1. 用手指沿腹前壁和盆侧壁向盆内做自前向后的滑动，观察腹膜在盆腔内的移行情况，以及腹膜与盆内脏器之间形成的陷凹、皱襞和系膜。

2. 男性盆腔位于直肠和膀胱之间的是直肠膀胱陷凹。观察在膀胱背面外侧向后近矢状位的腹膜皱襞。

3. 女性盆腔位于膀胱和子宫之间的是膀胱子宫陷凹，位于直肠和子宫之间的是直肠子宫陷凹。在子宫颈两侧、向后经直肠外侧，达骶骨前面近矢状位的腹膜皱襞，称为子宫直肠襞；在子宫侧缘与盆壁之间是子宫阔韧带。

（三）解剖、追踪输尿管、输精管或子宫圆韧带

1. 沿腹部已剖出的输尿管向下追踪清理至膀胱底部。在男性观察其与输精管的位置关系；在女性追踪至子宫颈外侧时，注意其与子宫动脉的关系。

2. 男性在腹股沟管腹环内后方寻找输精管，追踪至膀胱底背面；在女性寻找子宫圆韧带，追踪至子宫角。

（四）盆筋膜间隙的观察

1. 提起膀胱，将刀柄或手指伸入膀胱与耻骨联合后面之间，观察耻骨后间隙内的疏松结缔组织、脂肪等结构，并注意其向上的通连。

2. 用刀柄或手指插入直肠后方与骶前筋膜之间，向前钝性分离直肠，观察直肠后间隙内的组织结构。

（五）盆部血管、神经和淋巴结的解剖观察

从乙状结肠与直肠交界处向上推挤肠内容物，间隔 1 cm，用线绳双重结扎乙状结肠下段，于结扎线之间切断乙状结肠并推向上方，平第 4、5 腰椎间水平锯断躯干。

1. 解剖血管

（1）自腹主动脉分叉处向下，在盆外侧壁清理、修洁髂总和髂外血管至腹股沟管腹环内侧，勿损伤跨越髂血管前面的输尿管和经骨盆上口至腹环的输精管或子宫圆韧带和卵巢血管。寻找沿髂总和髂外血管排列的髂外淋巴结，观察后清除之。在髂外血管末端查找腹壁下动脉起始部，确认其位于腹股沟管腹环内侧缘。

（2）在髂外血管外侧寻找睾丸血管，追踪至腹股沟腹环处；在女性卵巢悬韧带深面寻找卵巢血管，追踪至卵巢和输卵管。

（3）在盆后外侧壁清理髂内血管，除去髂内静脉及其属支。追踪清理髂内动脉的分支：①经腰骶干与第一骶神经之间，寻找出盆腔的臀下动脉和阴部内动脉；②在盆侧壁找出闭孔动脉，追踪至闭膜管，并注意是否有变异的闭孔动脉存在，观察它的来源及其与股环的关系；③分离膀胱上、下动脉和直肠下动脉；④在女性盆腔中的子宫颈两侧找出与输尿管交叉的子宫动脉。

（4）在乙状结肠系膜根部分离出直肠上动脉，并追踪至直肠。

（5）在骶骨前面正中线上寻找细小的骶正中动脉及沿动脉排列的骶淋巴结。

（6）在盆底器官周围观察静脉丛的分布。

2. 解剖神经

（1）清理从盆壁经过、与闭孔动脉伴行的闭孔神经。

（2）推开直肠，沿腰大肌内侧深面寻找腰骶干并向下追踪，清理出在髂内动脉深面、梨状肌前面的骶丛。在腰大肌外侧缘找出股神经，追踪至肌腔隙。

（3）留意骶 2~4 神经前支出骶前孔后发出细支到直肠等器官，此即盆内脏神经。

（4）从腰交感干向下追踪位于骶前孔内侧的骶

交感干。

三、基本内容

(一)骨盆整体观

骨盆由两侧髋骨和后方的骶、尾骨借助骶髂关节、耻骨联合和韧带连接而成。在直立时,耻骨结节和髂前上棘处于同一冠状面,而尾骨尖与耻骨联合上缘处于同一水平面。

骨盆以界线分为**大骨盆** greater pelvis 和**小骨盆** lesser pelvis。**界线** terminal line 由骶骨岬、骶翼前缘、髋骨的弓状线、髂耻隆起、耻骨梳、耻骨结节、耻骨嵴和耻骨联合上缘围成。大骨盆又称为假骨盆,主要由髂翼围成,属于腹腔的一部分;小骨盆又称真骨盆,有上口和下口。**骨盆上口** superior pelvic aperture 即为界线,**骨盆下口** inferior pelvic aperture 由耻骨联合下缘、耻骨下支、坐骨支、坐骨结节、骶结节韧带和尾骨尖围成。骨盆上、下口之间的腔为**骨盆腔** pelvic cavity,其前壁为耻骨和耻骨联合;后壁为骶骨、尾骨和骶尾联合;侧壁为髂骨、坐骨、骶结节韧带和骶棘韧带。骶结节韧带、骶棘韧带与坐骨大、小切迹围成坐骨大、小孔,血管和神经经此两孔出入。坐骨大孔前方为**闭孔** obturator foramen,被闭孔膜封闭,但闭孔膜的上缘与耻骨的闭孔沟围成**闭膜管** obturator canal,闭孔神经、血管经此管出入股部。

成年骨盆具有明显的性别差异。女性骨盆是胎儿正常分娩的通道,宽而短,上口近似圆形,下口较宽大;男性骨盆窄而长,上口为心形,下口较小。女性骨盆径线的测量对产科有重要的意义。

骨盆上口:①前后径,骶骨岬至耻骨联合上缘11.6 cm;②横径,两侧弓状线间最大距离约12.3 cm;③斜径,骶髂关节前缘至对侧髂耻隆起约12.7 cm。

骨盆下口:①前后径,耻骨联合下缘至尾骨尖约12.3 cm;②横径,两侧坐骨结节内侧缘之间的距离约9 cm(图5-2)。

(二)盆壁肌

盆壁肌附于盆壁内面,有闭孔内肌和梨状肌(图5-3)。

1. **闭孔内肌** obturator internus 起自闭孔膜内面,经坐骨小孔出盆腔,止于股骨转子窝,由第5腰神经和第1、2骶神经分支支配。其前上缘及筋膜参与闭膜管的围成。

2. **梨状肌** piriformis 起自骶骨盆面外侧部,经坐骨大孔出盆腔,止于股骨大转子,由第1、2骶神经分支支配。梨状肌上、下缘与坐骨大孔之间的裂隙,分别称梨状肌上、下孔。

(三)盆底肌与盆膈

1. **盆底肌** 包括肛提肌和尾骨肌(图5-3)。

(1) **肛提肌** levator ani 扁而薄,起于**肛提肌腱弓** tendinous arch of levator ani,肌纤维向后、下、内方,止于会阴中心腱、直肠壁、尾骨和肛尾韧带;两侧前部的肌纤维汇合成漏斗状,围成盆膈裂孔,有尿道和女性阴道通过;由阴部神经的肛门神经和会阴神经支配。根据肌纤维的起止和排列,肛提肌自前向后可分为四部分:①**前列腺提肌** levator prostatae(男性)或**耻骨阴道肌** pubovaginalis(女性),起自耻骨盆面和肛提肌腱弓前份。前列腺提肌纤维经前列腺尖两侧,向后止于会阴中心腱,有支持前列腺的作用;耻骨阴道肌纤维沿尿道、阴道两侧行走,并与尿道、阴道壁的肌纤维交织,有协助缩小阴道口的作用。②**耻骨直肠肌** puborectalis,位居中间,起自耻骨盆面和肛提肌腱弓前份,向后止于直肠和肛管侧壁、后壁和会阴中心腱。耻骨直肠肌位

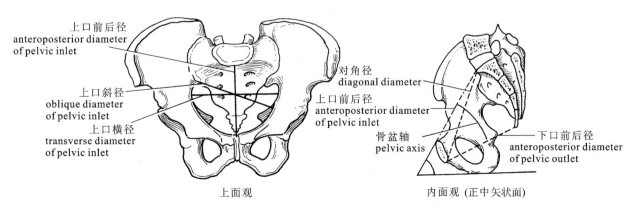

图5-2 骨盆主要径线(女性)

上口前后径 anteroposterior diameter of pelvic inlet

上口斜径 oblique diameter of pelvic inlet

上口横径 transverse diameter of pelvic inlet

对角径 diagonal diameter

上口前后径 anteroposterior diameter of pelvic inlet

骨盆轴 pelvic axis

下口前后径 anteroposterior diameter of pelvic outlet

上面观

内面观 (正中矢状面)

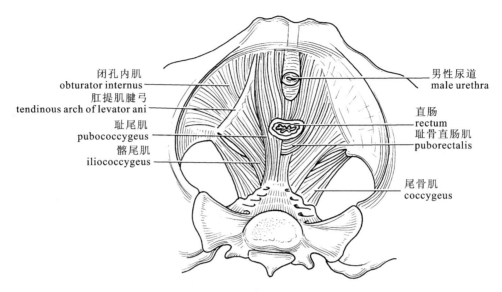

图5-3　男性盆底肌（上面观）

于肛门外括约肌的上方,是肛直肠环的组成部分。该肌由起点向后绕过直肠两侧,构成 U 形袢,将直肠肛管交界处向前上方牵引,形成 90° 的肛管直肠角。排便的控制需要维持正常的肛管直肠角。③**耻尾肌** pubococcygeus,起自耻骨盆面和肛提肌腱弓中份,止于骶、尾骨侧缘和肛尾韧带。④**髂尾肌** iliococcygeus,位于肛提肌外侧部,起自肛提肌腱弓后份和坐骨棘盆面,止于肛尾韧带及尾骨侧缘。

（2）**尾骨肌** coccygeus　位于肛提肌的后外方,骶棘韧带的前方,起自坐骨棘,止于尾骨的外侧缘。由第 4、5 骶神经分支支配。

2. **盆膈** pelvic diaphragm　由肛提肌和尾骨肌及覆盖其上、下面的盆膈上、下筋膜组成,又称盆底,有肛管通过。盆膈的前部有盆膈裂孔（又称尿生殖裂孔）,由会阴深横肌和尿道膜部括约肌及其筋膜构成的尿生殖膈从下方封闭加固,男性有尿道通过,女性有尿道和阴道通过（图 5-4）。

（四）盆部的血管、淋巴引流和神经

1. **动脉**

（1）**髂总动脉** commom iliac artery　平第 4 腰椎下缘,腹主动脉分为左、右髂总动脉。髂总动脉沿腰大肌内侧斜向外下,在骶髂关节前方分为髂内、外动脉。髂总动脉的后方有**髂总静脉** commom iliac vein。右髂总动脉的后方与第 4、5 腰椎椎体之间有左、右髂总静脉的末段和下腔静脉的起始段。

（2）**髂外动脉** external iliac artery　沿腰大肌内侧缘下行,穿血管腔隙至股部。在男性,髂外动脉外侧有睾丸血管和生殖股神经伴行,末端前方有输精管越过。在女性,髂外动脉起始部的前方有卵巢血管越过,末段的前上方有子宫圆韧带斜越过。在近腹股沟韧带处,髂外动脉发出腹壁下动脉和旋髂深动脉。

（3）**髂内动脉** internal iliac artery　在骶髂关节前面起自髂总动脉,斜向进入盆腔。其起始部前面有输尿管跨过,其后邻近腰骶干,髂内静脉和闭孔神经行于其内侧。主干沿骨盆后外侧壁下行,至坐骨大孔上缘处分为前、后两干;后干为壁支,前干除发出壁支外,还发出脏支。

1）**壁支**　①**髂腰动脉** iliolumbar artery,发自后干,向外上进入腰大肌的深面,营养髂腰肌、腰方肌等。②**骶外侧动脉** lateral sacral artery,发自后干,沿骶前孔内侧下行,营养梨状肌、尾骨肌、肛提肌等。③**臀上动脉** superior gluteal artery,为后干的延续,经腰骶干与第 1 骶神经前支之间穿梨状肌上孔出盆腔,营养臀部肌。④**臀下动脉** inferior gluteal artery,为前干的终末支,经第 2 和第 3 骶神经前支之间穿梨状肌下孔出盆腔,营养臀部肌和髋关节等。⑤**闭孔动脉** obturator artery,发自前干,沿骨盆侧壁向前下,穿闭膜管进入股内侧部,营养大腿内收肌群、髋关节等。该动脉在盆内发出细小的耻骨支与腹壁下动脉的耻骨支吻合。有时闭孔动脉本干细小或缺少,由腹壁下动脉的耻骨支替代,形成异常的闭孔动脉,经过股环的外侧或内侧。在股疝手术时应予注意,以免误伤。

2）**脏支**　有膀胱上、下动脉,子宫动脉,阴部内动脉及直肠下动脉等。各动脉的行程和分布在盆腔脏器叙述（图 5-5）。

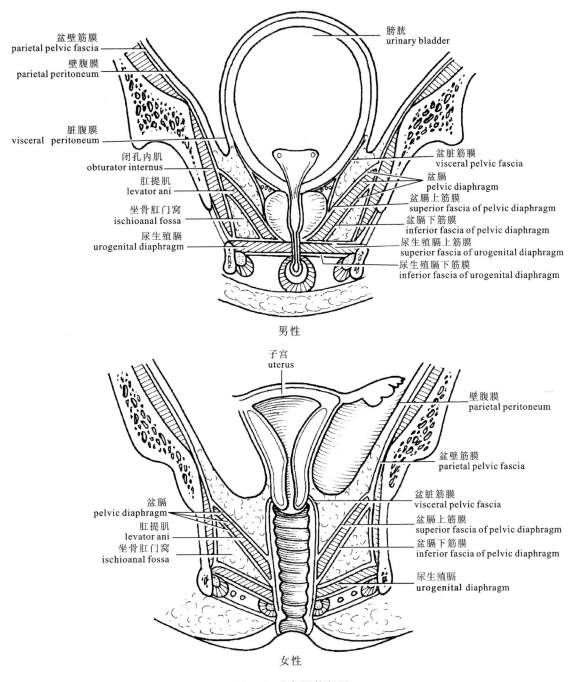

图5-4　盆部冠状断面

2. 静脉　髂内静脉 internal iliac vein 是粗短的静脉干,在髂内动脉后上方收集同名动脉供血区的静脉;在骶髂关节前方与髂外静脉汇合,形成髂总静脉。

盆腔脏器的静脉回流,首先在脏器周围广泛吻合,形成静脉丛,包括膀胱静脉丛、直肠静脉丛,男性的前列腺静脉丛,女性的子宫静脉丛和阴道静脉丛;然后各静脉丛再汇合成相应的静脉,注入髂内静脉。女性卵巢和输卵管附近的卵巢静脉丛汇集为卵巢静脉伴同名动脉上行,左侧以直角注入左肾静脉,右侧以锐角注入下腔静脉。

直肠静脉丛分为内、外两部分,直肠内静脉丛位于直肠和肛管黏膜上皮的深面,直肠外静脉丛位于肌层的外面,两丛之间有广泛的吻合。直肠内静脉丛主要汇入直肠上静脉,经肠系膜下静脉入肝门静脉。直肠外静脉丛向下经直肠下静脉和肛静脉回流入髂内静脉,如此建立肝门静脉系与腔静脉系之间的交通(图 5-6)。

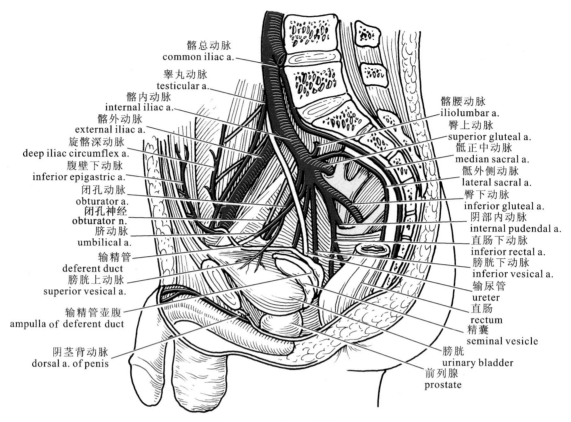

髂总动脉
common iliac a.

睾丸动脉
testicular a.

髂内动脉
internal iliac a.

髂外动脉
external iliac a.

旋髂深动脉
deep iliac circumflex a.

腹壁下动脉
inferior epigastric a.

闭孔动脉
obturator a.

闭孔神经
obturator n.

脐动脉
umbilical a.

输精管
deferent duct

膀胱上动脉
superior vesical a.

输精管壶腹
ampulla of deferent duct

阴茎背动脉
dorsal a. of penis

髂腰动脉
iliolumbar a.

臀上动脉
superior gluteal a.

骶正中动脉
median sacral a.

骶外侧动脉
lateral sacral a.

臀下动脉
inferior gluteal a.

阴部内动脉
internal pudendal a.

直肠下动脉
inferior rectal a.

膀胱下动脉
inferior vesical a.

输尿管
ureter

直肠
rectum

精囊
seminal vesicle

膀胱
urinary bladder

前列腺
prostate

图5-5　盆腔的动脉

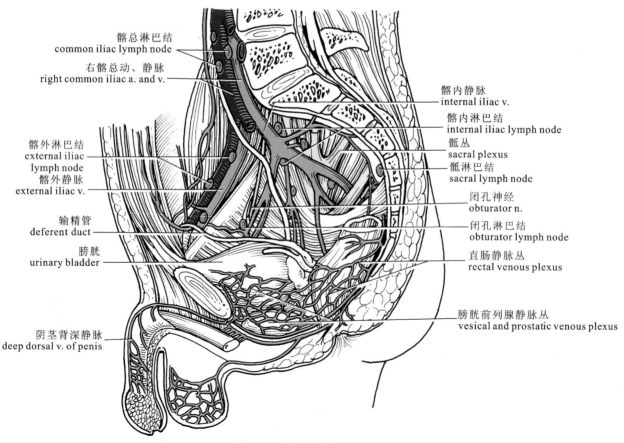

髂总淋巴结
common iliac lymph node

右髂总动、静脉
right common iliac a. and v.

髂外淋巴结
external iliac
lymph node

髂外静脉
external iliac v.

输精管
deferent duct

膀胱
urinary bladder

阴茎背深静脉
deep dorsal v. of penis

髂内静脉
internal iliac v.

髂内淋巴结
internal iliac lymph node

骶丛
sacral plexus

骶淋巴结
sacral lymph node

闭孔神经
obturator n.

闭孔淋巴结
obturator lymph node

直肠静脉丛
rectal venous plexus

膀胱前列腺静脉丛
vesical and prostatic venous plexus

图5-6　盆腔的静脉和淋巴结

骶正中静脉注入左髂总静脉,其属支与骶外侧静脉间有广泛吻合,形成骶前静脉丛。该丛位于骶前筋膜与骶骨之间,向上与椎静脉丛交通。所以盆内恶性肿瘤可经此径路向椎管内转移。

3. 淋巴引流 盆腔淋巴结一般沿血管排列,主要淋巴结群有:

(1) **髂外淋巴结** external iliac lymph node 沿髂外动脉排列,收集腹股沟浅、深淋巴结的输出管,盆壁和部分盆腔脏器如膀胱、前列腺或子宫颈和阴道上段的淋巴管。

(2) **髂内淋巴结** internal iliac lymph node 沿髂内动脉及其分支排列,收集盆腔脏器、会阴深部和臀部等的淋巴管。位于髂内、外动脉间的闭孔淋巴结还收纳子宫体下部及子宫颈的淋巴。宫颈癌时该淋巴结受累较早。

(3) **骶淋巴结** sacral lymph node 位于骶骨前面和骶正中动脉附近,收纳直肠、子宫颈、前列腺和盆后壁的淋巴管。

以上三群淋巴结的输出管均注入**髂总淋巴结** common iliac lymph node;其输出管注入腰淋巴结(图5-6)。

4. 神经

(1) **闭孔神经** obturator nerve 起自腰丛,沿腰大肌内侧缘进入盆腔侧壁,与闭孔血管一同穿闭膜管至股部。

(2) **骶丛** sacral plexus 由腰骶干和所有骶神经与尾神经的前支组成,位于梨状肌前方。骶丛呈三角形,尖端朝向坐骨大孔。骶丛的前方有髂内动脉的主干和分支。骶丛的分支主要有臀上神经、臀下神经、阴部神经、股后皮神经和坐骨神经等。

(3) **骶交感干** sacral part of sympathetic trunk 为腰交感干的延续,沿骶骨前面下行至尾骨处与对侧骶交感干汇合于**奇神经节** impar ganglion,又称尾神经节。每侧骶交感干上有3~4个神经节,其节后纤维部分参与组成盆丛,部分形成灰交通支,与骶神经相连。

(4) **盆内脏神经** pelvic splanchnic nerve 又称盆神经,属副交感神经,由第2~4骶神经前支中的副交感神经节前纤维组成。此神经参与盆丛的组成,在脏器附近或壁内副交感神经节交换神经元,节后纤维分布于结肠左曲以下的消化管和盆腔脏器。

(5) **腹下丛** hypogastric plexus 可分为上腹下丛和下腹下丛。**上腹下丛** superior hypogastric plexus 续自腹主动脉丛,经第5腰椎的前方下行入盆,分为左、右腹下神经,向下外至直肠两侧,与盆内脏神经和骶交感干的节后纤维共同组成**下腹下丛** inferior hypogastric plexus,即**盆丛** pelvic plexus。自盆丛发出的纤维与髂内动脉的分支伴行,形成膀胱丛、前列腺丛、子宫阴道丛和直肠丛等,随动脉分布于盆内脏器(图5-7)。

(五) 盆腔脏器

1. 盆腔脏器的位置排列 盆腔主要容纳部分泌尿生殖器和消化管末段。膀胱位于盆腔前下部,耻骨联合后方;直肠在正中线上,沿骶尾骨凹面下行,穿盆膈与肛管相延续。男性膀胱与盆底之间有前列腺,输精管从输尿管前方跨过,输精管壶腹和精囊腺紧贴膀胱底后面(图5-8)。女性膀胱与直肠之间有子宫和阴道上部,子宫两侧有子宫阔韧带包裹输卵管和卵巢,在盆外侧部输尿管越过髂血管进入盆腔(图5-9)。

2. 盆腔脏器与腹膜的关系

(1) 男性盆腔 壁腹膜自腹前壁向下在骨盆入口处折转向后,覆盖膀胱上壁、侧壁和膀胱底的上部及输精管壶腹和精囊腺后上部,继而反折向后上至直肠形成**直肠膀胱陷凹** rectovesical pouch。直肠膀胱陷凹的凹底距肛门上部约7.5 cm。在膀胱背面外侧向后绕过直肠,达骶骨前面近矢状位的腹膜皱襞,称为**直肠膀胱襞** rectovesical fold。

(2) 女性盆腔 腹膜覆盖膀胱上壁、侧壁和膀胱底的上部,然后反折到子宫体前面、子宫底、子宫的后面直达阴道穹后部和阴道上部后面,继而反折到直肠。在膀胱和子宫之间形成**膀胱子宫陷凹** vesicouterine pouch,在直肠与子宫之间形成**直肠子宫陷凹** rectouterine pouch。女性的直肠子宫陷凹较膀胱子宫陷凹深,侧壁由直肠子宫襞围成,陷凹底距肛门上部约5.5 cm。在直立、坐位或半卧位时,直肠子宫陷凹(男性的直肠膀胱陷凹)为腹膜腔最低处,腹膜腔内的液体易积于此。此部腹膜面积小、吸收较差,临床上引流此部积液较为方便,男性可经直肠前壁穿刺,女性可经阴道后穹隆穿刺(图5-10)。

覆盖子宫前、后壁的腹膜在子宫的两侧汇合形成双层腹膜结构,附着于骨盆侧壁,形成**子宫阔韧带** broad ligament of uterus,包裹输卵管、子宫圆韧带等结构。从子宫体和颈的交界处到盆壁向后经

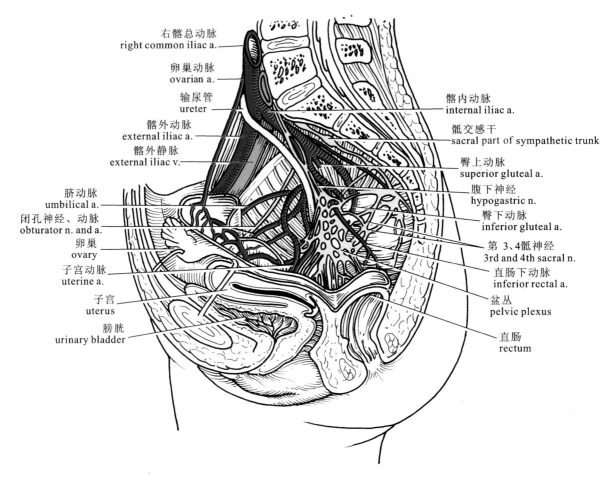

右髂总动脉
right common iliac a.

卵巢动脉
ovarian a.

输尿管
ureter

髂外动脉
external iliac a.

髂外静脉
external iliac v.

脐动脉
umbilical a.

闭孔神经、动脉
obturator n. and a.

卵巢
ovary

子宫动脉
uterine a.

子宫
uterus

膀胱
urinary bladder

髂内动脉
internal iliac a.

骶交感干
sacral part of sympathetic trunk

臀上动脉
superior gluteal a.

腹下神经
hypogastric n.

臀下动脉
inferior gluteal a.

第 3、4 骶神经
3rd and 4th sacral n.

直肠下动脉
inferior rectal a.

盆丛
pelvic plexus

直肠
rectum

图 5-7　盆腔的神经

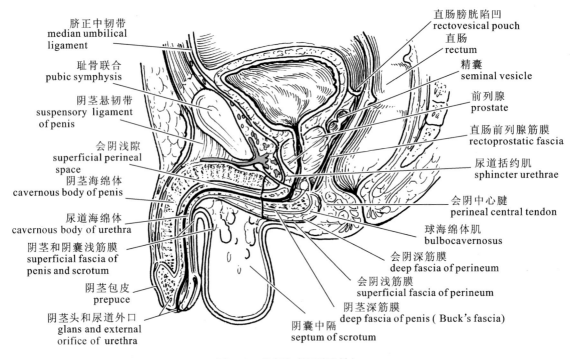

脐正中韧带
median umbilical
ligament

耻骨联合
pubic symphysis

阴茎悬韧带
suspensory ligament
of penis

会阴浅隙
superficial perineal
space

阴茎海绵体
cavernous body of penis

尿道海绵体
cavernous body of urethra

阴茎和阴囊浅筋膜
superficial fascia of
penis and scrotum

阴茎包皮
prepuce

阴茎头和尿道外口
glans and external
orifice of urethra

直肠膀胱陷凹
rectovesical pouch

直肠
rectum

精囊
seminal vesicle

前列腺
prostate

直肠前列腺筋膜
rectoprostatic fascia

尿道括约肌
sphincter urethrae

会阴中心腱
perineal central tendon

球海绵体肌
bulbocavernosus

会阴深筋膜
deep fascia of perineum

会阴浅筋膜
superficial fascia of perineum

阴茎深筋膜
deep fascia of penis (Buck's fascia)

阴囊中隔
septum of scrotum

图 5-8　盆部矢状面 (男性)

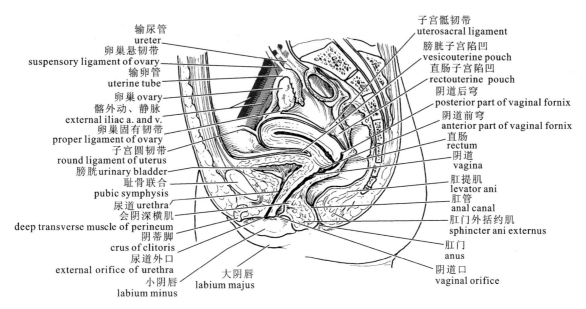

图5-9 盆部矢状面(女性)

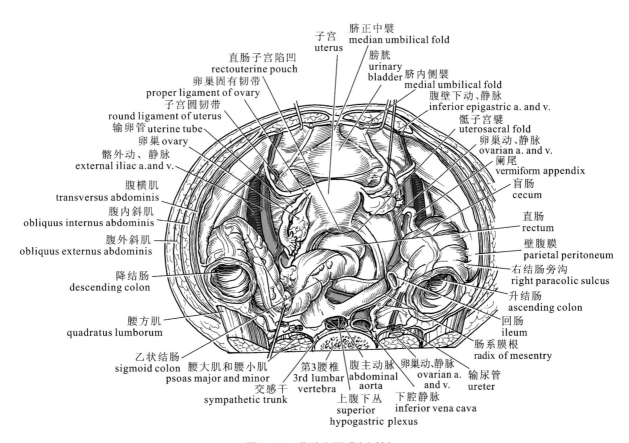

图5-10 盆腔上面观(女性)

直肠外侧达骶骨前面近矢状位的腹膜皱襞,称为**直肠子宫襞** rectouterine fold,此襞深面为由结缔组织纤维束和平滑肌纤维构成的子宫骶韧带。直肠中段仅前面有腹膜覆盖,而在直肠上段的前面与侧面均有腹膜覆盖。

3. 直肠

(1) 位置与形态 **直肠** rectum 在第 3 骶椎平面续于乙状结肠,向下穿盆膈移行为肛管,全长约 11 cm。直肠在矢状面上有两个弯曲,即上部的**骶曲** sacral flexure 和下部的**会阴曲** perineal flexure。

骶曲与骶骨盆面弯曲度一致,凸向后方;会阴曲在尾骨尖处,凸向前方。直肠下部较为膨大,称**直肠壶腹** ampulla of rectum。直肠腔内黏膜常有 3 条横行的半月状皱襞称**直肠横襞** transverse fold of rectum,其中第二横襞较恒定,位于直肠右侧壁,离肛门约 11 cm,常作为直肠镜检的定位标志之一(图 5–11)。

(2) 毗邻 直肠的上 1/3 有腹膜覆盖其前面和两侧面,中 1/3 仅前方有腹膜覆盖,下 1/3 则无腹膜覆盖。男性直肠在腹膜反折线以上隔直肠膀胱陷凹与膀胱底上部和精囊相邻,腹膜反折线以下借直肠膀胱隔与膀胱底下部、精囊、输精管壶腹、前列腺及输尿管盆部相邻。女性直肠在腹膜反折线以上隔直肠子宫陷凹与子宫、阴道穹后部相邻,腹膜反折线以下借直肠阴道隔与阴道后壁相邻。直肠后方的骶前筋膜覆盖脂肪组织、骶静脉丛和淋巴管等,其后与骶、尾骨和梨状肌,尾骨肌,肛提肌相邻。

(3) 血管、淋巴引流和神经 直肠的动脉主要有直肠上、下动脉及骶正中动脉,彼此间有吻合。**直肠上动脉** superior rectal artery 为肠系膜下动脉的延续。该动脉经乙状结肠系膜根入盆腔,在第 3 骶椎平面分为左、右两支,沿直肠两侧下降,分支供给直肠。由于第三骶椎平面在外科手术中较难确定,可用骶骨岬作标志。从骶骨岬到直肠上动脉分为两终支处,成年男性约为 5.5 cm,女性约为 5.1 cm。**直肠下动脉** inferior rectal artery 常起自髂内动脉前干,行向前下,营养直肠下段(图 5–12)。

直肠内静脉丛位于直肠黏膜下层,直肠外静脉丛位于肌层外,两者有丰富吻合,形成**直肠上静脉** superior rectal vein 回流到肠系膜下静脉(图 5–13)。

直肠上部的淋巴管注入直肠壁外的**直肠旁淋巴结** pararectal lymph node,其输出管注入直肠上淋巴结和肠系膜下淋巴结。直肠下部的淋巴管注入髂内淋巴结和骶淋巴结。

直肠接受来自盆丛的交感和副交感神经支配。

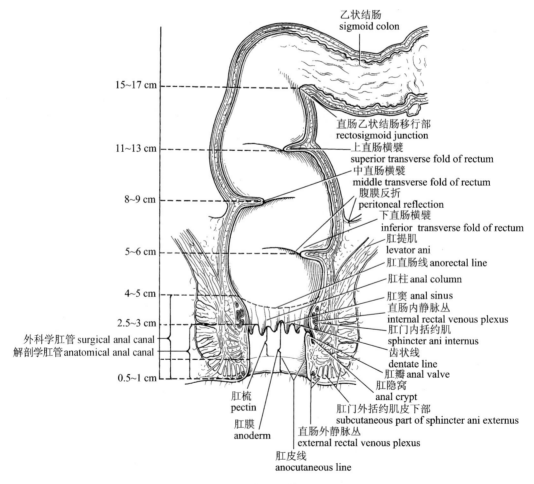

图5–11 直肠肛管冠状面

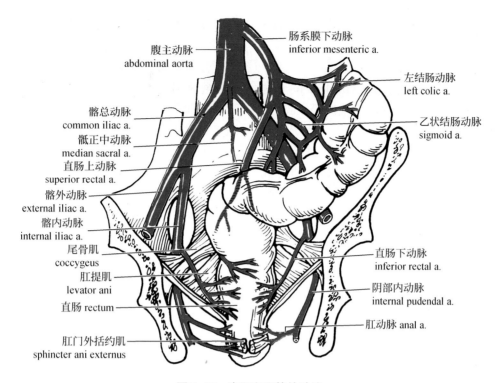

腹主动脉
abdominal aorta

肠系膜下动脉
inferior mesenteric a.

左结肠动脉
left colic a.

髂总动脉
common iliac a.

乙状结肠动脉
sigmoid a.

骶正中动脉
median sacral a.

直肠上动脉
superior rectal a.

髂外动脉
external iliac a.

髂内动脉
internal iliac a.

尾骨肌
coccygeus

直肠下动脉
inferior rectal a.

肛提肌
levator ani

阴部内动脉
internal pudendal a.

直肠 rectum

肛动脉 anal a.

肛门外括约肌
sphincter ani externus

图 5-12 直肠和肛管的动脉

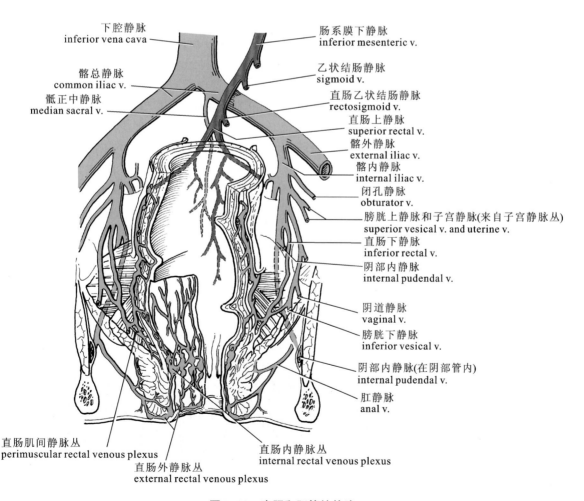

下腔静脉
inferior vena cava

肠系膜下静脉
inferior mesenteric v.

髂总静脉
common iliac v.

乙状结肠静脉
sigmoid v.

骶正中静脉
median sacral v.

直肠乙状结肠静脉
rectosigmoid v.

直肠上静脉
superior rectal v.

髂外静脉
external iliac v.

髂内静脉
internal iliac v.

闭孔静脉
obturator v.

膀胱上静脉和子宫静脉(来自子宫静脉丛)
superior vesical v. and uterine v.

直肠下静脉
inferior rectal v.

阴部内静脉
internal pudendal v.

阴道静脉
vaginal v.

膀胱下静脉
inferior vesical v.

阴部内静脉(在阴部管内)
internal pudendal v.

肛静脉
anal v.

直肠肌间静脉丛
perimuscular rectal venous plexus

直肠内静脉丛
internal rectal venous plexus

直肠外静脉丛
external rectal venous plexus

图 5-13 直肠和肛管的静脉

传入纤维属内脏传入纤维,经腹下丛或盆内脏神经入中枢,对痛觉不敏感。

4. 膀胱

(1) 位置与毗邻　**膀胱** urinary bladder 位于盆腔前部,耻骨联合的后方。空虚的膀胱位于盆腔内,略呈三棱锥形,上界约与骨盆上口相当。膀胱尖朝前上方,与腹壁内面的脐正中韧带相连。膀胱底朝向后下方。男性膀胱底上部借直肠膀胱陷凹与直肠相邻,下部与精囊、输精管壶腹相贴。女性膀胱底与子宫颈、阴道前壁相贴。膀胱尖和底之间的大部分为膀胱体,其上面有腹膜覆盖,下外侧面紧贴耻骨后隙内的疏松结缔组织及肛提肌和闭孔内肌。膀胱的下部为膀胱颈,在男性与前列腺接触,在女性与尿生殖膈相邻。

当膀胱充盈时,膀胱尖、体和底的上部可升至耻骨联合上方,因而腹前壁到膀胱的腹膜反折线也随之上移,使膀胱前壁直接与腹前壁相贴。临床上利用这种解剖学关系,在耻骨联合上方行膀胱的腹膜外手术或穿刺,以避免伤及腹膜(图5-14)。婴儿由于盆腔容积小,膀胱几乎全部位于耻骨联合之上;随年龄增长,其膀胱逐渐降入盆内,约在7岁全部入盆腔。

(2) 血管、淋巴引流和神经　**膀胱上动脉** superior vesical artery 是营养膀胱的主要动脉,1~2支,约在耻骨上缘平面起自髂内动脉的分支脐动脉根部,斜行至膀胱,分布于膀胱上壁和两侧。**膀胱下动脉** inferior vesical artery 多起自髂内动脉前干或阴部内动脉,位于闭孔动脉后下方,沿盆侧壁向后下行,营养膀胱下部、精囊腺、前列腺等。

膀胱静脉在膀胱外下部形成**膀胱静脉丛** vesical venous plexus,围绕膀胱颈,然后汇集成与伴行动脉同名的静脉注入髂内静脉。

膀胱淋巴管多注入髂外淋巴结,少数淋巴管注入髂内淋巴结和髂总淋巴结。

分布于膀胱的神经来自盆丛的膀胱丛,其中交感神经来自胸11、12和腰1、2脊髓节,使逼尿肌松弛,尿道内括约肌收缩,有利于尿的贮存;副交感神经来自盆内脏神经,使逼尿肌收缩,尿道内括约肌松弛排尿。

5. 输尿管盆部和壁内部

(1) 盆部　左输尿管越过左髂总动脉末端,右输尿管越过右髂外动脉始段入盆腔,即为输尿管盆部。输尿管盆部在腹膜深面沿盆腔侧壁下行,越过脐动脉起始段、闭孔血管和闭孔神经,转向前内侧。男性输尿管到达膀胱外上角之前有输精管在其前上方由外向内越过,然后输尿管经输精管壶腹与精囊之间到达膀胱底;女性输尿管则行于子宫阔韧带底部,在子宫颈外侧约2 cm处经子宫动脉后下方到膀胱底。在子宫切除术结扎子宫动脉时,注意勿损伤输尿管。

输尿管盆部的血液供应有不同的来源。接近膀胱处来自膀胱下动脉的分支,在女性也有子宫动脉的分支分布;其静脉汇入髂内静脉,淋巴注入髂内淋巴结,神经来自盆丛。

(2) 壁内部　输尿管向内下斜穿膀胱壁,开口在膀胱三角的外上角,这一段称为壁内部,长约1.5 cm。当膀胱充盈时,膀胱内压增加,将输尿管壁内部压扁,阻止膀胱内的尿液反流。输尿管壁内部、输尿管与肾盂移行处和输尿管跨越髂血管处是输尿管的3个生理性狭窄部位,常为结石滞留处。

6. 前列腺

(1) 位置与毗邻　**前列腺** prostate 位于膀胱颈与尿生殖膈之间,呈板栗状,分底、体和尖3部。底上邻膀胱颈,尖下邻尿生殖膈。前列腺体的前面由

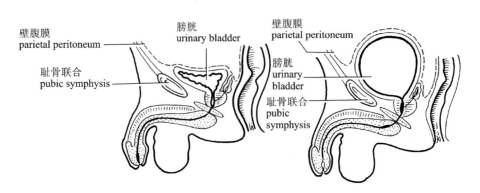

图5-14　膀胱排空和充盈时位置的变化

耻骨前列腺韧带连接前列腺鞘与耻骨盆面,后面借直肠膀胱隔与直肠壶腹相邻。前列腺上后方有输精管和精囊。精囊的排泄管与输精管壶腹合成射精管斜穿前列腺,开口在尿道前列腺部,尿道从腺体内通过。临床上可经肛门上方约 4 cm 处触及前列腺(图 5-15)。

(2)被膜　前列腺表面有两层被膜。内层为由较致密的纤维结缔组织和含少量平滑肌纤维构成的被膜,称为**前列腺囊** prostatic capsule;外层由盆脏筋膜包裹,称为**前列腺筋膜** prostatic fascia,又称**前列腺鞘**。前列腺的静脉丛、神经和动脉均位于这两层之间。

(3)血管、淋巴引流和神经　前列腺的动脉主要来自膀胱下动脉和直肠下动脉。静脉在前列腺周围形成前列腺静脉丛,汇入膀胱静脉丛,经膀胱下静脉汇入髂内静脉。

前列腺淋巴注入髂内淋巴结和骶淋巴结。前列腺的淋巴管与膀胱、直肠的淋巴管有吻合。

神经由盆丛、膀胱丛随动脉分支而来。交感神经使血管壁和腺实质内的平滑肌收缩,副交感神经促进腺体分泌。

7. 输精管盆部、精囊和射精管

(1)**输精管盆部**　自腹股沟管腹环续于腹股沟部,在腹膜深面向后下内行,越过髂外血管的前方入盆部,沿盆腔外侧壁行向后下,在膀胱外侧越过输尿管前内侧处,转折向下到达膀胱底与直肠之间。在此,**输精管** deferent duct 膨大成为**输精管壶腹** ampulla of deferent duct,行于精囊内侧,其末端逐渐变细,在前列腺底稍上方与精囊的排泄管口以锐角汇合成**射精管** ejaculatory duct。射精管长约 2.5 cm,向前下穿过前列腺后部,开口于尿道前列腺部。

(2)**精囊** seminal vesicle　位于膀胱底后下部和输精管壶腹的外侧,为一对长椭圆形的囊状腺体,下端变细成为精囊的排泄管,与输精管壶腹末端汇合成**射精管**(图 5-15)。

8. 子宫

(1)位置与毗邻　**子宫** uterus 位于盆腔中部,膀胱与直肠之间,其前面隔着膀胱子宫陷凹与膀胱上面相邻,子宫颈阴道上部的前方借膀胱阴道隔与膀胱底部相邻,子宫后面隔着直肠子宫陷凹及直肠阴道隔与直肠相邻,两侧与输卵管和卵巢相邻,上方与小肠袢相邻,下方接阴道。子宫除子宫颈前面外,均有腹膜覆盖(图 5-10)。

直立时,子宫体几乎与水平面平行,子宫底伏于膀胱的后上方,子宫颈在坐骨棘平面以上。成人子宫呈轻度前倾、前屈位。前倾是指子宫长轴与阴

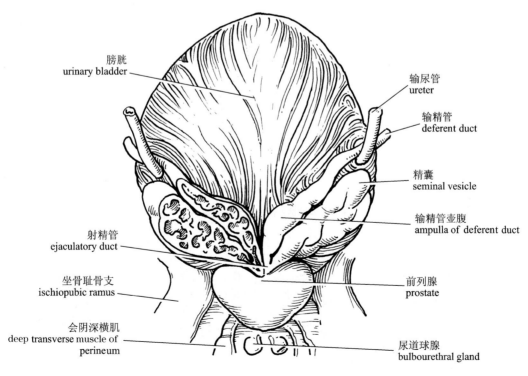

图 5-15　前列腺、输精管和精囊

膀胱
urinary bladder

输尿管
ureter

输精管
deferent duct

精囊
seminal vesicle

输精管壶腹
ampulla of deferent duct

射精管
ejaculatory duct

坐骨耻骨支
ischiopubic ramus

会阴深横肌
deep transverse muscle of perineum

前列腺
prostate

尿道球腺
bulbourethral gland

道长轴相交,形成向前开放的角度,近似于直角;前屈为子宫颈与子宫体之间形成向前开放的角度,为钝角(约170°角)。子宫的位置可受周围器官的影响,如膀胱或直肠充盈、体位变化都可以造成子宫位置发生生理性变化。

(2) 维持子宫正常位置的韧带　子宫能保持正常位置除了依靠盆底肌、尿生殖膈、阴道等子宫周围结构的承托外,各子宫韧带的固定也起了重要作用(图5-16)。

1) **子宫阔韧带** broad ligament of uterus　为覆盖子宫前、后面的两层腹膜,由子宫侧缘移行至盆侧壁构成。上缘游离,内有输卵管,外侧端移行于卵巢悬韧带。子宫阔韧带可分为3部分:**卵巢系膜** mesovarium 介于阔韧带后叶与卵巢前缘之间,内有卵巢血管、神经经过;**输卵管系膜** mesosalpinx 位于卵巢系膜根和输卵管之间,内有输卵管的血管、神经;其余均为**子宫系膜** mesometrium,内有子宫血管、子宫圆韧带经过。子宫阔韧带可限制子宫向两侧移动。

2) **子宫圆韧带** round ligament of uterus　由平滑肌和结缔组织构成,起自子宫角前下部,经子宫阔韧带和腹股沟管止于大阴唇皮下,主要保持子宫的前倾位。

3) **子宫骶韧带** uterosacral ligament　起自子宫颈后上部,向后外绕直肠止于骶骨前面。其深面由平滑肌和结缔组织构成,向后上牵引子宫颈,维持子宫前屈位(图5-16)。

4) **子宫主韧带** cardinal ligament of uterus　位于子宫阔韧带底部,由子宫颈上部两侧向外后方连于骨盆侧壁,内含少量平滑肌纤维,有固定子宫颈、维持子宫在坐骨棘平面以上、防止子宫向下脱垂的作用。

(3) 血管、淋巴引流和神经　**子宫动脉** uterine artery 多数起自髂内动脉前干,沿盆腔侧壁行向后下,继而转向内侧,进入子宫阔韧带基底部两层之间向前内方行走,在距子宫颈外侧约2 cm处,横向越过输尿管前上方至子宫颈侧缘,向下发出阴道降支分布于阴道上部和子宫颈;主干沿子宫侧缘迂曲上行,发支营养子宫体、子宫底,至子宫角处分为输卵管支和卵巢支,分布于输卵管和卵巢,并与卵巢动脉吻合。怀孕过的女性子宫动脉可有很多的弯曲,甚至呈螺旋状。由于子宫动脉在子宫颈两侧与输尿管交叉,所以在子宫切除结扎子宫动脉时,应尽量靠近子宫颈,以免损伤输尿管。

子宫的静脉先在子宫颈和阴道上段两侧形成子宫静脉丛和阴道丛,然后汇集成子宫静脉入髂内静脉。

子宫底和体上部的淋巴管部分伴卵巢血管入髂总淋巴结和腰淋巴结,部分沿子宫圆韧带入腹股沟浅淋巴结。子宫体下部和子宫颈的淋巴管部分随子宫血管入髂内淋巴结,部分沿盆壁入髂外淋巴结。子宫颈的部分淋巴管还可入骶淋巴结。

子宫的神经来自盆丛的子宫阴道丛,沿子宫动脉入子宫。交感神经使子宫血管壁平滑肌收缩,妊娠子宫壁肌收缩,非妊娠子宫壁肌舒张;副交感神经使子宫血管扩张,对子宫肌的作用不明显。

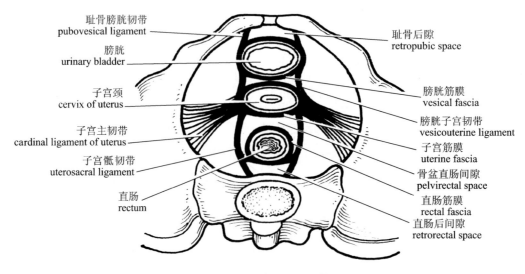

图5-16　子宫的主要韧带

9. **子宫附件** uterine adnexa　包括卵巢和输卵管,临床上的子宫附件炎主要指输卵管炎和卵巢炎。

(1) **卵巢** ovary　位于盆腔侧壁髂内动脉与髂外动脉夹角的卵巢窝内(窝底由腹膜覆盖),呈扁卵圆形,分内、外侧面,上、下端和前、后缘。卵巢上端有**卵巢悬韧带** suspensory ligament of ovary(内有卵巢的血管、淋巴和神经等)连于骨盆侧壁;下端有**卵巢固有韧带** proper ligament of ovary(由结缔组织和平滑肌构成)与子宫角相连。卵巢前缘有卵巢系膜附于子宫阔韧带的后层,称系膜缘,其中部为卵巢血管、神经进出之处,称卵巢门。卵巢后缘游离。

卵巢动脉 ovarian artery 自腹主动脉发出,经卵巢悬韧带、卵巢系膜入卵巢,并有侧支与子宫动脉的卵巢支吻合。右侧卵巢静脉注入下腔静脉,左侧入左肾静脉。卵巢部分静脉血注入子宫静脉丛。

卵巢的淋巴管伴血管经卵巢悬韧带汇入腰淋巴结。

卵巢神经来自腹主动脉丛,沿卵巢动脉进入卵巢。交感神经支配血管。

(2) **输卵管** uterine tube　位于子宫阔韧带上缘内,自子宫底两侧向外至卵巢下端附近,沿卵巢外侧面上升,几达上端,然后急向内下方弯曲,呈环抱卵巢之势。输卵管分为子宫部、峡部、壶腹部、漏斗部四部。输卵管峡部在子宫底的两侧,细而短,为输卵管结扎的部位。漏斗部是输卵管外侧端的扩大部分,开口于腹膜腔,称输卵管腹腔口。输卵管腹腔口周缘有许多指状突起称输卵管伞,其中盖在卵巢表面,最长的一条突起称**卵巢伞** ovarian fimbria。输卵管伞是手术中识别输卵管的重要标志(图 5-17)。

输卵管的动脉来自卵巢动脉和子宫动脉,静脉注入子宫静脉丛,淋巴管注入腰淋巴结,神经随动脉来自腹主动脉丛及盆丛。交感神经使输卵管壁和血管壁平滑肌收缩。

10. **阴道** vagina　位于膀胱、尿道和直肠之间,为紧接子宫下端的肌性管道,前、后壁贴近,全长 8~10 cm;上接子宫颈,下端穿过尿生殖膈开口于阴道口。由于子宫颈阴道部突入阴道内,因而子宫颈与阴道壁之间形成的环状间隙称**阴道穹** fornix of vagina。阴道穹可分为前穹、后穹和两侧穹,其中后

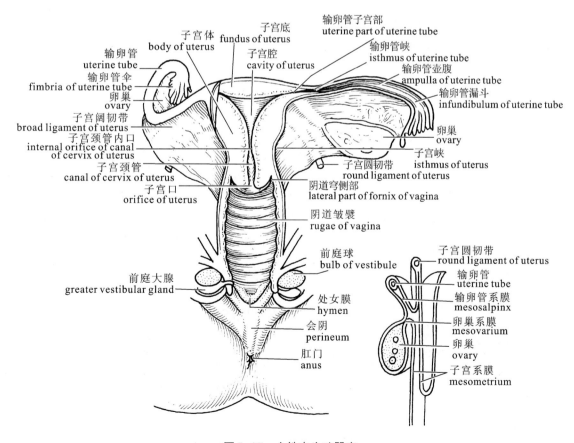

图 5-17　女性内生殖器官

穿最深,直接与直肠子宫陷凹相贴,因而可作为妇科盆内手术的入路之一,也可作为直肠子宫陷凹的穿刺部位。

阴道上部由来自子宫动脉的阴道支和膀胱下动脉分布;下部由来自阴部内动脉的分支分布。阴道上部的静脉汇成阴道静脉丛,经子宫静脉注入髂内静脉;阴道下部的静脉经阴部内静脉回流。

阴道上部的淋巴管汇入髂内、髂外或骶淋巴结,阴道下部的淋巴管则汇入腹股沟浅淋巴结。阴道上部的神经来自盆丛的内脏神经,下部来自阴部神经的躯体神经。

(六)盆筋膜与筋膜间隙

1. 盆筋膜 pelvic fascia 分为盆壁筋膜和盆脏筋膜。

(1)盆壁筋膜 parietal pelvic fascia 为覆盖在盆壁和盆壁肌内表面的筋膜,也称盆筋膜壁层,向上与腹内筋膜延续,向下至盆底与盆膈上筋膜相续。位于骶骨前面的部分称骶前筋膜,覆盖梨状肌表面的部分称梨状肌筋膜,覆盖闭孔内肌的部分称闭孔筋膜。其上部附于骨盆入口缘,借此与髂筋膜相延续;中部在耻骨联合后方与坐骨棘之间,增厚形成**肛提肌腱弓** tendinous arch of levator ani,为肛提肌和盆膈上、下筋膜起点和附着处。覆盖肛提肌和尾骨肌上表面的盆膈上筋膜,在前方和两侧附于肛提肌腱弓,后方与梨状肌筋膜、骶前筋膜相延续,在内脏器官穿经盆膈处与盆腔筋膜相融合。覆盖肛提肌和尾骨肌下表面的筋膜为盆膈下筋膜。

(2)盆脏筋膜 visceral pelvic fascia 又称盆筋膜脏层,是包绕盆腔脏器和血管、神经周围的结缔组织总称。盆脏筋膜呈鞘状包绕盆腔脏器,形成这些器官的筋膜或鞘,如直肠筋膜、膀胱筋膜、前列腺筋膜鞘等。盆脏筋膜在器官周围增厚,附着于器官与邻近骨面之间,对器官具有固定作用,如男性的**耻骨前列腺韧带** puboprostatic ligament 张于耻骨体与前列腺筋膜和膀胱颈之间,女性的**耻骨膀胱韧带** pubovesical ligament 张于耻骨体与膀胱颈和尿道之间。它们是维持膀胱、前列腺和尿道位置的重要结构。

腹膜会阴筋膜 peritoneoperineal fascia 是盆脏筋膜的一部分,是位于男性的直肠与膀胱、前列腺、精囊及输精管壶腹之间或女性的直肠与阴道之间的结缔组织。其向上连于**直肠膀胱陷凹**(女性为直肠子宫陷凹)的腹膜,向下附于会阴中心腱,两侧附于盆侧壁,在男性称**直肠膀胱隔** rectovesical septum,女性称**直肠阴道隔** rectovaginal septum(图 5-18)。

2. 盆筋膜间隙 在盆壁筋膜与盆脏筋膜之间形成许多筋膜间隙。间隙内有大量疏松结缔组织和脂肪,有利于盆腔脏器的容积变化;同时,也有利

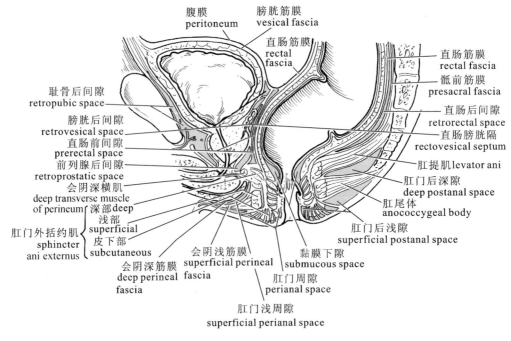

图 5-18 盆筋膜和盆筋膜间隙

于手术分离脏器,但是液体也易于在间隙内聚集(图5-18)。在临床上较为重要的间隙有:

(1) **耻骨后间隙** retropubic space 又称膀胱前间隙,位于耻骨联合与膀胱之间。其上界为腹膜反折线,下界是尿生殖膈,两侧为盆筋膜形成的韧带。耻骨后间隙向上与腹前壁腹膜下筋膜延续,因此临床上常将该间隙作为膀胱、前列腺和剖宫产的腹膜外手术入路,以免术中伤及腹膜。

(2) **直肠周间隙** perirectal space 位于直肠周围,前方以直肠膀胱隔(女性为直肠阴道隔)为界,借直肠侧韧带被分为前外侧部和后部。前外侧部位于直肠壶腹下部的两侧,宽大,充满脂肪组织。后部常称为**直肠后间隙** retrorectal space 或骶前间隙,为骶前筋膜与直肠筋膜之间的疏松结缔组织,其下方有盆膈封闭,上方越过骶岬与腹膜后隙相延续。以往的腹膜后隙充气造影术即经尾骨旁进针,空气注入直肠后隙后上升到腹膜后隙。手术分离直肠后方时,在此间隙之间做钝性分离,可避免损伤骶前静脉丛。

(赵小贞)

第三节 会 阴

一、基本要求

通过对会阴区的实地解剖操作,深刻理解会阴部结构的解剖学特点,重点观察会阴区筋膜的延续关系、会阴浅隙和会阴深隙的构成,为神经阻滞麻醉、妇产科和泌尿外科等临床技能操作奠定坚实的解剖学基础。

二、解剖与观察

男尸先行阴茎和阴囊的解剖。女尸在平分盆部与会阴之前,先观察阴阜、大阴唇、小阴唇、阴蒂、阴道前庭、阴道口和尿道口。

(一) 解剖阴茎

1. 观察阴茎包皮和包皮系带。

2. 沿阴茎背侧中线,纵行切开皮肤,在阴茎浅筋膜内,寻找阴茎背浅静脉。

3. 按同一方向切开阴茎深筋膜,在正中线上寻找阴茎背深静脉、阴茎背动脉和阴茎背神经。

4. 横断阴茎,观察海绵体、白膜、阴茎中隔和尿道。

(二) 解剖阴囊

1. 自腹股沟浅环向下沿阴囊前外侧切开阴囊皮肤和肉膜,可见皮肤与肉膜结合紧密。

2. 在阴囊内找出精索,纵行切开,由外向内逐层辨认筋膜的结构和主要内容物,并追踪到睾丸。

3. 暴露睾丸鞘膜腔,手指伸入腔内,探查鞘膜壁层与脏层的移行情况。

4. 观察睾丸和附睾的形态和位置关系。

(三) 正中矢状面平分盆部与会阴

用刀背画出膀胱、直肠、子宫(女尸)和骨盆的正中线,用金属探针自尿道外口插入尿道至膀胱,标志阴茎(男尸)和男、女尿道的正中线,沿正中线锯开盆部、会阴、阴囊和阴茎,清洗直肠和膀胱。

(四) 观察尿道

在尸体的正中矢状面上辨认男性尿道的分部、狭窄、膨大和弯曲,女性尿道的毗邻关系。

(五) 解剖肛区

1. 绕肛门弧形切口切开周围皮肤,从坐骨结节向内横行切开皮肤至锯断面,剥离坐骨结节连线后的皮肤。

2. 清除肛门与坐骨结节之间的脂肪和结缔组织,暴露坐骨肛门窝,分离横过此窝的肛血管和肛神经,追踪至肛门。操作时,刀刃应与横行的血管、神经保持平行,避免伤及上述结构。

3. 在坐骨肛门窝的外侧壁,距坐骨结节上方2 cm处,自前向后切开阴部管,暴露阴部内血管和阴部神经,追踪至坐骨小孔,分离其向尿生殖区发出的会阴支和阴茎(阴蒂)支。

4. 清理坐骨肛门窝的脂肪,显露窝的各壁,观察肛提肌和尾骨肌下面的盆膈下筋膜。

5. 清理肛门外括约肌表面的筋膜,辨认其皮下部、浅部和深部。

(六) 解剖尿生殖区

1. 绕阴囊(女性环绕小阴唇外侧缘,保留小阴唇及其内侧的皮肤)做弧形切口,剥去皮肤,剔除皮下脂肪,显露会阴浅筋膜。

2. 用刀柄从阴囊根部肉膜深面向后外侧进入会阴浅隙,在外侧的坐骨结节处切开会阴浅筋膜,翻向两侧。

3. 解剖会阴浅隙

(1) 清理会阴浅隙后部的3对会阴肌,即会阴浅横肌、球海绵体肌和坐骨海绵体肌。留意女性的球海绵体肌环绕阴道口和尿道外口。

（2）在会阴肌之间清理追踪会阴动脉（或阴茎动脉）和会阴神经。

（3）切断坐骨海绵体肌和球海绵体肌在坐骨结节上的起点，向前翻开，暴露阴茎（蒂）脚和尿道球（前庭球和前庭大腺）。

（4）向内推开尿道球，显露尿生殖膈下筋膜。

4. 解剖会阴深隙

（1）向外翻开尿生殖膈下筋膜，暴露会阴深隙的结构。

（2）在尿道膜部后外方会阴深横肌的肌束间剖出尿道球腺。

三、基本内容

（一）肛区

1. **肛管** anal canal　直肠在穿盆膈处移行为肛管，肛管的下端终于肛门，长约 4 cm。肛管前方贴会阴中心腱，后方以两侧肛提肌形成的腱性中缝连于尾骨。

（1）**肛门** anus　由肛管末端肛缘围成，平常闭合呈前后走向的裂隙。肛门周围的皮肤呈放射状皱襞，富有汗腺、皮脂腺和肛毛。

（2）**肛门括约肌**　位于肛管周围，包括**肛门内括约肌** sphincter ani internus 和**肛门外括约肌**

sphincter ani externus。肛门内括约肌由肛管壁的环层平滑肌增厚形成。肛门外括约肌在肛门内括约肌的外下方，由横纹肌组成，可分为：①**皮下部**，位于肛管下部的皮下，肌束呈环形，其前、后方均有少量纤维分别附着于会阴中心腱及肛尾韧带（是位于尾骨尖和肛门之间的结缔组织束）；②**浅部**，在皮下部的深面，起于尾骨及肛尾韧带，向前环绕肛门内括约肌下部，止于会阴中心腱；③**深部**，位于浅部的深面，为环绕肛门内括约肌上部的厚层环形肌束。

肛门外括约肌浅、深两部与直肠壁纵行肌、肛门内括约肌和肛提肌的耻骨直肠肌，在肛管和直肠连接处形成肌性环，称**肛管直肠环** anorectal ring。该环对肛管闭合、控制排便起主要作用（图 5-19）。若手术不慎切断此环，可致大便失禁。

（3）**血管、淋巴引流和神经**　肛管由阴部内动脉的直肠下动脉和肛动脉供给。齿状线以上肛管的静脉丛经直肠上静脉回流到肠系膜下静脉，齿状线以下的静脉丛经肛静脉、阴部内静脉入髂内静脉（图 5-13）。直肠内静脉丛由于缺乏周围组织支持易发生静脉曲张形成痔。

齿状线以上肛管的淋巴回流入髂内淋巴结和骶淋巴结，齿状线以下肛管的淋巴回流入腹股沟浅淋巴结。

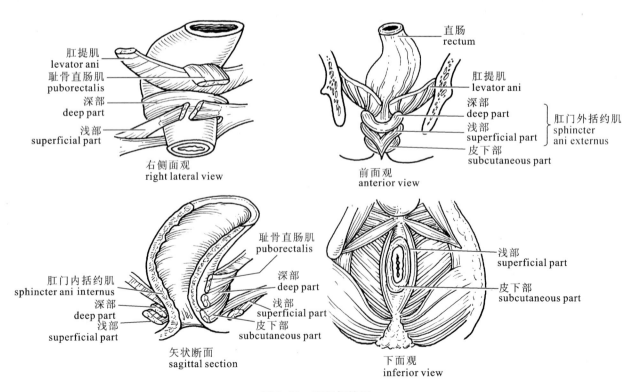

图 5-19　肛门括约肌

齿状线以上的肛管由盆丛来的交感和副交感神经支配,传入纤维属内脏传入纤维,经腹下丛或盆内脏神经入中枢,对痛觉不敏感。齿状线以下的肛管接受阴部神经的肛神经支配,痛觉敏感,定位确切。肛门外括约肌由肛神经支配。

2. 坐骨肛门窝

(1) 位置与境界 **坐骨肛门窝** ischioanal fossa 又称**坐骨直肠窝** ischiorectal fossa,位于肛管两侧,呈楔形。坐骨肛门窝内侧壁的下部为肛门外括约肌,上部为肛提肌、尾骨肌及其表面的盆膈下筋膜;外侧壁的下份为坐骨结节的内面,上份为闭孔内肌及其筋膜,还有由闭孔内肌筋膜形成的一个管状裂隙,称**阴部管** pudendal canal 或 Alcock 管,管内有阴部内血管、阴部神经及其分支;顶向上,为内、外侧壁相交处;底朝下,为皮肤和浅筋膜;前壁为尿生殖膈;后壁为臀大肌下份和骶结节韧带。坐骨肛门窝向前伸入到肛提肌与尿生殖膈的汇合处,形成前隐窝,向后伸入臀大肌、骶结节韧带与尾骨之间,形成后隐窝。在坐骨肛门窝内,有大量脂肪组织和纤维隔,称坐骨肛门窝脂体,具有弹性缓冲的作用。窝内脂肪的血供较差,感染时易形成脓肿或瘘管(图 5-20)。

(2) 血管与神经 **阴部内动脉** internal pudendal artery 起自髂内动脉前干,亦可与臀下动脉共干,经梨状肌下孔出盆腔,再经坐骨小孔入坐骨肛门窝。主干沿外侧壁上的阴部管前行。在阴部管内阴部内动脉发出肛动脉,横行分布于肛门周围的结构。在阴部管前端阴部内动脉分为会阴动脉和阴茎动脉(阴蒂动脉)进入尿生殖区。**阴部内静脉** internal pudendal vein 与同名动脉伴行,汇入髂内静脉(图 5-20)。

阴部神经 pudendal nerve 由骶丛发出,与阴部内血管伴行,在坐骨肛门窝的阴部管内分出肛神经、会阴神经及阴茎背神经,与同名动脉伴行。由于阴部神经在行程中绕坐骨棘,故在会阴手术时,在坐骨结节与肛门连线的中点刺向坐骨棘下方,进行阴部神经阻滞麻醉(图 5-21)。

(二)男性尿生殖区

1. 层次结构

(1) 皮肤和浅筋膜 皮肤有阴毛,富有汗腺及皮脂腺。浅筋膜可分浅、深两层。浅层为脂肪层,与腹前外侧壁的浅筋膜浅层 Camper 筋膜相续;深层为膜层,称会阴浅筋膜或 Colles 筋膜,它向前移行为阴囊肉膜、阴茎浅筋膜,并与腹前外侧壁的浅筋膜深层 Scarpa 筋膜相续。浅筋膜两侧附于耻骨下支及坐骨支,后缘附着于尿生殖膈后缘和会阴中心腱。

(2) 深筋膜 可分为浅层的尿生殖膈下筋膜(会阴膜)和深层的尿生殖膈上筋膜,它们分别覆盖于组成尿生殖膈的会阴深横肌及尿道括约肌的上面和下面。此两层筋膜皆为三角形,向两侧均附于耻骨下支及坐骨支,其后缘与会阴浅筋膜愈合。前缘在耻骨联合下相互愈合,增厚形成会阴横韧带。

(3) **会阴浅隙** superficial perineal space 位于会阴浅筋膜与尿生殖膈下筋膜之间(图 5-22)。内有会阴浅横肌、坐骨海绵体肌、球海绵体肌、阴茎脚、尿道球,此外还有会阴血管、神经等。因会阴浅筋膜与阴囊肉膜、阴茎浅筋膜和腹壁浅筋膜深层是连续的,因此如尿道在会阴浅隙破裂,尿液可扩散至阴茎及阴囊皮下和腹前壁皮下。

坐骨海绵体肌 ischiocavernosus 为一对薄板状

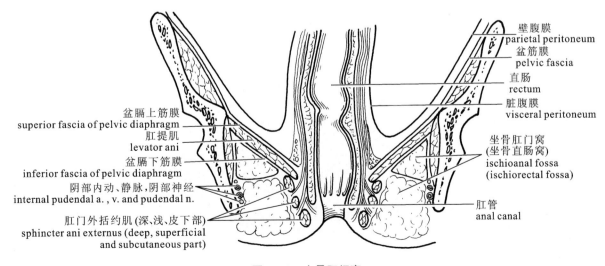

图 5-20 坐骨肛门窝

壁腹膜 parietal peritoneum
盆筋膜 pelvic fascia
直肠 rectum
脏腹膜 visceral peritoneum
坐骨肛门窝(坐骨直肠窝) ischioanal fossa (ischiorectal fossa)
肛管 anal canal

盆膈上筋膜 superior fascia of pelvic diaphragm
肛提肌 levator ani
盆膈下筋膜 inferior fascia of pelvic diaphragm
阴部内动、静脉,阴部神经 internal pudendal a., v. and pudendal n.
肛门外括约肌(深、浅、皮下部) sphincter ani externus (deep, superficial and subcutaneous part)

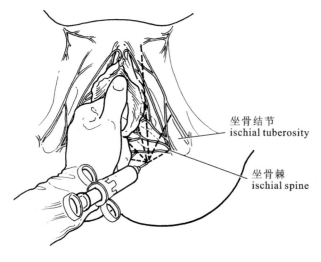

图 5-21　阴部神经阻滞麻醉

肌,起自坐骨结节,向前内侧覆盖于阴茎脚的表面,止于阴茎海绵体下面及侧面的白膜。收缩时,可压迫阴茎海绵体,阻止阴茎静脉血的回流,使阴茎勃起。**会阴浅横肌** superficial transverse perineal muscle 是位于会阴浅隙后部的一对细长肌,起于坐骨结节,横行向内,止于会阴中心腱。两侧共同收缩,固定会阴中心腱。**球海绵体肌** bulbocavernosus muscle 是覆盖尿道球和尿道海绵体后部的羽状肌,起于会阴中心腱及尿道球下方的中缝,止于阴茎背侧的阴茎筋膜,协助阴茎勃起、射精和排尿(图 5-22)。

会阴动脉 perineal artery 是阴部内动脉在坐骨肛门窝内的分支,其分支会阴横动脉和阴囊后动脉向前入会阴浅隙,主要营养阴囊的后部及肛门与尿

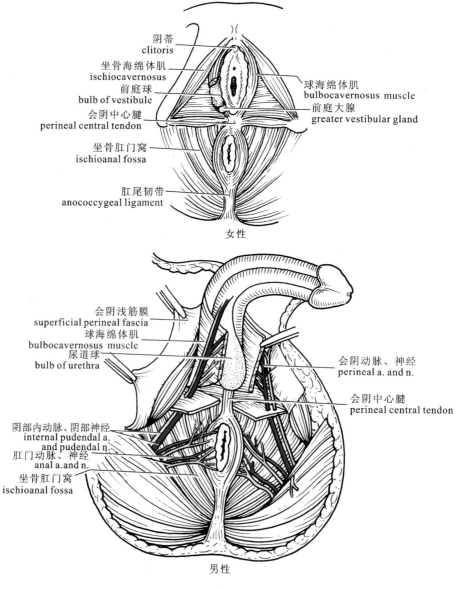

女性

男性

图 5-22　会阴浅隙

道球之间的一些结构。

会阴神经 perineal nerve 伴会阴动脉进入浅隙，发出阴囊后神经与阴囊后动脉伴行；其肌支除支配浅隙内的会阴浅横肌、球海绵体肌和坐骨海绵体肌之外，还支配会阴深隙内的会阴深横肌、尿道膜部括约肌，以及肛门外括约肌和肛提肌。

(4) **会阴深隙** deep perineal space　位于尿生殖膈上、下筋膜间。内有位于尿道膜部后方的**会阴深横肌** deep transverse muscle of perineum，起于坐骨支的内面，向内横行，部分肌纤维在中线处互相交错，部分肌纤维止于会阴中心腱，收缩时加强会阴中心腱的稳固性。**尿道括约肌** sphincter of urethra位于会阴深横肌的前方，肌束环绕尿道膜部。此肌可控制排尿，通常处于收缩状态，排尿时松弛。它们均由会阴神经支配。**尿道球腺** bulbourethral gland 是一对约豌豆大的黄褐色腺体，位于尿道膜部的外侧，包埋在会阴深横肌内，其排泄管穿过尿生殖膈下筋膜、尿道球，开口于尿道球部。此外，还有尿道膜部穿过会阴深隙，如果尿道在此破裂，尿液仅存留于深隙中。**尿生殖膈** urogenital diaphragm 由尿生殖膈上、下筋膜及其间的会阴深横肌、尿道括约肌共同构成，具有加强盆底、承托盆腔脏器的功能。

阴茎动脉 penile artery 是阴部内动脉主干的延续。阴部内动脉发出会阴动脉后即称为阴茎动脉，其经坐骨肛门窝外侧壁的阴部管，向前进入会阴深隙，分支营养尿道、尿道球等，最后分为阴茎背动脉和阴茎深动脉两终支 (图 5-23)。

2. **阴囊** scrotum　为一囊袋，悬于耻骨联合下方，两大腿前内侧之间，容纳睾丸、附睾和精索下部 (图 5-24)。

阴囊的皮肤薄而柔软，色素沉着明显，有少量阴毛、皮脂腺、汗腺和大量弹力纤维，富有伸展性。阴囊表面有一条纵行的阴囊缝。在皮肤的深面为**肉膜** dartos coat，是阴囊的浅筋膜，缺乏脂肪组织，主要由致密结缔组织、弹力纤维和散在的平滑肌组成，与皮肤紧密愈着，共同组成阴囊壁。肉膜在正中线向深部发出**阴囊中隔** septum of scrotum，将阴囊内腔分为左、右两部，容纳睾丸、附睾及精索下部。

阴囊的动脉主要来自阴部内动脉的会阴动脉和阴囊后支，以及阴部外动脉的阴囊前支。阴囊的静脉特别丰富，与动脉伴行，部分经阴部外静脉注入大隐静脉，部分经阴部内静脉入髂内静脉。阴囊

皮肤的淋巴注入腹股沟浅淋巴结。

阴囊的神经支配，前 2/3 来自髂腹股沟神经和生殖股神经的生殖支；后 1/3 来自会阴神经的阴囊支和股后皮神经的会阴支。

3. **精索** spermatic cord　为一对圆索状结构，位于腹股沟管腹环至睾丸后上缘之间。精索由输精管、睾丸动脉、输精管动脉、蔓状静脉丛、神经、淋巴管、鞘突剩件及包绕它们的精索被膜构成。精索的被膜共有 3 层，由外向内为：①精索外筋膜 external spermatic fascia，是腹外斜肌腱膜的延续；②提睾肌 cremaster muscle，呈分散束状，来自腹内斜肌及腹横肌的肌纤维；③精索内筋膜 internal spermatic fascia，是腹横筋膜的延续。另外，来自壁腹膜的**睾丸鞘膜** tunica vaginalis of testis 是睾丸下降时带来的腹膜，分为脏层和壁层。脏层紧贴于睾丸和附睾表面，并在睾丸后方转折延续于壁层，脏、壁两层之间是一狭窄的闭锁间隙，称鞘膜腔。睾丸后缘无鞘膜覆盖。

4. **阴茎** penis

(1) **层次结构**　由外向内依次为：

1) 皮肤　薄而柔软，富于伸展性，在阴茎颈处形成环行的双层皱襞，向前包绕阴茎头，称**阴茎包皮** prepuce of penis。

2) **阴茎浅筋膜** superficial fascia of penis　由疏松结缔组织组成，缺乏脂肪，与会阴浅筋膜、阴囊肉膜和腹前壁浅筋膜相延续，内有阴茎背浅血管和淋巴。

3) **阴茎深筋膜** deep fascia of penis　又称巴克筋膜，包裹三条海绵体，前端始于冠状沟，后端背面续于耻骨联合上方的腹白线，构成三角形的阴茎浅悬韧带。阴茎浅悬韧带的深面还有一个由弹性纤维构成的阴茎深悬韧带，该韧带从耻骨联合的前面连到阴茎海绵体背面的白膜。这两条韧带对保持阴茎的正常位置很重要，如被切断，会引起阴茎下垂。

4) **白膜** tunica albuginea　分别包裹三条海绵体，并在左、右海绵体之间形成阴茎中隔 (图 5-25)。

(2) 血管、淋巴引流和神经　阴茎的动脉主要有阴茎背动脉及阴茎深动脉，各两条，都是阴茎动脉终支。**阴茎背动脉** dorsal artery of penis 经阴茎悬韧带至阴茎背面，在阴茎深筋膜与白膜之间向前，在行程中不断发出小支斜行环绕阴茎海绵体。**阴茎深动脉** deep artery of penis 又称阴茎海绵体动脉，位于阴茎海绵体中央。阴茎背动脉与阴茎深动

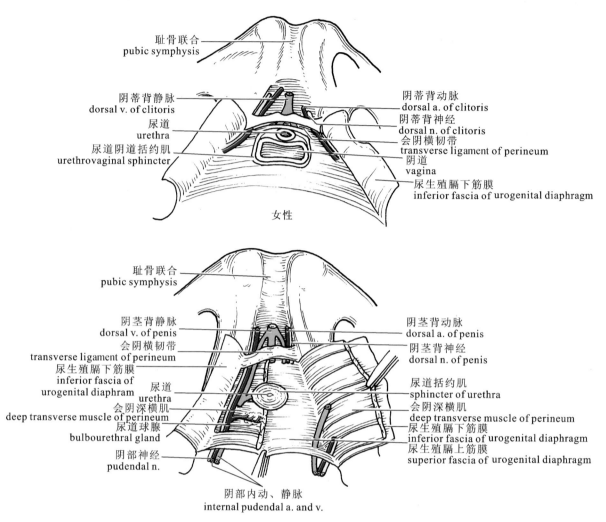

耻骨联合
pubic symphysis

阴蒂背静脉
dorsal v. of clitoris

尿道
urethra

尿道阴道括约肌
urethrovaginal sphincter

阴蒂背动脉
dorsal a. of clitoris

阴蒂背神经
dorsal n. of clitoris

会阴横韧带
transverse ligament of perineum

阴道
vagina

尿生殖膈下筋膜
inferior fascia of urogenital diaphragm

女性

耻骨联合
pubic symphysis

阴茎背静脉
dorsal v. of penis

会阴横韧带
transverse ligament of perineum

尿生殖膈下筋膜
inferior fascia of
urogenital diaphram

尿道
urethra

会阴深横肌
deep transverse muscle of perineum

尿道球腺
bulbourethral gland

阴部神经
pudendal n.

阴茎背动脉
dorsal a. of penis

阴茎背神经
dorsal n. of penis

尿道括约肌
sphincter of urethra

会阴深横肌
deep transverse muscle of perineum

尿生殖膈下筋膜
inferior fascia of urogenital diaphragm

尿生殖膈上筋膜
superior fascia of urogenital diaphragm

阴部内动、静脉
internal pudendal a. and v.

男性

图 5-23　会阴深隙

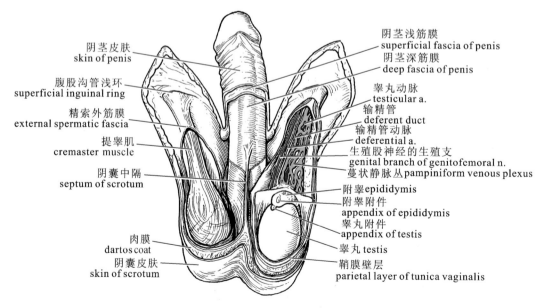

阴茎皮肤
skin of penis

腹股沟管浅环
superficial inguinal ring

精索外筋膜
external spermatic fascia

提睾肌
cremaster muscle

阴囊中隔
septum of scrotum

肉膜
dartos coat

阴囊皮肤
skin of scrotum

阴茎浅筋膜
superficial fascia of penis

阴茎深筋膜
deep fascia of penis

睾丸动脉
testicular a.

输精管
deferent duct

输精管动脉
deferential a.

生殖股神经的生殖支
genital branch of genitofemoral n.

蔓状静脉丛 pampiniform venous plexus

附睾 epididymis

附睾附件
appendix of epididymis

睾丸附件
appendix of testis

睾丸 testis

鞘膜壁层
parietal layer of tunica vaginalis

图 5-24　阴囊及其内容物

脉在海绵体外没有交通支。

　　阴茎的静脉有不成对的阴茎背浅静脉和阴茎背深静脉,成对的为阴茎深静脉。阴茎背浅静脉在背侧中线上,由阴茎浅筋膜内的皮下静脉在耻骨联合附近的阴茎根部汇集而成,主要注入左侧大隐静脉,或在近端分成左右两干注入阴部外静脉。阴茎背深静脉位于阴茎深筋膜深面的两条阴茎背动脉之间,沿阴茎背面中线后行进入盆腔,注入膀胱前列腺静脉丛。阴茎深静脉与同名动脉伴行,收集阴茎海绵体静脉血,注入阴部内静脉(图5-25)。

　　阴茎的淋巴管分浅、深两组。浅淋巴管收集阴茎皮肤、阴茎筋膜的淋巴,沿阴茎背浅静脉注入腹股沟浅淋巴结。深淋巴管收集阴茎龟头、海绵体处

的淋巴,注入腹股沟深淋巴结和髂外淋巴结。

　　阴茎的躯体感觉神经主要是阴茎背神经,左、右各一,位于阴茎背动脉的外侧,从阴茎根走向阴茎头,在行包皮环切术时,可在阴茎根部的背侧,行阻滞麻醉。阴茎的交感神经来自盆丛,副交感神经来自盆内脏神经,阴茎的勃起主要与此神经有关,故又称勃起神经。

　　5. 男性尿道 male urethra　为排尿和排精的通道,起于膀胱的尿道内口,终于阴茎头的尿道外口,分别穿过前列腺、尿生殖膈和尿道海绵体。通常称尿道前列腺部和膜部为后尿道,称尿道海绵体部为前尿道。尿道海绵体部与膜部相接处,管壁最薄,只有疏松结缔组织包绕,在向尿道内插入器械时,

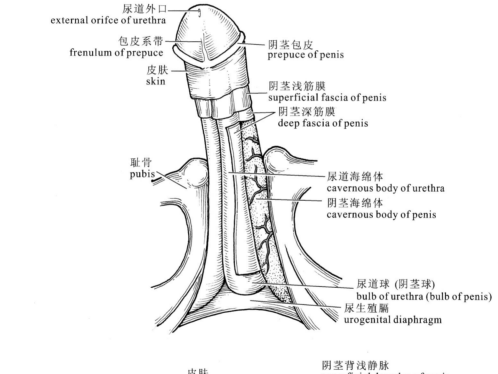

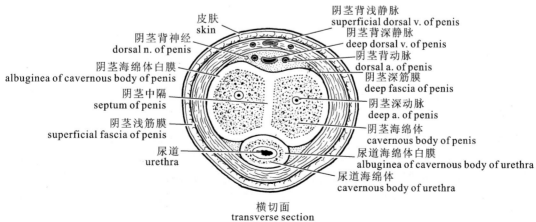

图5-25　阴茎横断面

此处易发生损伤。尿道损伤因破裂的部位不同,尿外渗的范围也不同。如果尿道海绵体部破裂,而阴茎深筋膜完好,渗出的尿液可局限在阴茎范围内;如果阴茎深筋膜也破裂,尿液可蔓延到阴囊和腹前壁;如果尿道在尿生殖膈以上破裂,尿液将蓄留在盆腔的腹膜外间隙内。

（三）女性尿生殖区

1. **层次结构**　女性尿生殖区的皮肤和浅筋膜与男性相似。不同处是阴阜和大阴唇皮下脂肪较多,浅筋膜经阴阜与腹前壁浅筋膜相延续。子宫圆韧带经腹股沟管至大阴唇,止于浅筋膜内。会阴浅隙被阴道口分为左右两半,其内三对会阴肌与男性相同。球海绵体肌位于阴道两侧,有括约肌的作用,也称为阴道括约肌(图 5-22)。

会阴浅隙内还有**前庭球** bulb of vestibule,相当男性的尿道球,分为左、右两部分,呈马蹄形,位于阴道口的两侧,大阴唇深面,表面覆盖球海绵体肌,前端连于阴蒂海绵体。**前庭大腺** greater vestibular gland 又称巴托兰腺,与男性尿道球腺相当,位于前庭球后端深面,形如豌豆,呈黄褐色,其排泄管向内开口于阴道前庭的阴道口两侧。

会阴深隙内容物多与男性相同。但是女性尿生殖膈有尿道和阴道穿过,所以会阴深隙浅部的肌称阴道尿道括约肌(图 5-23)。

2. **女性尿道** female urethra　仅有排尿功能,短、宽、直。长 3~5 cm,管径约 0.6 cm,起于尿道内口,在阴道的前方向前下穿尿生殖膈,终于尿道外口。在穿尿生殖膈时,其周围有尿道阴道括约肌包绕。女性尿道的以上特点是女性尿路感染较男性多见的原因之一。

3. **女性外生殖器**

（1）**阴阜** mons pubis　为耻骨联合前方的皮肤隆起,皮下脂肪较多。青春期后,此部长有阴毛。

（2）**大阴唇** greater lip of pudendum　为一对纵行的皮肤皱襞,有较多的皮下脂肪,由阴阜向后下方分开,发生上与男性阴囊相当。外侧面有阴毛。两侧大阴唇的前端及后端互相连合,分别称**唇前连合**和**唇后连合**。

（3）**小阴唇** lesser lip of pudendum　位于大阴唇的内侧,是一对较薄的皮肤皱襞,表面光滑,富有弹性。两侧小阴唇的后端会合,称**阴唇系带** frenulum of pudendal labia。在经产妇,阴唇系带因分娩而被撕裂。两侧小阴唇的前端各形成内、外两个皱

襞,在阴蒂的上方,左、右外侧襞会合成**阴蒂包皮** prepuce of clitoris,于阴蒂的下方,左、右内侧襞会合成阴蒂系带。

（4）**阴蒂** clitoris　由两个阴蒂海绵体组成,相当于男性的阴茎海绵体。阴蒂海绵体的后端为阴蒂脚,附于耻骨弓,在耻骨联合下缘附近,左、右阴蒂海绵体结合成阴蒂体,外包以阴蒂包皮。阴蒂的游离端称阴蒂头。阴蒂富有血管和神经末梢,感觉敏锐。

（5）**阴道前庭** vestibule of vagina　为两侧小阴唇之间的空间。前庭的前部有尿道外口,后部有阴道口。阴道口周缘附有**处女膜** hymen 或处女膜痕。在阴道口的后外侧,左右各有一个前庭大腺的排泄管口。

4. **会阴中心腱** perineal central tendon　又称会阴体,位于尿生殖膈后缘中点,是肛门与外生殖器之间的会阴缝深部的腱性结构。女性会阴中心腱较男性发育得好,富有弹性。会阴中心腱为会阴部许多肌的附着点,这些肌又从不同方向牵拉中心腱,从而支撑和稳定盆底,也就维持了盆腔器官的正常位置。

5. **血管、淋巴引流和神经**　女性尿生殖区的血管、神经的来源、行程和分布及淋巴引流与男性基本一致。阴蒂和阴唇的血管、神经相当于男性阴茎和阴囊的血管、神经(图 5-23);来自阴唇和阴蒂的浅淋巴管注入腹股沟浅淋巴结,来自阴蒂的深淋巴管注入腹股沟深淋巴结。

（刘洪付）

附：病例与问题

病例一：良性前列腺增生伴急性尿潴留

患者,男性,67 岁,因进行性排尿困难 5 年,急性尿潴留 4 h 急诊入院。患者自 5 年前开始小便次数增多,夜间显著,后逐渐加重,且排尿迟缓、断续,尿后滴沥。近来自觉排尿费力,射程缩短,尿线细无力,呈滴沥状;4 h 前开始不能排尿、小腹痛而就诊。

检查见老年男性,一般情况尚好,小腹膨胀,体温正常,心率稍快,给予导尿后直肠指诊可触及增大的前列腺,其表面光滑,质韧,有弹性,中间沟已消失。X 线检查未发现膀胱内有结石。诊断为良性前列腺增生伴急性尿潴留。

问题:

1. 前列腺增生引起进行性排尿困难及尿潴留的原因是什么?

2. 前列腺切除术常采用什么途径? 做什么切口? 须经哪些层次方可暴露前列腺?

3. 前列腺切除术应注意勿损伤哪些结构?

4. 为什么经直肠可触及前列腺?

病例二:骨盆骨折合并膀胱破裂

患者,女性,40岁,因车祸2 h急诊入院。患者骑自行车被汽车撞倒在地,臀部、会阴部剧烈疼痛,活动受限。

检查见患者髋部及会阴部肿胀,皮下出现瘀斑,压痛明显;从双侧髂前上棘处对向挤压或向后分离骨盆均引起剧烈疼痛。患者脉搏快,细弱,血压79/49 mmHg,面色苍白,出冷汗,处于轻度休克状态。插尿管导出大量血尿,X线检查显示双侧耻骨支骨折,膀胱造影显示造影剂经膀胱上部外渗,但未见造影剂显示的肠管。诊断为骨盆骨折合并膀胱破裂。

问题:

1. 根据膀胱与腹膜的关系,膀胱破裂可分为几种类型? 尿液分别渗向何处?

2. 手术修补破裂的膀胱应做什么切口? 须经过哪些层次方可显露膀胱?

3. 术中应注意勿损伤哪些结构?

病例三:尿道球部破裂

患者,男性,31岁,因会阴部骑跨伤2 h急诊入院。患者因施工时在钢梁上行走,不慎失足骑跨在钢梁上,当时感到会阴部剧烈疼痛。

检查见患者面色苍白,出冷汗,脉搏快,细弱;会阴部肿胀,皮下血肿,瘀斑,阴囊、阴茎及

小腹部亦出现肿胀及皮下淤血。患者排尿困难,尿道口有血滴,导尿管不能插入,尿道造影显示造影剂自尿道外渗。诊断为尿道球部破裂。

问题:

1. 男性尿道可分哪几部分?

2. 为什么骑跨伤会引起尿道球部破裂?

3. 尿道球部破裂时,尿液会渗到什么部位? 为什么?

4. 手术修补破裂的尿道应做什么切口? 须经哪些层次方可显露尿道?

5. 术中应注意勿损伤哪些结构?

病例四:输卵管妊娠破裂

患者,女性,32岁,因下腹部急性腹痛3 h入院。患者已婚7年,曾怀孕后流产一次,此后未再孕。平素月经正常,今次已停经8周,3 h前突觉下腹部撕裂样剧痛,呈持续性,伴恶心、呕吐,肛门有坠胀感。

检查见患者精神萎靡,烦躁不安,四肢厥冷,全身出冷汗,脉搏快而细弱,血压79/49 mmHg;全腹压痛、反跳痛,以下腹部最为显著;阴道流血,后穹隆饱满,穿刺抽得血液,放置后不凝固。诊断为输卵管妊娠破裂合并失血性休克。

问题:

1. 简述输卵管妊娠破裂发生的机制。

2. 简述输卵管的分部及输卵管妊娠的好发部位。

3. 用所学知识解释该患者的症状与体征。

4. 手术切除破裂的输卵管应做什么切口? 须经哪些层次方可显露输卵管? 术中如何寻找、辨认输卵管?

(赵小贞　刘洪付)

数字课程学习……

 教学PPT

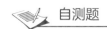 自测题

第 6 章

脊 柱 区

第一节 概 述

一、境界与分区

脊柱区 vertebral region 又称背区,是指脊柱及其后方和两侧的软组织所共同配布的区域。其范围是:上界为枕外隆凸和上项线,下界为尾骨尖;两侧界从上至下为斜方肌前缘、三角肌后缘上份、腋后襞与胸壁交界处、腋后线、髂嵴后份、髂后上棘至尾骨尖的连线。

脊柱区自上而下又可分为项区、胸背区、腰区和骶尾区。项区上界即脊柱区的上界,下界为第7颈椎棘突至两侧肩峰的连线。胸背区上界即项区下界,下界为第12胸椎棘突、第12肋下缘、第11肋前份的连线。腰区上界即胸背区下界,下界为两髂嵴后份及两髂后上棘的连线。骶尾区为两髂后上棘与尾骨尖三点间所围成的三角区。位于胸背区外上份的肩胛区在上肢一章中叙述。

二、表面解剖

1. **棘突** spinous process 在后正中线上可触及大部分椎骨的棘突。第7颈椎棘突较长,在颈部前屈时,该棘突为项区后正中线最隆起处,常作为辨认椎骨序数的标志;胸椎棘突斜向后下,呈叠瓦状;腰椎棘突呈水平位,第4腰椎棘突平两侧髂嵴的最高点;骶椎棘突融合成骶正中嵴。

2. **骶管裂孔** sacral hiatus 和**骶角** sacral cornu 沿骶正中嵴向下。由第4、5骶椎背面的切迹与尾骨围成的孔为骶管裂孔,是椎管的下口。裂孔两侧向下的突起为骶角,体表易于触及,是骶管麻醉和骶管注射的进针定位标志。

3. **尾骨** coccyx 由4块退化的尾椎融合而成,位于骶骨下方、肛门后方,有肛尾韧带附着。

4. **髂嵴** iliac crest 和**髂后上棘** posterior superior iliac spine 髂嵴为髂骨翼的上缘,全长略呈S形,两侧髂嵴最高点的连线平对第4腰椎棘突。髂后上棘是髂嵴后端的突起,两侧髂后上棘的连线平第2骶椎棘突。

左、右髂后上棘与第5腰椎棘突和尾骨尖的连线构成一菱形区。当腰、骶、尾椎骨折或骨盆畸形时,菱形区会变形。菱形区上、下角连线的深部为骶正中嵴,其外侧的隆嵴为骶外侧嵴,后者是经骶后孔做骶神经阻滞麻醉的标志。

5. **肩胛冈** spine of scapula 为肩胛骨背面高耸的骨嵴。两侧肩胛冈内侧端的连线平第3胸椎棘突。肩胛冈的外侧端为肩峰,是肩部的最高点。

6. **肩胛骨下角** inferior angle of scapula 上肢下垂时易于触及此处。两肩胛骨下角的连线平对第7胸椎棘突。

7. **第12肋** 在胸廓下部,竖脊肌外侧,可触及此肋,但应注意有时该肋甚短,易将第11肋误认为第12肋,以致腰区的切口过高,有损伤胸膜的可能。

8. **竖脊肌** erector spinae 为在棘突两侧可触及的纵行隆起。该肌外侧缘与第12肋的交角称**脊肋角**。肾位于该角深部,是肾囊封闭常用的进针部位。

第二节 层次结构

一、基本要求

通过对背部由浅入深的实地解剖操作,深刻理解背部各区的结构特征,重点观察脊柱区肌的层次安排及胸腰筋膜的结构特征、腰区到达肾的层次结构、椎管及其内容的结构特征,为脊柱外科和经过背部入路的手术操作打下坚实的解剖学基础。

二、解剖与观察

(一)尸位与切口

尸体俯卧位,在脊柱区做 5 条皮肤切口(图 0-3)。

1. 脊柱区中线切口　自枕外隆凸沿后正中线向下切至骶骨后面中部。

2. 脊柱区横切口

(1)自枕外隆凸沿上项线向外侧切至颞骨乳突。

(2)自第 7 颈椎棘突向外侧切到肩峰,再垂直向下切至肱骨中段三角肌止点,然后向内侧环切上臂后面皮肤。

(3)平肩胛骨下角,自后正中线向外侧切至腋后线。

3. 髂嵴弓形切口　自骶骨后面中部向外上方沿髂嵴做弓状切口至腋后线(此切口不可太深,以免损伤由竖脊肌外侧缘浅出、在浅筋膜中跨髂嵴行向臀部的臀上皮神经)。

5 条切口将背部两侧的皮肤分为上、中、下 3 片。

(二)解剖浅层结构

将 3 片皮肤自正中线剥离翻向两侧。上片翻至显露斜方肌的外侧缘为止,中片和下片翻至腋后线为止。在清除浅筋膜的同时,清理下述血管、神经(图 6-1)。

1. 在枕外隆凸外侧 2~3 cm 处、斜方肌的枕骨起始部,解剖出枕动脉。

2. 在紧靠枕动脉的内侧、斜方肌的枕骨起始部,解剖出枕大神经。

3. 在枕动脉与枕大神经的外侧,即斜方肌起点的外侧缘,寻找细小的枕淋巴结。

4. 在背区正中线两侧的浅筋膜中,注意寻找从深筋膜穿出的脊神经后支的皮支及其伴随的细小的肋间后血管的穿支。在胸背区上部,胸神经后支靠近棘突处穿出;在下部,胸神经后支在近肋角处穿出。在腰区,第 1~3 腰神经后支从竖脊肌外侧缘穿出深筋膜为臀上皮神经,有细小的腰动脉分支伴行,可于髂嵴稍上方寻找。

(三)解剖深层结构

1. 清除浅筋膜后,观察深筋膜。背部深筋膜的浅层较薄,包裹斜方肌和背阔肌。在棘突、肩胛冈、肩峰和髂嵴等部位,深筋膜与骨膜相愈合。清除斜方肌和背阔肌表面的深筋膜,修洁斜方肌和背阔肌,观察两肌的起止及纤维走行。在项部,清理到斜方肌外侧缘时要注意不能再向外剥离,以免损伤副神经和颈丛的分支。在胸背区修洁背阔肌时,注意保留作为背阔肌起始部的胸腰筋膜。在腰区外侧、背阔肌的前方,修出腹外斜肌的后缘。

2. 在斜方肌的外下缘、背阔肌的上缘和肩胛骨的脊柱缘之间,寻找听诊三角;在背阔肌的外下缘、髂嵴和腹外斜肌的后缘之间,寻找腰下三角,其深面是腹内斜肌(图 6-1)。

3. 在斜方肌上端横行切断其在枕骨上的起点,注意保留枕大神经和枕动脉。再沿正中线外侧约 2 cm 处轻轻纵行切断该肌在椎骨棘突上的起点并向外侧翻起,直至肩胛冈的止点。注意其深面紧贴菱形肌,小心不要伤及。翻开斜方肌后,在该肌外上缘深面、肩胛提肌浅面寻找副神经及与该神经伴行的颈横动脉深支,清除其周围的结缔组织,保留神经和小动脉。

4. 先在第 12 肋附近,从背阔肌的外下缘紧贴其深面插入刀柄钝性分离该肌,注意其深面的下后锯肌;再沿背阔肌的肌性部分与腱膜的移行线外侧 1 cm 处纵行切开背阔肌的肌性部分,将切断的上、下肌瓣分别向上、下翻开,可见此肌有部分纤维起自下位 3~4 肋和肩胛骨下角背面。接近腋区可见进入背阔肌深面并与该肌外下缘平行走行的胸背神经、动脉和静脉,清理并观察。

5. 在肩胛骨上方和内侧修洁肩胛提肌和菱形肌,肩胛提肌起自上 4 个颈椎横突,止于肩胛骨上角及内侧缘上部;菱形肌起自第 6 颈椎至第 4 胸椎棘突,止于肩胛骨脊柱缘。沿正中线外侧 1 cm 处,纵行切断菱形肌,并将其翻向外侧,可见位于第 7 颈椎至第 2 或 3 胸椎棘突和第 2~5 肋之间的上后锯肌,在肩胛提肌和菱形肌深面寻找肩胛背神经和血管,并修洁之。沿正中线外侧 1 cm 处切断上后锯肌,翻向外侧,显露属于背深肌的夹肌。在胸背和腰部移行处修洁很薄的下后锯肌,其起自第 11~12 胸椎及第 1~2 腰椎棘突,止于第 9~12 肋。沿背阔肌的切断线切开下后锯肌,翻向外侧,观察其肋骨的止点(图 6-1)。

6. 在下后锯肌下缘、竖脊肌外侧缘和腹内斜肌后缘之间观察腰上三角。当下后锯肌与腹内斜肌在第12肋的附着点未接触时,第12肋也参与构成一边,则成四边形。腰上三角的表面由背阔肌覆盖,深面是腹横肌腱膜,腹横肌深面有肋下神经、髂腹下神经和髂腹股沟神经斜向外下穿行。

7. 切除项筋膜,并修洁夹肌;沿竖脊肌的中线,纵行切开胸腰筋膜浅层,翻向两侧,显露竖脊肌;将竖脊肌牵拉向内侧,观察深面分隔竖脊肌和腰方肌的胸腰筋膜中层,中层和浅层在外侧会合,构成竖脊肌鞘(图6-2)。胸腰筋膜深层覆盖腰方肌的前面,可暂不解剖。

8. 观察纵列于脊柱两侧的竖脊肌,其为背部深层的长肌,下方起自骶骨的背面和髂嵴的后部,向上分为外侧的髂肋肌,止于各肋;中间的最长肌,止于椎骨的横突,向上可达颞骨的乳突;内侧的棘肌,止于椎骨的棘突。小心钝性分离竖脊肌的三列纤维。

9. 于颈后区中部寻认向外上方斜行的夹肌,在夹肌的内侧切断肌腹,翻向外上方,可见其深面的头半棘肌;切断头半棘肌的上端并翻向下方,显露枕下部,可看到枕下三角。该三角的内上界是头后大直肌,外上界是头上斜肌,外下界为头下斜肌。枕下三角内有由外侧向内侧横行的椎动脉,其下缘有枕下神经穿出,支配枕下肌(图6-3)。

10. 解剖椎管

(1) 使尸体的头部下垂,垫高腹部。清除各椎骨和骶骨背面所有附着的肌,暴露整个脊柱后面的棘突和椎弓板,保存一些脊神经的后支,留待以后观察其与脊髓和脊神经的联系。在各椎骨的关节突内侧和骶骨的骶中间嵴内侧纵行锯断椎弓板,再从上、下两端横行凿断椎管的后壁,掀起椎管后壁,观察其内面椎弓板之间的黄韧带。

(2) 观察椎管的内容物,椎管壁与硬脊膜间是硬膜外隙,小心清除隙内的脂肪和椎内静脉丛,注意有无纤维隔存在;沿中线纵行剪开硬脊膜,注意观察和体会硬脊膜与其深面菲薄透明的脊髓蛛网膜之间存在潜在的硬膜下隙。提起并小心剪开蛛网膜,打开蛛网膜下隙及其下端的终池,终池的下端止于第二骶椎水平。紧贴脊髓表面有软脊膜,其内含有丰富的血管。寻找并观察在脊髓两侧脊神经前、后根之间由软脊膜形成的齿状韧带,该韧带呈齿状,其尖端附于硬脊膜上。

(3) 观察脊髓的形态、位置及与每对脊神经根

相连的脊髓节段与椎骨的对应关系。观察终池内的终丝和马尾。最后用咬骨剪剪除几个椎间孔的后壁,观察脊神经节的位置、由前根和后根组成的脊神经及脊神经所分出的前支和后支。

三、基本内容

脊柱区由浅入深有皮肤、浅筋膜、深筋膜、肌层、血管、神经等软组织和脊柱、椎管及其内容物等结构。

(一)浅层结构

1. **皮肤** 厚而致密,移动性小,有较丰富的毛囊和皮脂腺。

2. **浅筋膜** 致密而厚实,含有较多脂肪,通过许多结缔组织纤维束与深筋膜相连。项区的浅筋膜致密,脂肪组织中有许多纤维隔;腰区的浅筋膜有丰富的蜂窝状脂肪组织。

3. **皮神经** 均来自脊神经后支(图6-1)。

(1) 项区 来自颈神经后支,其中较粗大的皮支有枕大神经和第3枕神经。

1) **枕大神经** greater occipital nerve 是第2颈神经后支的内侧支,在斜方肌的起点上项线下方穿出达皮下,伴**枕动脉** occipital artery 的分支上行,分布至枕项部皮肤。

2) **第3枕神经** third occipital nerve 是第3颈神经后支的内侧支,在枕大神经的内下方穿斜方肌浅出,分支分布至项区上份及枕区下份的皮肤。

(2) 胸背区和腰区 来自胸、腰神经后支的分支。各支在棘突两侧浅出,上部分支几乎呈水平位向外侧走行;下部分支斜向外下,分布至胸背区和腰区的皮肤。第12胸神经后支的分支可分布至臀区。第1~3腰神经后支的外侧支较粗大,称为**臀上皮神经** superior cluneal nerve,行经腰区,穿**胸腰筋膜** thoracolumbar fascia 浅出,越过髂嵴分布至臀区上部的皮肤。臀上皮神经在髂嵴上方浅出处比较集中,此部位在竖脊肌外侧缘附近。当腰部急剧扭转时,该神经易被拉伤,是导致腰腿痛的常见原因之一。

(3) 骶尾区 来自骶、尾神经后支的分支。自髂后上棘至尾骨尖连线上的不同高度分别穿臀大肌起始部浅出,分布至骶尾区的皮肤。其中第1~3骶神经后支的皮支分布于臀中区皮肤,称为**臀中皮神经** middle cluneal nerve。

4. **浅血管** 项区的浅动脉主要来自枕动脉、颈浅动脉和肩胛背动脉等的分支。胸背区则来自肋间后动脉、肩胛背动脉和胸背动脉等的分支。腰

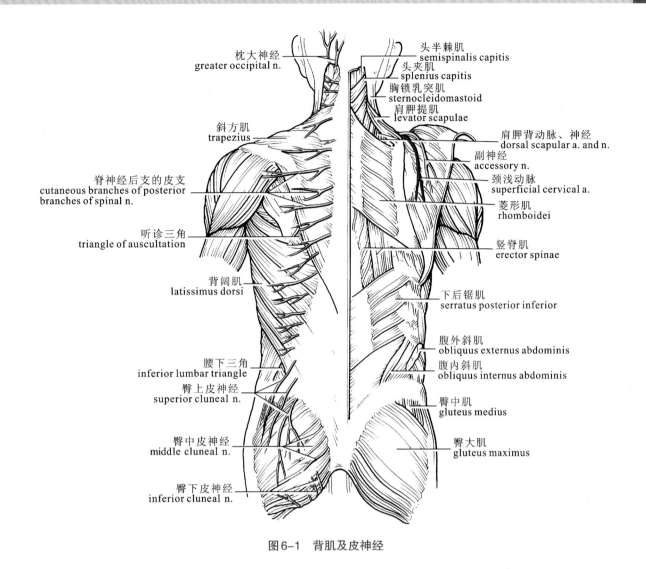

枕大神经
greater occipital n.

头半棘肌
semispinalis capitis

头夹肌
splenius capitis

胸锁乳突肌
sternocleidomastoid

肩胛提肌
levator scapulae

斜方肌
trapezius

肩胛背动脉、神经
dorsal scapular a. and n.

副神经
accessory n.

颈浅动脉
superficial cervical a.

脊神经后支的皮支
cutaneous branches of posterior
branches of spinal n.

菱形肌
rhomboidei

听诊三角
triangle of auscultation

竖脊肌
erector spinae

背阔肌
latissimus dorsi

下后锯肌
serratus posterior inferior

腹外斜肌
obliquus externus abdominis

腰下三角
inferior lumbar triangle

腹内斜肌
obliquus internus abdominis

臀上皮神经
superior cluneal n.

臀中肌
gluteus medius

臀中皮神经
middle cluneal n.

臀大肌
gluteus maximus

臀下皮神经
inferior cluneal n.

图6-1　背肌及皮神经

区来自腰动脉的分支。骶尾部来自臀上、下动脉等的分支。各动脉均有伴行静脉。

（二）深筋膜

项区的深筋膜分为浅、深两层，包裹斜方肌，属封套筋膜的一部分。浅层覆盖在斜方肌表面，深层在该肌的深面，称项筋膜。胸背区和腰区的深筋膜也分浅、深两层，浅层薄弱，位于斜方肌和背阔肌的表面；深层较厚，称胸腰筋膜。骶尾区的深筋膜较薄弱，与骶骨背面的骨膜相愈着。

1. **项筋膜** nuchal fascia　位于项区、菱形肌和上后锯肌深面，覆盖在夹肌和半棘肌表面，内侧附于项韧带，上方附于枕骨的上项线，向下移行为胸腰筋膜浅层。

2. **胸腰筋膜** thoracolumbar fascia　在胸背区较为薄弱，覆于竖脊肌表面，向上续项筋膜，内侧附于胸椎棘突和棘上韧带，外侧附于肋角，向下至腰区

明显增厚，可分为浅、中、深三层（图6-2）。浅层最厚，位于竖脊肌的表面，与背阔肌、下后锯肌的起始腱膜融合，向下附着于髂嵴和骶外侧嵴，内侧附于腰椎棘突和棘上韧带，外侧在竖脊肌外侧缘与中层愈合，形成竖脊肌鞘。中层位于竖脊肌与腰方肌之间，内侧附于腰椎横突尖和横突间韧带，外侧在腰方肌外侧缘与深层愈合，形成腰方肌鞘，向上附于第12肋下缘，向下附于髂嵴。中层上部张于第12肋与第1腰椎横突之间的部分增厚，称为**腰肋韧带**lumbocostal ligament，肾手术时，切断此韧带可加大第12肋的活动度，以扩大手术入路便于显露肾。深层较薄，位于腰方肌的前面，又称腰方肌筋膜，内侧附于腰椎横突尖，向下附于髂腰韧带和髂嵴后份。三层筋膜在腰方肌内侧缘会合成为腹内斜肌和腹横肌的起点（图6-2）。由于腰部活动度大，在剧烈运动中，胸腰筋膜常易扭伤，是腰腿痛的病因之一。

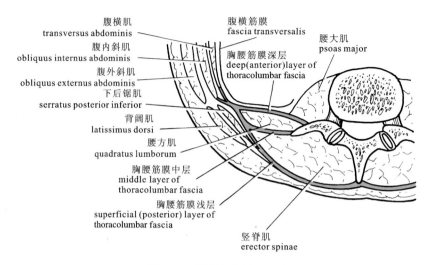

图6-2　胸腰筋膜(水平面)

（三）肌层

肌层由背肌和部分腹肌组成（图6-1至图6-4），其由浅至深大致分为4层：第1层有斜方肌、背阔肌和腹外斜肌后部；第2层有夹肌、头半棘肌、肩胛提肌、菱形肌、上后锯肌、下后锯肌和腹内斜肌后部；第3层有竖脊肌和腹横肌后部；第4层有枕下肌（椎枕肌）、横突棘肌、横突间肌和棘突间肌等。

1. **背阔肌** latissimus dorsi　是位于胸背区下部和腰区浅层宽大的扁肌，由胸背神经支配。血液供应主要来自胸背动脉和节段性的肋间后动脉和腰动脉的分支。以肩胛线为界，线的外侧由胸背动脉分支供血，线的内侧由节段性肋间后动脉供血。

2. **斜方肌** trapezius　是位于项区和胸背区上部的扁肌，宽大且血供丰富，由副神经支配。血液供应主要来自颈浅动脉和肩胛背动脉，其次来自枕动脉和节段性的肋间后动脉。此肌可供作肌瓣或肌皮瓣移植。在斜方肌的外下方，肩胛骨下角的内侧有一肌间隙，称**听诊三角** triangle of auscultation或肩胛旁三角。其内上界为斜方肌的外下缘，外侧界为肩胛骨脊柱缘，下界为背阔肌上缘（图6-1），三角的底为薄层脂肪组织、深筋膜和第6肋间隙，表面覆以皮肤和浅筋膜，是背部听诊呼吸音最清楚的部位。当肩胛骨向前外移位时，该三角的范围会扩大。

3. **头夹肌** splenius capitis和**头半棘肌** semispinalis capitis　位于斜方肌深面。半棘肌在颈椎棘突的两侧，夹肌在半棘肌的后外方（图6-1），两肌上部的深面为枕下三角（图6-3）。

枕下三角 suboccipital triangle位于枕下、项区上部深层，是由枕下肌围成的三角。其内上界为头后大直肌，外上界为头上斜肌，外下界为头下斜肌。三角的底为寰枕后膜和寰椎后弓，浅面借致密结缔组织与头夹肌和头半棘肌相贴，枕大神经行于其间。三角内有枕下神经和椎动脉经过。椎动脉穿寰椎横突孔后转向内侧，行于寰椎后弓上面的椎动脉沟内，再穿寰枕后膜进入椎管，最后经枕骨大孔入颅。颈椎的椎体钩骨质增生、头部过分旋转或枕下肌痉挛都可压迫椎动脉，使脑供血不足。枕下神经是第1颈神经的后支，在椎动脉与寰椎后弓间穿出，行经枕下三角，支配枕下肌（图6-3）。

4. **竖脊肌** erector spinae　又称骶棘肌，是背肌中最长的肌，纵列于脊柱全部棘突的两侧。下起自骶骨背面，向上达枕骨和颞骨，由脊神经后支支配。在腰区，该肌两侧有腰上三角（图6-4）和腰下三角（图6-1）。

腰上三角 superior lumbar triangle位于背阔肌深面，第12肋的下方。三角的内上界为竖脊肌外侧缘，外下界为腹内斜肌后缘，上界为下后锯肌下缘。有时，由于下后锯肌与腹内斜肌后缘在第12肋的附着处相距较远，第12肋也参与构成一个边，共同围成一个不等边四边形的间隙。三角的底为腹横肌起始部的腱膜，腱膜深面有3条与第12肋平行排列的神经。自上而下为**肋下神经** subcostal nerve、**髂腹下神经** iliohypogastric nerve和**髂腹股沟神经** ilioinguinal nerve。腱膜的前方有肾和腰方肌。由于该区较薄弱，不仅是腰疝的好发区，也是腹膜后间隙脓肿穿破的部位。肾手术的腹膜外入路必经此三角。当切开腱膜时，应注意保护上述3条神

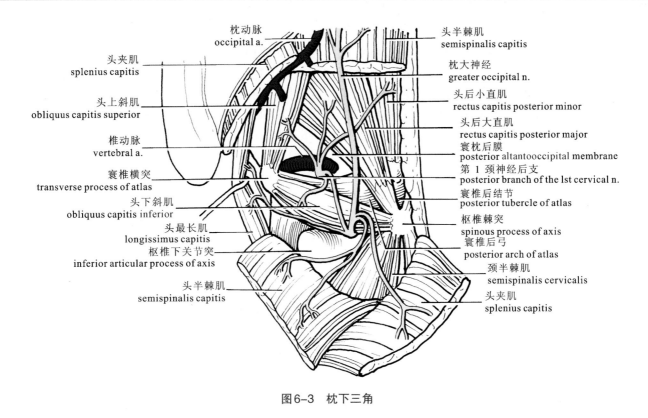

枕动脉 occipital a.

头夹肌 splenius capitis

头上斜肌 obliquus capitis superior

椎动脉 vertebral a.

寰椎横突 transverse process of atlas

头下斜肌 obliquus capitis inferior

头最长肌 longissimus capitis

枢椎下关节突 inferior articular process of axis

头半棘肌 semispinalis capitis

头半棘肌 semispinalis capitis

枕大神经 greater occipital n.

头后小直肌 rectus capitis posterior minor

头后大直肌 rectus capitis posterior major

寰枕后膜 posterior altantooccipital membrane

第 1 颈神经后支 posterior branch of the 1st cervical n.

寰椎后结节 posterior tubercle of atlas

枢椎棘突 spinous process of axis

寰椎后弓 posterior arch of atlas

颈半棘肌 semispinalis cervicalis

头夹肌 splenius capitis

图6-3 枕下三角

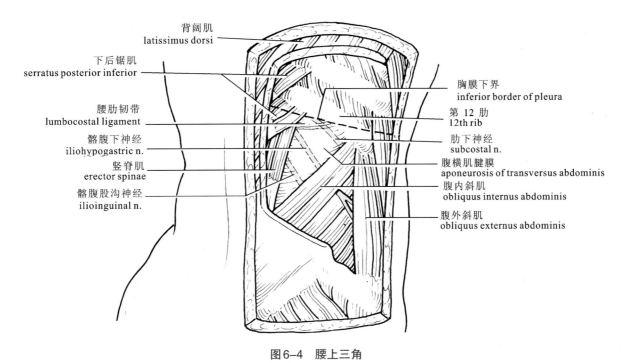

背阔肌 latissimus dorsi

下后锯肌 serratus posterior inferior

腰肋韧带 lumbocostal ligament

髂腹下神经 iliohypogastric n.

竖脊肌 erector spinae

髂腹股沟神经 ilioinguinal n.

胸膜下界 inferior border of pleura

第 12 肋 12th rib

肋下神经 subcostal n.

腹横肌腱膜 aponeurosis of transversus abdominis

腹内斜肌 obliquus internus abdominis

腹外斜肌 obliquus externus abdominis

图6-4 腰上三角

经。第12肋前方与胸膜腔相邻,为扩大手术视野,常需切断腰肋韧带,将第12肋上提,此时应注意保护胸膜,以免损伤造成气胸。肾周围脓肿时,可在此处切开引流。

　　腰区到达肾的层次依次为皮肤、浅筋膜、深筋膜、背阔肌或腹外斜肌、下后锯肌或腹内斜肌、腹横肌腱膜、腰方肌、腹内筋膜(腹横筋膜)及肋下神经、髂腹下神经、髂腹股沟神经、腹膜后组织、肾后筋膜和肾脂肪囊,最终到达肾的后面。

　　腰下三角 inferior lumbar triangle 位于腰区下

部,腰上三角的外下方。由髂嵴、腹外斜肌后缘和背阔肌前下缘围成。三角的底为腹内斜肌,浅面仅覆以皮肤和浅筋膜。此三角浅面无肌层覆盖,为腹后壁的又一薄弱区,亦可形成腰疝。在右侧,三角前方与阑尾和盲肠相对应,故盲肠后位阑尾炎时,此三角区会有明显压痛。腰区深部脓肿也可经腰下三角出现于皮下。

(四)深部血管与神经

1. 动脉 项区主要由枕动脉、颈浅动脉、肩胛背动脉和椎动脉等供血;胸背区由肋间后动脉、胸背动脉和肩胛背动脉等供血;腰区由腰动脉和肋下动脉等供血;骶尾区由臀上、下动脉等供血。

(1)枕动脉 起自颈外动脉,向后上经颞骨乳突内面进入项区,在夹肌深面、半棘肌外侧缘处越过枕下三角分出数支。本干继续向上至上项线高度穿斜方肌浅出,与枕大神经伴行分布至枕部。分支中有一较大的降支,向下分布至项区诸肌,并与椎动脉、肩胛背动脉等分支吻合,形成动脉网。

(2)**肩胛背动脉 dorsal scapular artery** 起自锁骨下动脉第3段,向外侧穿过或越过臂丛,经中斜角肌前方至肩胛提肌深面,与同名神经伴行转向内下,在菱形肌深面下行,分布至背肌和肩带肌,并参与形成肩胛动脉网。有时肩胛背动脉与颈浅动脉共干起自甲状颈干,称**颈横动脉 transverse cervical artery**。颈浅动脉即颈横动脉的浅支,肩胛背动脉即其深支。

(3)**椎动脉 vertebral artery** 起自锁骨下动脉第1段,沿前斜角肌内侧上行,穿第6~1颈椎横突孔,进入枕下三角,经枕骨大孔入颅。按其行程可分为4段:第1段为椎前部,自起始处至穿第6颈椎横突孔以前;第2段为横突部,穿经上6个颈椎横突孔;第3段为寰椎部,经枕下三角入颅;第4段为颅内段。椎动脉旁有丰富的交感神经丛。当颈椎骨质增生导致第2段椎动脉受压迫,可引起颅内供血不足,即椎动脉型颈椎病。椎动脉周围有静脉丛,向下汇成椎静脉。

2. 静脉 脊柱区的深部静脉与动脉伴行。项区的静脉汇入椎静脉、颈内静脉或锁骨下静脉。胸背区者经肋间后静脉汇入奇静脉,部分汇入锁骨下静脉或腋静脉。腰区者经腰静脉汇入下腔静脉。骶尾区者经臀区的静脉汇入髂内静脉。脊柱区的深静脉可通过椎静脉丛,与椎管内外、颅内及盆部等处的深部静脉广泛交通。

3. 神经 脊柱区的神经主要来自31对脊神经后支、副神经、胸背神经和肩胛背神经。

(1)脊神经后支 自椎间孔处由脊神经分出后经骨纤维孔,绕上关节突外侧向后行,至相邻横突间肌内侧缘分为内侧支(后内侧支)和外侧支(后外侧支)(图6-5)。颈神经后支分布至项区皮肤和深层肌;胸神经后支分布至胸背区皮肤和深层肌;腰神经后支分布至腰区、臀区的皮肤和深层肌;骶、尾神经后支分布至骶骨背面和臀区的皮肤。

脊神经后支呈明显的节段性分布,故手术中横断背深层肌时,不会引起肌瘫痪。腰神经后支的损伤较为多见,是导致腰腿痛的常见原因之一,这与该神经行程中所经过的结构有关。

腰神经后支的内侧支在下位椎骨上关节突根部的外侧斜向后下,经骨纤维管至椎弓板后面转向下行,分布至背深层肌和脊柱的关节突关节等;外侧支在下位横突背面进入竖脊肌,然后在肌的不同部位穿胸腰筋膜浅出,斜向外下行(图6-5)。第1~3腰神经的外侧支参与组成臀上皮神经,跨越髂嵴后部达臀区上部。

1)**骨纤维孔 osseofribrous foramen** 又称腰神经后支骨纤维孔。该孔位于椎间孔的后外方,开口向后,与椎间孔的方向垂直。其上外界为横突间韧带的内侧缘,下界为下位椎骨横突的上缘,内侧界为下位椎骨上关节突的外侧缘。骨纤维孔的体表投影相当于同序数腰椎棘突外侧的下述两点的连线上:上位点在第1腰椎平面后正中线外侧2.3 cm,下位点在第5腰椎平面后正中线外侧3.2 cm。骨纤维孔内有腰神经后支通过(图6-6)。

2)**骨纤维管 osseofibrous canal** 又称腰神经内侧支骨纤维管。该管位于腰椎乳突与副突间的骨沟处,自外上斜向内下,由前、后、上、下四壁构成。前壁为乳突副突间沟,后壁为上关节突副突韧带,上壁为乳突,下壁为副突。管的前、上、下壁为骨质,后壁为韧带,故称为骨纤维管。但有时后壁韧带骨化,则形成完全的骨管(图6-6)。骨纤维管的体表投影在同序数腰椎棘突下外方的两点连线上:上位点在第1腰椎平面后正中线外侧约2.1 cm,下位点在第5腰椎平面后正中线外侧约2.5 cm。骨纤维管内有腰神经后内侧支通过。

由上述可见,腰神经后支及其分出的内侧支和外侧支在各自的行程中,都分别经过骨纤维孔、骨纤维管或穿胸腰筋膜裂隙。在正常情况下,

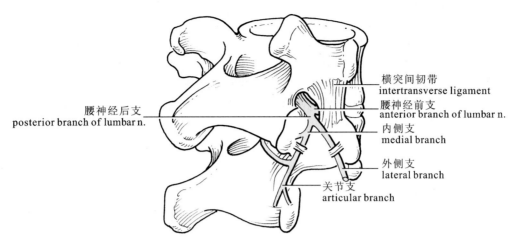

图6-5　腰神经后支及其分支

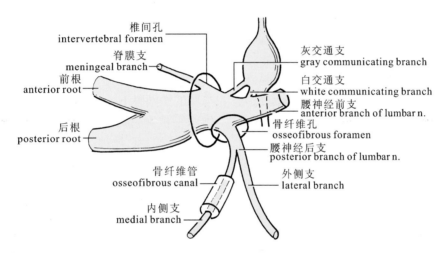

图6-6　骨纤维孔、骨纤维管和腰神经分支

这些孔、管或裂隙通行其内的血管和神经有保护作用，但由于孔道细小，周围结构坚韧而缺乏弹性，且腰部活动度大，故在病理情况下，这些孔道会变形、变窄，压迫通过的血管和神经，而导致腰腿痛。

（2）**副神经** accessory nerve　自胸锁乳突肌后缘中、上 1/3 交点处斜向外下，于斜方肌前缘中、下 1/3 交点处（或斜方肌前缘附着锁骨处以上 2 横指）深面进入该肌深面，分支支配胸锁乳突肌和斜方肌（图6-1）。

（3）**胸背神经** thoracodorsal nerve　起自臂丛后束，与同名动脉伴行，沿肩胛骨外侧缘下行，支配背阔肌。

（4）**肩胛背神经** dorsal scapular nerve　起自臂丛锁骨上部，穿中斜角肌斜向外下至肩胛提肌深面，继沿肩胛骨内侧缘伴肩胛背动脉下行，支配肩

胛提肌和菱形肌（图6-1）。

（五）椎管及其内容

1. **椎管** vertebral canal　是由各椎骨的椎孔、骶骨的骶管与椎骨之间的骨连结共同组成的骨纤维性管道，向上经枕骨大孔通颅腔，向下终于骶管裂孔。

（1）**椎管壁的构成**　椎管是骨纤维性管道，其前壁由椎体后面、椎间盘后缘和后纵韧带构成；后壁为椎弓板、黄韧带和关节突关节；两侧壁为椎弓根和椎间孔。椎管骶段由骨性融合的骶椎椎孔连成，称为骶管，是骨性管道。如构成椎管壁的任何结构发生病变，例如椎骨骨质增生、椎间盘突出及黄韧带肥厚等，均可使椎管腔变形或狭窄，压迫其内容物而引起一系列症状。

（2）**椎管腔的形态**　在横断面上观察，各段椎管的形态和大小不完全相同。颈段上部近枕骨大

孔处近似圆形,往下逐渐演变为三角形,矢径短,横径长;胸段大致呈椭圆形;腰段上、中部由椭圆形逐渐演变为三角形,腰段下部椎管的外侧部逐渐出现侧隐窝,使椎管呈三叶形,尤以老年人更为明显;骶管呈扁三角形。由于腰脊神经根行走于侧隐窝内,故腰椎间盘突出、关节突关节退变、黄韧带肥厚和椎体后缘骨质增生等引起侧隐窝狭窄的因素,均可压迫腰脊神经,造成腰腿痛。椎管以第4~6胸椎最为狭小,颈段以第7颈椎、腰段以第4腰椎水平较小。

2. 椎管内容物　椎管内容物有脊髓、脊髓被膜、脊神经根、血管、神经、淋巴管及少量结缔组织等。

(1) 脊髓　脊髓上端平枕骨大孔处与延髓相连,下端在成人平第1腰椎下缘(新生儿平第3腰椎),向下延为无神经组织的终丝附于尾骨背面。

(2) 脊髓被膜　脊髓的表面包有3层被膜,由外向内依次为**硬脊膜** spinal dura mater、**脊髓蛛网膜** spinal arachnoid mater 和**软脊膜** spinal pia mater。各层膜间及硬脊膜与椎管骨膜间均存在腔隙,由外向内依次有硬膜外隙、硬膜下隙和蛛网膜下隙(图6-7)。

(3) 脊膜腔隙

1) **硬膜外隙** extradural space　是位于椎管骨膜与硬脊膜之间的间隙,内含疏松结缔组织、脂肪、椎内静脉丛、窦椎神经和淋巴管等,并有脊神经根及其伴行血管通过,正常呈负压。此隙上端起自枕骨大孔高度,下端终于骶管裂孔。由于硬脊膜紧密附着于枕骨大孔边缘,故此隙与颅内不相通。临床硬膜外麻醉即将药物注入此隙,以阻滞硬膜外隙内的脊神经根。硬膜外麻醉进行穿刺时,由外入内可依次经皮肤、浅筋膜、棘上韧带、棘间韧带、黄韧带达硬膜外隙。骶段硬膜外隙上大下小,前宽后窄,硬脊膜紧靠骶管后壁,间距仅为0.10~0.15 cm,故骶管麻醉或骶管注射时应注意进针的角度(图6-8)。

2) **硬膜下隙** subdural space　是在硬脊膜与脊髓蛛网膜之间的潜在间隙。

3) **蛛网膜下隙** subarachnoid space　是脊髓蛛网膜与软脊膜之间的间隙,隙内充满脑脊液,向上与脑的蛛网膜下隙相通,下部自脊髓下端至第2骶椎水平扩大,称为**终池** terminal cistern。终池无脊髓,只有腰、骶、尾神经根形成的马尾和软脊膜向下延伸形成的终丝。因此,临床上常在第3、4或4、5腰椎棘突间进行腰椎穿刺,以抽出脑脊液或注入药

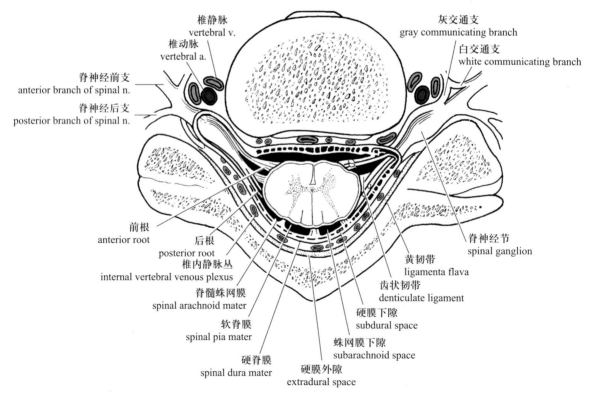

图6-7　脊髓被膜和脊膜腔隙

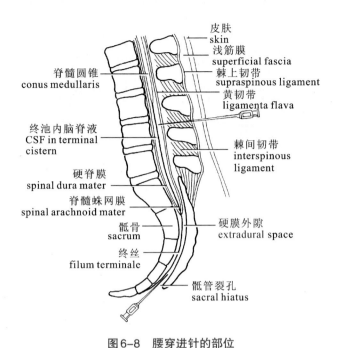

图6-8 腰穿进针的部位

物而不会损伤脊髓(图6-8)。

(4) **椎静脉丛** vertebral venous plexus 椎管内外有丰富的静脉丛,按部位可分为**椎内静脉丛** internal vertebral venous plexus 和**椎外静脉丛** external vertebral venous plexus(图6-7、图6-9)。椎内静脉丛密布于硬膜外隙内,上自枕骨大孔,下达骶骨尖端,贯穿于椎管的全长,收集椎骨、脊髓被膜和脊髓的静脉血。椎外静脉丛位于椎体的前方、椎弓及其突起的后方,收集椎体和附近肌的静脉血。在寰椎与枕骨之间,椎外静脉丛较为发达,称**枕下**

静脉丛 suboccipital venous plexus。椎内、外静脉丛管腔内无瓣膜,互相吻合,注入附近的椎静脉、肋间后静脉、腰静脉和骶外侧静脉等,向上经枕骨大孔与颅内的硬脑膜窦相交通,向下与盆腔等部位的静脉广泛吻合。因此,椎静脉丛是沟通上、下腔静脉系和颅内、外静脉的重要通道。当胸、腹、盆腔等部位的器官发生炎症、肿瘤或寄生虫病时,可通过椎静脉丛侵入颅内或其他远位器官。

(5) 脊神经根

1) 行程与分段 脊神经根丝离开脊髓后,即横行或斜行于蛛网膜下隙,上下相邻的神经根丝汇合,分别形成脊神经前根和后根,穿蛛网膜囊和硬脊膜囊,行于硬膜外隙中。脊神经根在硬脊膜囊以内的一段为蛛网膜下隙段,穿出硬脊膜囊的一段为硬膜外段(图6-7)。

2) 与脊髓被膜的关系 脊神经根离开脊髓时被覆软脊膜,当穿脊髓蛛网膜和硬脊膜时,带出此二膜,形成蛛网膜鞘和硬脊膜鞘。此三层被膜向外达椎间孔处逐渐与脊神经外膜、神经束膜和神经内膜相延续。

在神经根周围向外侧延伸的蛛网膜下隙,至脊神经节近端附近一般即逐步封闭消失。有时可继续延伸,这样,在进行脊柱旁注射时,药液就可能由此进入蛛网膜下隙内。

3) 与椎间孔和椎间盘的关系 脊神经根的硬膜外段较短,借硬脊膜鞘紧密连于椎间孔周围,以固定硬脊膜囊和保护鞘内的神经根不受牵拉。此

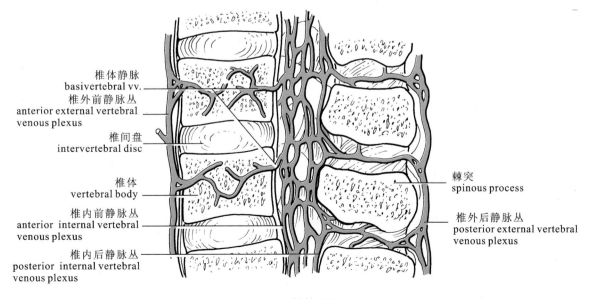

图6-9 椎静脉丛

段在椎间孔处最易受压。椎间孔的上、下壁为椎弓根上、下切迹，前壁为椎间盘和椎体，后壁为关节突关节。颈部的椎间孔呈水平位，较长，约1.2 cm；腰部的脊神经根需先在侧隐窝内斜向下方行走一段距离后，才紧贴椎间孔的上半出孔。所以，临床上有时将包括椎间孔在内的脊神经根的通道称为椎间管或神经根管。椎间盘突出和骨质增生是压迫脊神经根的最常见原因。

椎间盘突出时，为了减轻受压脊神经根的刺激，患者常常处于强迫的脊柱侧凸体位。此时，脊柱侧凸的方向，取决于椎间盘突出的部位与受压脊神经根的关系。当突出的椎间盘从内侧压迫脊神经根时，上身向患侧弯曲，脊柱将凸向健侧；如果突出的椎间盘从外侧压迫脊神经根时，上身向健侧弯曲，脊柱凸向患侧（图6-10）。有时，椎间盘突出患者会出现左右交替性脊柱侧凸现象，其原因可能是突出椎间盘组织的顶点正巧压迫脊神经根。无论脊柱侧凸弯向何方后，均可缓解突出椎间盘对脊神经根的压迫。

由于颈神经自相应序数的颈椎上方穿出，所以，当颈部椎间盘突出时，受压的颈神经序数应为突出的椎间盘序数加1。而腰神经根需在腰椎管侧隐窝内先下行一段才至相应序数的腰椎下方穿出，故当腰椎间盘突出时，受到压迫的是突出椎间盘序数的下1~2位的腰神经。如第4~5腰椎间盘突出，被压迫的是位于第4~5腰椎管侧隐窝内的第5腰神经根或第5腰神经根和第1骶神经根。

（6）脊髓的血管

1）脊髓的动脉 有椎动脉和节段性动脉两个来源。椎动脉发出的**脊髓前动脉** anterior spinal artery 和**脊髓后动脉** posterior spinal artery 在下行过程中，不断得到节段性动脉分支的增补，以保证脊髓足够的血液供应（图6-11）。①脊髓前动脉，起自椎动脉颅内段，向内下行一小段距离左、右脊髓前动脉在延髓腹侧合成一干，沿前正中裂下行至脊髓下端，沿途发出分支营养脊髓灰质前角、侧角、灰质连合、后角基部、前索和侧索。行程中常有狭窄甚或中断，其供应范围主要是颈1~4节，颈5以下由节段性动脉补充和加强。脊髓前动脉在脊髓下端变细，于脊髓圆锥高度向侧方发出圆锥吻合动脉，向后与脊髓后动脉吻合。圆锥吻合动脉在脊髓动脉造影时是确定脊髓圆锥平面的标志之一。②脊髓后

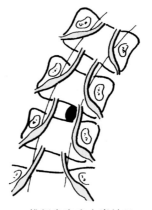
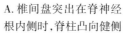
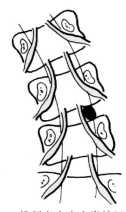

A. 椎间盘突出在脊神经根内侧时，脊柱凸向健侧
B. 椎间盘突出在脊神经根外侧时，脊柱凸向患侧

图6-10 椎间盘突出与脊柱侧凸的关系

动脉，起自椎动脉颅内段，斜向后内下，沿后外侧沟下行，有时在下行中两动脉合为一干行走一段，沿途分支互相吻合成动脉网，营养脊髓后角的后部、后索和侧索后部。③**根动脉** radicular artery，起自节段性动脉的脊支。颈段主要来自椎动脉和颈升动脉等，胸段来自肋间后动脉和肋下动脉，腰段来自腰动脉，骶尾段来自骶外侧动脉。根动脉伴脊神经穿椎间孔入椎管，分为前、后根动脉和脊膜支。

前根动脉沿脊神经前根至脊髓，发出分支与脊髓前动脉吻合，并分出升、降支连接相邻的前根动脉。前根动脉供应脊髓下颈节以下腹侧2/3区域，其数量不等，少于后根动脉。主要出现在下颈节、上胸节、下胸节和上腰节，其中有两支较粗大，称大前根动脉，也称 Adamkiewicz 动脉。一支出现在颈5至胸1节，以胸1节为多见，称颈膨大动脉，供应颈5至胸6节；另一支出现在胸8~12至腰1节，以胸11节为多见，称腰骶膨大动脉，主要营养胸7节以下的脊髓。因此，在暴露肾动脉以上的降主动脉或肋间后动脉起始部的手术时，应注意保护这些血管，以免影响脊髓的血供。在主动脉造影时，如造影剂经腰骶膨大动脉注入，可能阻断该部脊髓的血液循环，有导致截瘫的可能。

后根动脉沿脊神经后根至脊髓，与脊髓后动脉吻合，分支营养脊髓侧索后部。

在脊髓表面有连接脊髓前、后动脉，前、后根动脉和两条脊髓后动脉间的动脉血管，形成环状，称动脉冠，分支营养脊髓周边部。

由于脊髓动脉的来源不同，有些节段因两个来

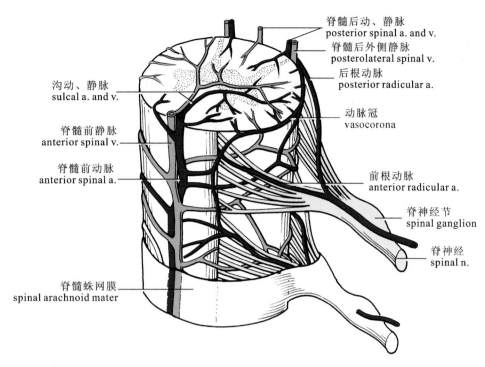

脊髓后动、静脉
posterior spinal a. and v.

脊髓后外侧静脉
posterolateral spinal v.

后根动脉
posterior radicular a.

沟动、静脉
sulcal a. and v.

动脉冠
vasocorona

脊髓前静脉
anterior spinal v.

脊髓前动脉
anterior spinal a.

前根动脉
anterior radicular a.

脊神经节
spinal ganglion

脊神经
spinal n.

脊髓蛛网膜
spinal arachnoid mater

图6-11　脊髓的血管

源的动脉吻合薄弱,如胸1~4节(特别是胸4节)和腰1节的腹侧面,血液供应不够充分,容易使脊髓受到缺血损害,称为危险区。

2) 脊髓的静脉　脊髓表面有6条纵行静脉,行于前正中裂、后正中沟和前、后外侧沟内(图6-11)。纵行静脉之间有许多交通支互相吻合,并穿硬脊膜注入椎内静脉丛。

(7) **脊神经脊膜支** meningeal branch of spinal nerve 为来自脊神经的脊膜支,又称**窦椎神经** sinuvertebral nerve 或 Luschka 神经(图6-12)。窦椎神经自脊神经发出后与来自椎旁交感干的交感神经纤维一起经椎间孔返回椎管内,分成横支、升支和降支,分布于脊髓被膜、脊神经根的外膜、血管壁、骨膜、韧带和椎间盘等处。上三对颈神经脊膜支的升支较大,还分布于颅后窝的硬脑膜。脊神经脊膜支含有丰富的感觉纤维和交感神经纤维。

附:病例与问题

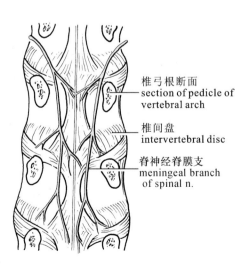

椎弓根断面
section of pedicle of vertebral arch

椎间盘
intervertebral disc

脊神经脊膜支
meningeal branch of spinal n.

图6-12　脊神经脊膜支及其分布

病例一:腰椎间盘突出

　　患者,男性,49岁,因搬运重物时突然自觉腰部剧烈疼痛、活动受限而急诊入院。患者自诉近几年来曾多次发生腰部僵直性疼痛,弯腰或举重物后加重。本次疼痛异常剧烈,当时自觉脊柱下部出现"弹响",而后疼痛向右侧大腿和小腿后侧放射,右侧小腿外侧部、足和小趾麻木。

　　检查见患者腰部活动受限,腰5~骶1之间有明显压痛;右下肢伸直后抬高时疼痛明显,右大腿沿坐骨神经走行部位有明显压痛。CT检查显示腰5~骶1椎间盘突出。

问题:

1. 椎间盘是怎样构成的? 有什么功能?

2. 椎间盘突出发生的机制是什么？通常向什么方向突出？

3. 腰椎间盘突出为什么引起下肢疼痛？下肢伸直后抬高时为什么疼痛加重？

4. 手术治疗时应做什么切口？须经哪些层次方可显露椎间盘？

病例二：腰椎穿刺确诊流行性脑脊髓膜炎

患儿，男，8岁，因发热、咳嗽伴头痛、呕吐1天而急诊入院。患儿近日轻度发热、咳嗽伴咽喉疼痛，1天前突然高热，伴剧烈头痛、呕吐，由家人急送医院。

检查见患儿呈昏睡状态，不断呕吐，呈喷射状；体温 39.5 ℃，皮肤可见点状出血点，颈部肌强直；白细胞计数 25×10^9/L，中性粒细胞百分比 85%。初步诊断为流行性脑脊髓膜炎，做腰椎穿刺进一步明确诊断。

问题：

1. 什么是腰椎穿刺？给患儿做腰椎穿刺的目的是什么？

2. 腰椎穿刺应选择在什么部位？为什么？

3. 腰椎穿刺针头要穿经哪些层次结构方可到达蛛网膜下隙？

4. 进行腰椎穿刺应注意哪些事项？

病例三：脊髓损伤

患者，男性，35岁，因自高处坠落、摔伤3 h急诊入院。患者在施工中不慎自脚手架坠落，臀部着地，自诉胸腰部剧痛，双下肢麻木，不能动。

检查见患者俯卧位，第7胸椎处隆起，畸形，压痛明显，双下肢瘫痪，感觉丧失。CT显示第7胸椎压缩性骨折，脊髓受压。

问题：

1. 根据所学知识，该患者脊髓损伤在什么节段？

2. 患者为什么出现双下肢瘫痪及感觉障碍？

3. 该患者感觉障碍应出现在哪个平面以下？

4. 该患者还将出现哪些症状与体征？为什么？

(王昭金)

数字课程学习……

 教学PPT 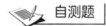 自测题

第 7 章

上　肢

第一节　概　述

上肢 upper limb 骨骼轻巧,关节形态各异,关节囊薄而松弛,侧副韧带相对薄弱,肌的形态细长、数目较多。因此,上肢的特点为功能多样,运动灵活,手的结构更为复杂。

一、境界与分区

(一)境界

上肢与颈、胸、背部相连,以锁骨上缘外 1/3 段、肩峰至第 7 颈椎棘突连线的外 1/3 段与颈部为界;以三角肌前、后缘上端与腋前、后襞下缘中点的连线与胸和背部为界。

(二)分区

上肢分为肩、臂、肘、前臂、腕和手六部分。**肩**上界为与颈部的分界线,下界至腋前、后襞下缘水平。**臂**自肩部下界起,至肱骨内、外上髁上方 2 横指处的环行线止。**肘**为肱骨内、外上髁连线上、下各 2 横指的环行线为其上、下界。**前臂**自肘部下界起,至尺、桡骨茎突近侧 2 横指的环行线。**腕**上界为前臂的下界,下界相当于屈肌支持带下缘水平。**手**为腕以下的部分。

二、表面解剖

(一)体表标志

1. **肩部**　**锁骨** clavicle 全长在皮下均可触及。**肩胛冈** spine of scapula 近似横行,相当于第 3 胸椎平面。**肩峰**与锁骨外侧端相接,是肩部最突出的骨性标志。**喙突**被三角肌前缘覆盖,在锁骨中、外 1/3 交界处的下方约 2.5 cm 处可触及。在上肢下垂时,**肩胛骨下角** inferior angle of scapula 平对第 7 肋。

肱骨大结节突出于肩峰的外下方。

三角肌覆盖于肩峰及肱骨头的表面。**腋前襞** anterior axillary fold、**腋后襞** posterior axillary fold 分别为腋窝前、后壁下缘的皮肤皱襞,其深方分别有胸大肌下缘、大圆肌和背阔肌下缘。

2. **臂部**　**肱二头肌**在屈肩屈肘时明显隆起。**肱二头肌内、外侧沟**位于肱二头肌内、外侧缘,向下直至肘窝。**三角肌止点**为臂部的重要标志,桡神经在此处进入桡神经沟;肱骨滋养动脉由此处穿入骨质;喙肱肌附着于此平面的肱骨内侧。

3. **肘部**　**肱骨内、外上髁**为肘部向内、外侧突出的骨性隆起,在肘关节半屈位时易于摸到。**尺骨鹰嘴**是肘后部最明显的骨性突起。

肘关节伸直时,肱骨内、外上髁与尺骨鹰嘴位于同一条直线上。在外上髁下方、鹰嘴外侧有一凹陷,称**肘后窝** posterior cubital fossa,为肱桡关节所在。肘关节屈成直角时,肱骨内、外上髁和尺骨鹰嘴之间形成一个等腰三角形,称**肘后三角** posterior cubital triangle。当肘关节脱位时,此三点的比例关系亦发生改变。侧面观桡骨头、外上髁与鹰嘴之间也形成一等腰三角形,称**肘外侧三角** lateral cubital triangle,其尖指向前方。**肘后内侧沟**是肱骨内上髁与尺骨鹰嘴之间可触及的深沟,其深方为肱骨的尺神经沟,有尺神经通过。

在肘关节的前方有**肱二头肌腱**,屈肘时紧张,易触及。

4. **前臂部**　前群肌较后群肌发达,**尺骨**全长可在皮下触及。

5. **腕部**　前面有 3 条皮肤皱纹。**腕近侧纹**与尺骨头在同一水平,**腕中间纹**相当于桡腕关节线,**腕远侧纹**通过腕横关节的最高点。

腕桡侧的骨性突起为**桡骨茎突**。背面中点外侧向后突出的是**桡骨背侧结节**,又称 Lister 结节,拇长伸肌腱由此绕过。尺侧偏后方的骨性隆起为**尺骨头**,其下方为**尺骨茎突**。

用力握拳时,腕前区的中线上为**掌长肌腱**,其深面有正中神经通过;桡侧为**桡侧腕屈肌腱**,与桡骨茎突之间有桡动脉,是常用的切脉点;尺侧是**尺侧腕屈肌腱**。**解剖鼻烟壶** anatomic snuff box 是腕背面外侧的三角形凹窝。

6. 手部 握拳时可触及各**掌骨头**及各**指骨滑车**。**鱼际** thenar 是手掌桡侧的肌性隆起,因呈鱼腹状而得名,**鱼际纹**斜行于鱼际尺侧。**小鱼际** hypothenar 是手掌尺侧的肌性隆起,略小。**掌心**指手掌中部两鱼际之间的凹陷区,**掌中纹**斜行于掌心。**掌远纹**适对第 3~5 掌指关节的连线。

指端掌面为**指腹** finger pulp,有丰富的神经末梢。指腹皮肤上有细密的沟、嵴,排列成弧形或旋涡状的复杂花纹,称为**指纹** finger print。指纹的形状、结构个体差异很大,且终生不变,故指纹可以作为个体认定的标志。指端背面有**指甲** finger nail,其深方的真皮称为**甲床** nail bed。围绕甲根及其两侧的皮肤皱襞为**甲郭** nail fold,常因刺伤感染而引起甲沟炎。

(二) 体表投影

临床上做某些检查或技术操作时,需要了解一些主要动脉和神经干在体表的投影位置。此时,应使上肢呈外展 90°,肘关节伸直,掌心向上的姿势。

1. 腋动脉和肱动脉 在锁骨中点至肘前横纹中点远侧 2 cm 处的连线上,大圆肌下缘为腋动脉和肱动脉的分界。

2. 桡动脉和尺动脉 肘前横纹中点远侧 2 cm 处至桡骨茎突的连线为桡动脉的投影,至豌豆骨桡侧的连线为尺动脉的投影。

3. 掌浅弓与掌深弓 掌中纹与掌中线的交点标志掌浅弓的顶点。掌深弓位于掌浅弓近侧 1~2 cm。

4. 正中神经 在臂部与肱动脉一致,在前臂位于从肱骨内上髁与肱二头肌肌腱连线中点,向下至腕前部横纹中点略偏外的连线上。在手掌,相当于鱼际纹深面。

5. 尺神经 在臂部位于从腋窝顶至肘后内侧沟的连线上,在前臂位于从肘后内侧沟至豌豆骨桡侧的连线上。

6. 桡神经 位于自腋后襞下缘外侧端至臂外侧中、下 1/3 交接处,再至肱骨外上髁的斜行连线上。桡神经浅支位于自肱骨外上髁至桡骨茎突的连线上,桡神经深支位于肱骨外上髁至前臂背面中线的中、下 1/3 交点处的连线上。

三、物理检查

(一) 上肢的长度、轴线及提携角

1. 长度 测量上肢的长度时,要摆正身体姿势,两侧对比进行,以求得到正确结果。上肢全长指由肩峰至中指尖的长度;臂长指肩峰至肱骨外上髁的长度;前臂长指肱骨外上髁至桡骨茎突的长度。

2. 轴线 上肢的轴线是自肱骨头中心起始,经肱骨小头至尺骨头中心的连线。经过肱骨长轴的线称为**臂轴**,经过尺骨长轴的线称为**前臂轴**。

3. **提携角** carrying angle 正常情况下前臂伸直时,臂轴与前臂轴不在一条直线上。如使两线相交,则构成一个向外开放的角,为 165° ~170°,其补角为 10° ~15°,称为提携角。正常的提携角很少小于 5° 或超过 15°。外伤后,如骨折整复不良或骨骺损伤,提携角可变小或增大。

(二) 对比关系

正常情况下,在肩部和肘部的一些体表标志之间,能够形成一种固定的比例关系。如果这些关系发生改变,即可视为该部的病理状态。如在肩部,肩峰、肱骨大结节和喙突之间形成一个等腰三角形。在肘部,屈肘时肱骨内上髁、外上髁和尺骨鹰嘴之间形成一个等腰三角形。当肩、肘关节脱位时,这种正常比例关系即发生改变。检查时应与健侧进行比较。

第二节 胸前区浅层与腋区

一、基本要求

通过对胸前区浅层与腋窝境界的实地解剖操作,理解腋窝的构成;通过对腋窝内容的实地解剖操作,理解腋窝内各结构的排列关系,重点观察腋动脉的分段、分支及各段毗邻,臂丛的组成及分支,腋淋巴结的分群及流注关系,为乳腺外科和臂丛相关的外科操作及手术提供坚实的解剖学基础。

二、解剖与观察

(一) 皮肤切口

将尸体按仰卧位摆正,做如下切口(图 0-3)。

1. 自胸骨柄上缘沿前正中线向下做一纵行切口至剑突。

2. 自正中切口上端向外侧沿锁骨做横行切口至肩峰。

3. 自正中切口下端向外下沿肋弓做弧形切口至腋后线。

4. 自正中切口下端向外上对乳头方向做斜行切口至乳晕,再沿乳晕做环形切口,从环形切口的对侧继续向外上做斜行切口至腋前襞上部。

5. 自胸部斜切口的上端向下沿上臂内侧面向下做纵行切口至臂部上、中 1/3 交界处,再折转向外做环形切口至臂外侧缘。

(二) 解剖浅层结构

1. 提起上述各切口的皮缘,剥离皮肤,保留皮下组织。

2. 解剖女性乳房　修去乳房表面的脂肪,清理出乳腺叶的轮廓;剥除乳晕部剩余的皮肤,以乳头为中心,用刀尖轻轻做放射状划开,仔细剥出输乳管,追踪至乳腺叶;在乳头处,观察输乳管窦;将乳房自胸大肌表面剥离。

3. 沿胸骨旁线切开浅筋膜,逐渐向外侧剥离,可见第 2~7 肋间神经前皮支,从肋间隙穿出后向胸壁外侧走行。

4. 沿腋前线稍后方切开浅筋膜,向内侧剥离,可见有肋间神经外侧皮支穿出,向胸壁内侧走行,并伴有肋间后动脉的分支。第 2 肋间神经外侧皮支较粗大且长,可达臂内侧皮肤,即肋间臂神经。

(三) 解剖深层结构

1. 观察胸肌筋膜和腋筋膜　除去浅筋膜,显露胸前外侧壁的深筋膜,观察其与胸大、小肌的包被关系及其与腋筋膜的关系。

2. 沿三角肌胸大肌间沟切开深筋膜,找到头静脉末段,注意勿损伤锁胸筋膜。此沟内同时可见有胸肩峰动脉的三角肌支。

3. 修除胸大肌表面的筋膜,显露出胸大肌的境界,观察其起、止点和肌纤维走行方向;沿起点向内 2 cm 处弧形切断该肌,向上翻起,见胸小肌、锁胸筋膜、胸肩峰动脉、胸外侧神经和胸内侧神经。切断胸大肌时注意不要损坏腹直肌鞘。观察进入

胸大肌的胸肩峰动脉分支、伴行静脉及胸外、内侧神经,在靠近该肌处将其切断,将胸大肌掀开至其止点处。

4. 观察位于喙突、锁骨下肌与胸小肌之间的锁胸筋膜;解剖出穿经此筋膜中部的胸外侧神经、胸肩峰动脉和头静脉;在锁骨下方、头静脉旁寻找数个锁骨下淋巴结,观察后清除之;仔细除去锁胸筋膜,可见该筋膜与其深面的腋鞘乃至腋静脉都紧密结合;修洁头静脉注入腋静脉处;细心剥离胸外侧神经、胸肩峰动脉及其各分支,观察其分布。

5. 观察胸小肌的形态和起、止点;在其表面可见胸内侧神经穿出,进入胸大肌;在胸小肌下缘的下方、前锯肌的表面,寻找胸外侧动脉及伴行静脉;仔细寻找沿该血管排列的胸肌淋巴结,观察后清除之,保留动脉;在近起点处切断胸小肌,向外上方翻起,打开腋窝前壁,观察腋窝疏松结缔组织及腋鞘。

6. 将臂外展 90°,仔细清除腋筋膜及其深面的疏松结缔组织,注意观察埋藏其内的腋淋巴结中央群,观察后清除之。

7. 清除沿腋静脉排列的腋淋巴结外侧群,沿血管走行方向切开腋鞘,显露腋动、静脉及臂丛的各个分支;观察腋静脉的各属支,并将其切断,保留腋静脉主干,较大属支可先结扎后再行切断;观察腋动脉的分段,仔细剖出各段分支;观察臂丛各束及由各束发出的分支。

8. 解剖腋窝外侧壁　从喙突向下修洁喙肱肌和肱二头肌短头,查看臂丛外侧束及进入喙肱肌的肌皮神经。

9. 解剖腋窝后壁　清理腋血管后方,观察臂丛后束的各分支和贴后壁走行的血管。

(1) 找出起自臂丛后束的腋神经和伴行的旋肱后动脉,追踪至穿过四边孔处。

(2) 找出行于肩胛下肌和大圆肌表面的肩胛下动脉,观察该动脉的两终支,其中旋肩胛动脉进入三边孔。胸背动脉伴行胸背神经,行于背阔肌表面,并进入该肌。

(3) 在腋窝后壁的上部找出肩胛下神经上支,见其进入肩胛下肌。在肩胛下动脉的后方寻找肩胛下神经下支,见其进入大圆肌。

(4) 在肩胛下动脉附近的疏松结缔组织内寻找肩胛下淋巴结,即腋淋巴结后群。

10. 解剖腋窝内侧壁　清理前锯肌的境界,在

其表面胸外侧动脉的后方可找到胸长神经,沿腋中线稍后方垂直下行。

11. 解剖腋窝顶　在腋静脉的近端,即腋窝尖处寻找腋淋巴结尖群,其输出管为锁骨下干,观察清理后可保留。

三、基本内容

(一)胸前区浅层(详见胸部)

(二)腋区

腋区 axillary region 位于肩关节的下方,臂上部与胸上部之间。上肢外展时,腋区呈向上膨隆的窝状,故名**腋窝** axillary fossa。腋窝表面的皮肤较薄,其内含有大量的皮脂腺和汗腺。

1. 腋窝的构成　腋窝向深部形成一锥体形的腔,由一顶、一底和四壁围成。

(1) 顶　由锁骨中部、第1肋外缘和肩胛骨上缘围成,是腋窝的上口,向上通颈根部。

(2) 底　朝向下外,由皮肤、浅筋膜和腋筋膜共同构成。**腋筋膜** axillary fascia 是腋窝底的深筋膜,与胸肌表面和臂部的深筋膜相连续。腋筋膜的中央较薄,有皮神经、血管和淋巴管等穿过,使其呈筛状,故又名**筛状筋膜**。

(3) 壁　有内侧壁、外侧壁、前壁和后壁(图7-1)。内侧壁由前锯肌、上位4个肋骨及肋间隙构成;外侧壁由肱骨的结节间沟、肱二头肌长、短头和喙肱肌组成;前壁由胸大肌、胸小肌、锁骨下肌和锁胸筋膜构成;后壁由肩胛下肌、大圆肌、背阔肌和肩胛骨构成。

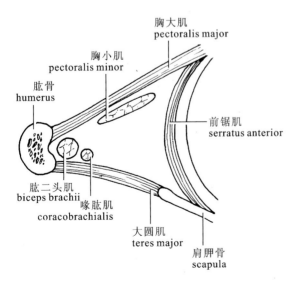

图7-1　腋窝的构成

锁胸筋膜 clavipectoral fascia　是紧张于喙突、锁骨下肌和胸小肌上缘之间的深筋膜,有头静脉、胸肩峰动、静脉和胸外侧神经穿过(图7-2)。臂外展时锁胸筋膜紧张。在锁胸筋膜与胸廓之间还有一层疏松结缔组织,称蜂窝组织。它在锁骨下窝特别明显,向上沿腋鞘与颈根部蜂窝组织间隙相交通。因此,锁骨上窝的感染或血肿可扩散至腋窝。胸小肌下缘以下的深筋膜与腋筋膜相连,称为**腋悬韧带**。

2. 腋窝的内容　腋窝内有腋动脉及其分支、腋静脉及其属支、臂丛及其分支、腋淋巴结群和疏松结缔组织等(图7-3)。

(1) **腋动脉** axillary artery　自第1肋外缘接续锁骨下动脉,至大圆肌腱和背阔肌的下缘延续为肱动脉。腋动脉的前方被胸小肌覆盖,以其为界分为3段(图7-4)。第1段自第1肋外缘至胸小肌上缘,第2段被胸小肌覆盖,第3段自胸小肌下缘至大圆肌腱和背阔肌的下缘。

1) 毗邻　腋动脉是腋窝内较深层的结构,其各段的毗邻关系不完全相同(图7-5)。

第1段:前方有胸大肌、锁胸筋膜及穿过该筋膜的血管和神经,后方有臂丛内侧束、胸长神经、前锯肌和第1肋间隙等。内侧有腋静脉,外侧有臂丛外侧束和后束。

第2段:前方为胸大肌和胸小肌,后方为臂丛后束和肩胛下肌。内侧为腋静脉和臂丛内侧束,外侧为臂丛外侧束。

第3段:前方为正中神经内侧根和胸大肌,后方为腋神经、桡神经、肩胛下肌、背阔肌和大圆肌腱。外侧有正中神经外侧根、肌皮神经、肱二头肌短头和喙肱肌,内侧有腋静脉、前臂内侧皮神经、尺神经。此段腋动脉表浅,仅被以皮肤、浅筋膜和深筋膜,最易剖露。

2) 分支　较为恒定的分支有6条(图7-4)。①**胸上动脉** superior thoracic artery,大多数起于腋动脉第1段,极少数与腋动脉的其他分支共干或起于第2段,分布于第1、2肋间隙。②**胸肩峰动脉** thoracoacromial artery,多起自腋动脉第1段,少数起自第2段。该动脉分为肩峰支、三角肌支、胸肌支和锁骨支,并分布于同名区域。③**胸外侧动脉** lateral thoracic artery,多起自腋动脉第2段,较少起于第3段或与其他分支共干。该动脉分布于前锯肌和胸大、小肌,在女性有分支至乳房。④**肩胛下动**

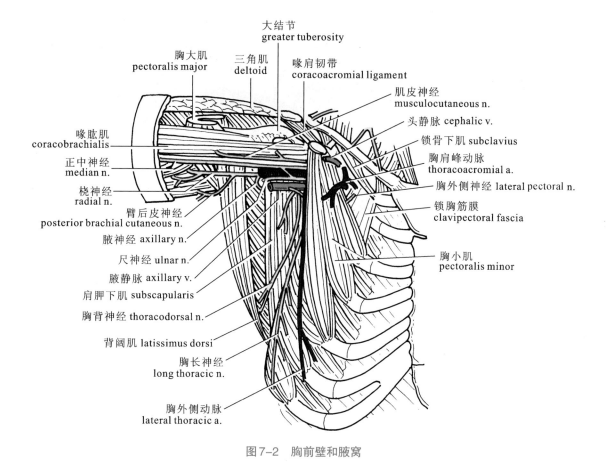

图7-2 胸前壁和腋窝

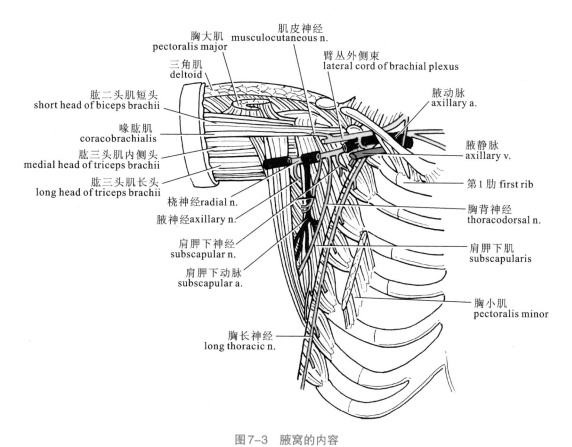

图7-3 腋窝的内容

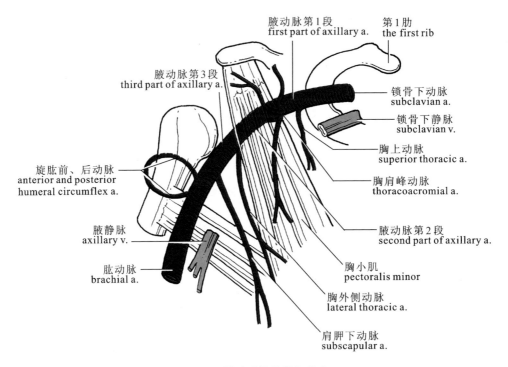

图7-4 腋动脉的分段和分支

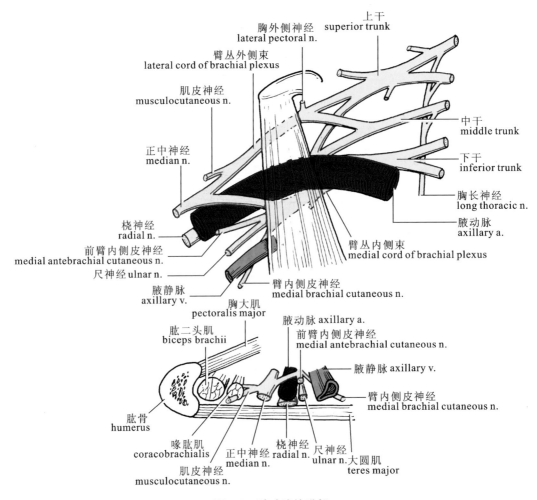

图7-5 腋动脉的毗邻

脉 subscapular artery，为一粗大的短干，大多数起自腋动脉第 3 段，也有起自第 2 段或与其他分支共干者。肩胛下动脉又分为旋肩胛动脉和胸背动脉两支。旋肩胛动脉经三边孔穿出至肩胛区，分布于肩带肌并参与构成肩胛动脉网。胸背动脉与胸背神经伴行，至背阔肌。⑤**旋肱前动脉** anterior humeral circumflex artery，较细小，95% 以上起自腋动脉第 3 段，绕过肱骨外科颈前方与旋肱后动脉吻合。⑥**旋肱后动脉** posterior humeral circumflex artery，多数与旋肱前动脉在同一水平起始，较粗大，经四边孔穿出，向后方绕肱骨外科颈与旋肱前动脉吻合。

（2）**腋静脉** axillary vein　外侧有腋动脉，两者之间有臂丛内侧束、尺神经及前臂内侧皮神经等，内侧有臂内侧皮神经，远端有腋淋巴结外侧群，近端有腋淋巴结尖群。当上肢外展时，腋静脉位于腋动脉的前方。

　　腋静脉的属支与腋动脉的分支同名并伴行。此外，头静脉穿过锁胸筋膜注入腋静脉。腋静脉的管壁与腋鞘和锁胸筋膜愈着，使其管腔保持扩张状态，一旦损伤容易发生空气栓塞。

（3）**臂丛** brachial plexus　位于腋窝内的部分为锁骨下部，围绕在腋动脉周围，形成内、外侧束和后束。在腋动脉的第 1 段，三束都位于其后外侧；在腋动脉的第 2 段，三束相应地位于腋动脉的内

侧、外侧和后方；在腋动脉的第 3 段，臂丛的各束发出分支（图 7-6、图 7-7）。

1）**肌皮神经** musculocutaneous nerve　自外侧束发出后向外下方穿过喙肱肌，进入肱二头肌和肱肌。

2）**胸外侧神经** lateral pectoral nerve　起自外侧束，伴胸肩峰动脉穿锁胸筋膜进入胸大肌。

3）**正中神经** median nerve　以内、外侧根分别起自内、外侧束，在腋动脉的前方或外侧合成一条正中神经下行。

4）**尺神经** ulnar nerve　起于内侧束，在腋动、静脉之间下行。

5）**胸内侧神经** medial pectoral nerve　起于内侧束，在腋动、静脉之间穿出，进入胸小肌深面，分布于此肌，并有分支穿出胸小肌至胸大肌。

6）**前臂内侧皮神经** medial antebrachial cutaneous nerve　起自内侧束，于腋动、静脉之间的前方下行。

7）**臂内侧皮神经** medial brachial cutaneous nerve　较细小，从内侧束的较高部位发出，行于腋静脉内侧。

8）**桡神经** radial nerve　起自后束，在腋动脉后方下行。

9）**腋神经** axillary nerve　发自后束，行向外下方，穿四边孔进入三角肌区。

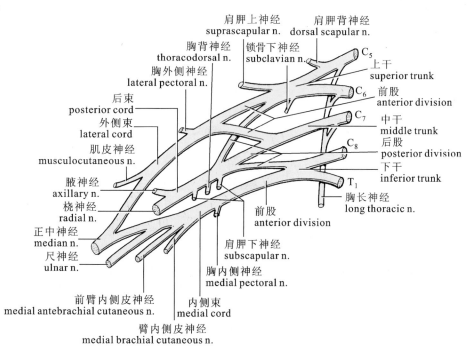

图 7-6　臂丛的组成及分支

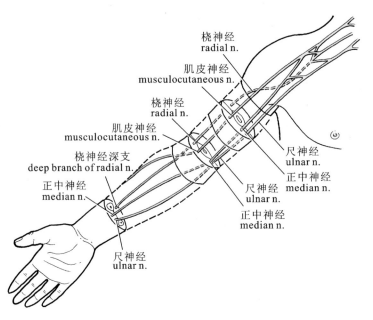

图 7-7　臂丛主要分支的位置

10）**肩胛下神经** subscapular nerve　发自后束，贴肩胛下肌前面下行，分布于该肌和大圆肌。

11）**胸背神经** thoracodorsal nerve　起自后束，随肩胛下血管和胸背血管下行于背阔肌内侧面，并支配该肌。

12）**胸长神经** long thoracic nerve　起自臂丛的锁骨上部，在臂丛各束的后方下行入腋窝，继而在腋中线后方行于前锯肌表面，并支配该肌。

臂丛在锁骨上窝处最表浅，位于锁骨中点稍偏内，故此处为臂丛阻滞麻醉的最佳穿刺点。只要针尖不超越第 1 肋骨，就能避免损伤胸膜。

（4）**腋淋巴结** axillary lymph node　在疏松结缔组织内，分 5 群（图 7-8）。

1）**外侧淋巴结** lateral lymph node　沿腋静脉远端排列，收纳上肢的淋巴，其输出管注入中央淋巴结和尖淋巴结，少数注入锁骨上淋巴结。手和前臂的感染首先侵入此群淋巴结。

2）**胸肌淋巴结** pectoral lymph node　在胸小肌下缘，沿胸外侧血管排列，收纳胸前外侧壁、乳房外侧部的淋巴，其输出管注入中央淋巴结和尖淋

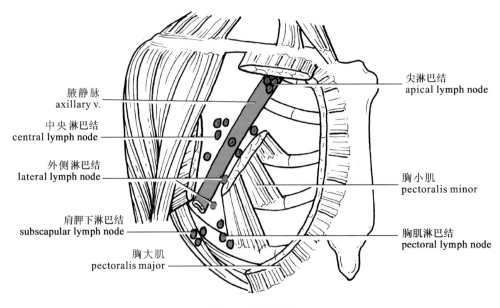

图 7-8　腋淋巴结

巴结。

3）**肩胛下淋巴结** subscapular lymph node　位于腋后壁，沿肩胛下血管和神经排列，收纳背部、肩部及胸后壁的淋巴，其输出管注入中央淋巴结和尖淋巴结。

4）**中央淋巴结** central lymph node　位于腋窝底的脂肪组织中，收纳上述 3 群淋巴结的输出管，其输出管注入尖淋巴结。

5）**尖淋巴结** apical lymph node　位于胸小肌与锁骨之间，锁胸筋膜的深面，沿腋静脉近端排列，收纳中央群及其他各群淋巴结的输出管，以及乳房上部的淋巴。其输出管合成锁骨下干，左侧注入胸导管，右侧注入右淋巴导管。腋淋巴结收受乳房的大部分淋巴。当乳腺癌手术清除腋淋巴结时，应注意保护其附近的血管和神经。

（5）**腋鞘及腋窝蜂窝组织**　包裹腋动脉、腋静脉和臂丛周围的结缔组织膜称为**腋鞘** axillary sheath，亦称**颈腋管**，向上与颈部椎前筋膜相延续。腋窝内除有被腋鞘包裹的血管神经束和淋巴结外，还充填有大量疏松结缔组织，称为腋窝蜂窝组织。腋窝内的感染沿着蜂窝组织间隙和腋鞘，向上可蔓延至颈根部，向下可达臂部，向后经三边孔和四边孔蔓延至肩胛区、三角肌区，向前可通胸肌间隙。腋路阻滞麻醉效果好，但应注意避免产生血肿和神经损伤。

第三节　臂前区、肘前区和前臂前区

一、基本要求

通过对臂前区、肘前区、前臂前区的实地解剖操作，理解臂前区、肘前区、前臂前区内各结构的排列关系，重点观察臂前区、肘前区、前臂前区内的肌和血管神经，并观察其配布规律和毗邻关系，为骨外科提供坚实的解剖学基础。

二、解剖与观察

（一）皮肤切口

使上肢呈外展位，手掌向前，然后做如下切口（图 0–3）。

1. 在肱骨内、外上髁连线的下方 3~4 横指处做一横行切口。

2. 在上述切口的中点处向上做一纵行切口，

直达臂上部的切口处，将皮肤剥离翻向两侧。

3. 在腕前区近侧横纹处做一横行切口。

4. 沿前臂中线做一纵行切口，至腕部与横切口相交。剥离皮肤，翻向两侧。

（二）解剖浅层结构

1. 找到已剖出的头静脉末段，沿其走行向下追踪剥离至前臂下部；保留头静脉，观察其在臂前区、肘前区及前臂前区的位置。

2. 在肘部头静脉的附近，肱二头肌腱的外侧找出由深筋膜穿出的前臂外侧皮神经，向下追踪至前臂远端，观察其走行。

3. 在肱二头肌内侧沟中寻找贵要静脉，向上追踪至穿入深筋膜处，向下追踪至前臂中部，观察其走行。

4. 找到已剖出的前臂内侧皮神经，向下追踪至穿出深筋膜处，观察其走行。

5. 在肘窝寻找连接头静脉与贵要静脉之间的肘正中静脉，观察其类型。

6. 在肱骨内上髁上方、贵要静脉附近寻找肘浅淋巴结。

7. 沿前臂中线寻找是否存在前臂正中静脉，并观察其注入部位。

（三）解剖臂前区深层结构

1. 清除臂前区浅筋膜，保留浅静脉和皮神经，显露深筋膜；在臂前区正中纵行切开深筋膜，翻向两侧，用刀柄或镊子在臂肌前、后群之间的内侧和外侧向深方探查至肱骨，观察臂内、外侧肌间隔。

2. 沿腋动脉向下清理，在肱二头肌内侧沟中寻出肱动脉，在其起始处寻找肱深动脉，观察其走行至进入肱骨肌管；在喙肱肌止点平面找出尺侧上副动脉，观察其走行；在内上髁上方约 5 cm 处，寻找尺侧下副动脉。此外，还可见数条肌支，分布到前臂肌前群。

3. 自腋窝向下追踪正中神经，注意观察其与肱动脉的位置关系。

4. 在肱动脉的内侧与外侧找出肱静脉，并观察贵要静脉的注入部位。

5. 自腋窝向下追踪尺神经，至其穿过内侧肌间隔处。注意观察其与尺侧上副动脉的伴行情况。

6. 在腋窝寻出肌皮神经，观察其行程和分支。注意前臂外侧皮神经的穿出部位。

7. 分别修洁肱二头肌、喙肱肌及肱肌，观察臂肌前群。

（四）解剖肘窝

1. 清除肘前区和前臂前区的浅筋膜，保留静脉干和前臂内、外侧皮神经，显露深筋膜。注意观察前臂近侧部的深筋膜和肱二头肌腱膜。将肘前区及前臂前区的深筋膜在中线上纵行切开，同时切断肱二头肌腱膜，剥离并去除深筋膜。修洁肱桡肌及旋前圆肌，暴露肘窝。

2. 以肱二头肌腱及旋前圆肌为标志，观察其与血管、神经的相互关系。修洁肱二头肌腱，在其内侧寻找肱动脉，追踪至其分为桡、尺动脉处。

3. 在尺动脉的起始部寻找骨间总动脉，观察其分为骨间前、后动脉，不必追踪。

4. 在肱动脉内侧寻找正中神经，向下追踪至其进入旋前圆肌两头之间处。

5. 在肘窝外侧、肱肌和肱桡肌之间寻找桡神经，追踪至其分为深、浅两支处。

（五）解剖前臂前区深层结构

1. 纵行切开深筋膜，分别在内、外侧前、后群肌之间向尺、桡骨方向探查内、外侧肌间隔。

2. 先清理起自肱骨外上髁的肱桡肌，再清理起自内上髁的各肌，清除各肌表面的深筋膜，观察之。

3. 在肱桡肌与桡侧腕屈肌之间寻找桡动脉和桡神经浅支，追踪桡神经浅支至腕部，观察两者的位置关系。

4. 在指浅屈肌的深面找出正中神经，追踪至腕前区，注意在肘窝附近寻找由正中神经发出的骨间前神经。

5. 在尺侧腕屈肌和指深屈肌之间找寻尺动脉和尺神经，向上、下方向追踪观察之。

6. 从腕前区用手指向上分离指浅屈肌与深层肌，并将其拉开，观察指深屈肌和拇长屈肌。在腕上方分开两肌，观察其深面的旋前方肌。

7. 在拇长屈肌与指深屈肌之间寻找骨间前动脉和骨间前神经。

8. 在拇长屈肌、指深屈肌的深面和旋前方肌之间为潜在的前臂屈肌后间隙，用镊子或刀柄向其远侧探查交通关系。

三、基本内容

（一）浅层结构

臂、肘和前臂前区的皮肤均较薄，浅筋膜薄而疏松，其内有较丰富的浅静脉和皮神经（图 7-9）。

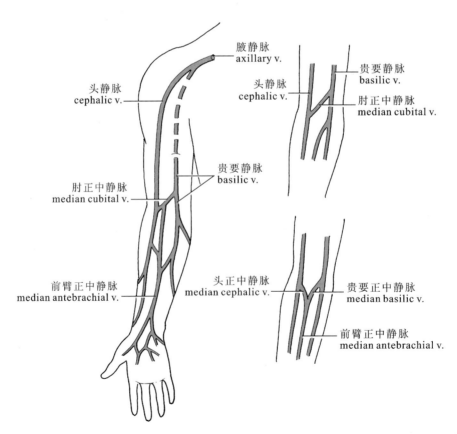

图 7-9　上肢的浅静脉

1. 浅静脉

（1）**头静脉** cephalic vein　在臂部行于肱二头肌外侧沟内；在肘部经前臂外侧皮神经的前方，行于肱二头肌腱的外侧；在前臂上半部从背面转至前面。头静脉的外侧有时有**副头静脉**注入。

（2）**贵要静脉** basilic vein　在臂部行于肱二头肌内侧沟的下半，穿深筋膜注入肱静脉或直接续于腋静脉；在肘部与前臂内侧皮神经相伴，行于肱二头肌腱的内侧；在前臂尺侧由背面转向前面。有时在贵要静脉的内侧出现副贵要静脉，向上行注入贵要静脉。

（3）**肘正中静脉** median cubital vein　自头静脉分出，斜向上方注入贵要静脉，在肘窝中部与深静脉之间有交通支，因此该静脉位置比较固定。临床上常经此穿刺，做必要的处置。肘正中静脉有时很粗，可将头静脉的全部或大部分血液分流至贵要静脉，致使头静脉上段消失或变细。

（4）**前臂正中静脉** median antebrachial vein　行于前臂前面的正中，其管径和支数都不甚恒定，在肘前区常呈 Y 形汇入头静脉和贵要静脉。

肘前区浅静脉的形式个体差异很大。据国人资料统计，头静脉借肘正中静脉直接与贵要静脉相连接者占 51.39%，借头正中静脉和贵要正中静脉与贵要静脉相连接者占 30.46%。其余尚有少数出现双肘正中静脉或肘正中静脉缺如。

2. 皮神经

（1）**肋间臂神经** intercostobrachial nerve　来自第 2 肋间神经，分布于臂内侧上部皮肤。

（2）**臂内侧皮神经** medial brachial cutaneous nerve　短小，起于臂丛内侧束，分布于臂内侧下 1/3 部和臂前部皮肤。

（3）**前臂内侧皮神经** medial antebrachial cutaneous nerve　在臂部下半与贵要静脉伴行，至肘部分为前支和后支；前支行于贵要静脉的外侧，分布于前臂内侧皮肤；后支行于该静脉的内侧，分布于前臂后内侧部皮肤。

（4）**前臂外侧皮神经** lateral antebrachial cutaneous nerve　在肱二头肌腱的外侧，穿深筋膜浅出，行于头静脉的后方，沿前臂外侧下行，并分布于前臂外侧皮肤。

3. 浅淋巴管和淋巴结　手与前臂尺侧半浅部的淋巴管，向上行直接汇入**肘浅淋巴结**。该淋巴结位于肱骨内上髁上方，贵要静脉附近，有 1~2 个，其输出管注入腋淋巴结。前臂桡侧半浅部和臂部的淋巴管直接注入腋淋巴结。

（二）深层结构

1. **深筋膜**　在臂部称为臂筋膜，在前臂称前臂筋膜。臂筋膜向上移行为三角肌筋膜和腋筋膜，向下覆盖肘前区，续于前臂筋膜。在肘前区内侧，臂筋膜与**肱二头肌腱膜** bicipital aponeurosis 愈着。肱二头肌腱与腱膜的交角处，是触及肱动脉搏动和测量血压时的听诊部位。

（1）**臂筋膜** brachial fascia　前部较后部薄，在臂肌的前、后群之间向深方发出 2 个肌间隔。**臂内侧肌间隔**较发达，是臂筋膜伸入肱肌和肱三头肌内侧头之间形成的纵行间隔，位于臂的全长，其中点处有尺神经和血管穿过。**臂外侧肌间隔**在臂外侧远部伸入肱肌与肱三头肌外侧头之间，其中部有桡神经通过。臂筋膜前部和内、外侧肌间隔及肱骨围成**臂前骨筋膜鞘** anterior osseofascial compartment of arm，其内有肱二头肌，喙肱肌，肱肌，肱动、静脉，肌皮神经，正中神经及尺神经和桡神经的近侧（图 7-10）。

（2）**前臂筋膜** antebrachial fascia　较发达，环绕整个前臂。在前臂上部与起自内上髁的肌紧密相连。前臂筋膜在前臂内、外侧缘向前臂肌前、后群之间伸入，形成**前臂内、外侧肌间隔**。由前臂筋膜的前部，内、外侧肌间隔，尺、桡骨及前臂骨间膜共同围成**前臂前骨筋膜鞘** anterior osseofascial compartment of forearm，鞘内有前臂肌前群、桡、尺侧血管神经束，骨间前血管神经束和正中神经等（图 7-11）。

2. **臂肌前群**　有浅层的喙肱肌、肱二头肌和深层的肱肌。各肌的起止点、作用及神经支配见表 7-1。

3. 臂部血管神经束

（1）**肱动脉** brachial artery　在大圆肌腱下缘续于腋动脉，沿肱二头肌内侧沟下行至肘窝，其表面仅有皮肤、浅筋膜和深筋膜覆盖（图 7-12）。肱动脉在臂上份居肱骨内侧，中份居前内方，下份居前方。当压迫止血时，在臂上份、中份和下份应分别压向外侧、后外侧和后方。

肱动脉的分支有：①**肱深动脉** deep brachial artery，在大圆肌腱的下方起自肱动脉，伴行桡神经进入肱骨肌管，分支分布于肱三头肌和肱肌；②**尺侧上副动脉** superior ulnar collateral artery，在肱深动脉起点的稍下方发自肱动脉，伴随尺神经穿过臂内

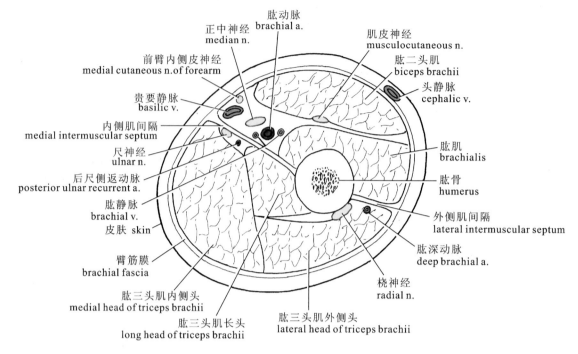

图7-10 臂骨筋膜鞘及其内容

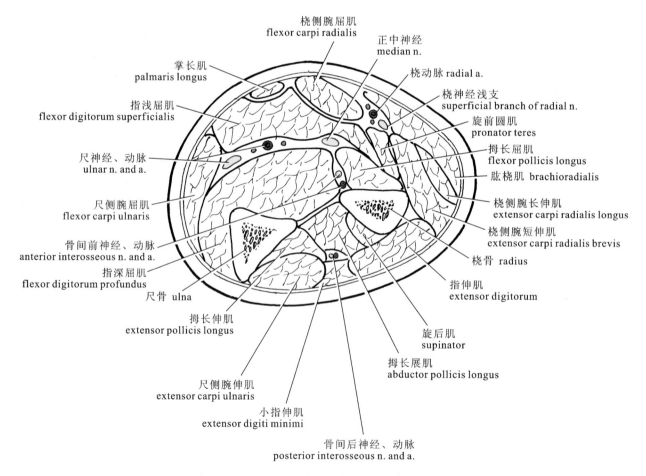

图7-11 前臂骨筋膜鞘及其内容

表 7-1 臂 部 肌

名称	起点	止点	作用	神经支配
肱二头肌	盂上结节、喙突	桡骨粗隆	屈肘、前臂旋后	肌皮神经(C_{5~7})
喙肱肌	喙突	肱骨中段	内收、屈肩关节	肌皮神经(C_{5~7})
肱肌	肱骨前面下半	尺骨粗隆	屈肘	肌皮神经(C_{5~7})
肱三头肌	盂下结节、肱骨后面	鹰嘴	伸肘	桡神经(C_{5~8})
肘肌	外上髁	鹰嘴、尺骨上部	伸肘	桡神经(C_{5~8})

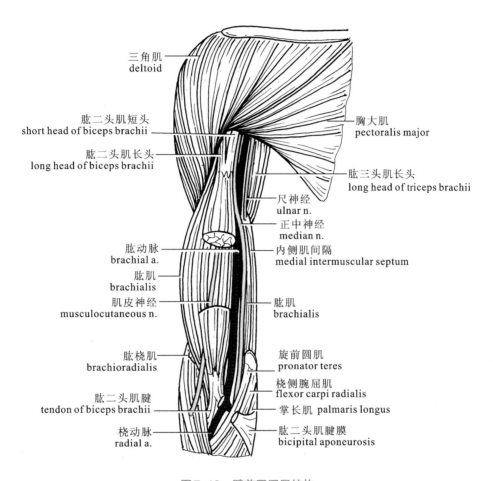

图 7-12 臂前区深层结构

侧肌间隔,参与肘关节网的构成;③尺侧下副动脉 inferior ulnar collateral artery,约在肱骨内上髁上方 5 cm 处起自肱动脉,经肱肌前面行向内侧,分为前、后两支参与组成肘关节网(图 7-13)。

(2)**肱静脉** brachial vein 有 2 条,伴行肱动脉。在臂中部有贵要静脉注入。

(3)**正中神经** 伴肱动脉行于肱二头肌内侧沟,先行于肱动脉外侧,后越过肱动脉前方,继而沿肱动脉内侧下行至肘窝(图 7-12)。

(4)**尺神经** 在臂上部伴行肱动脉,至臂中点附近向后穿过肌间隔,进入臂后区(图 7-12)。

(5)**桡神经** 先行于肱动脉后方,继而伴肱深动脉进入肱骨肌管至臂后区。

(6)**肌皮神经** 在肱二头肌与肱肌之间行向外下方,行程中发出肌支支配臂肌前群,其终末支自肱二头肌外侧沟下部浅出,称为前臂外侧皮神经(图 7-12)。

4. **肘窝** cubital fossa 指肘前区的三角形凹陷,其尖朝向上肢远端。内容肌腱、血管、神经、淋巴结等结构(图 7-14)。

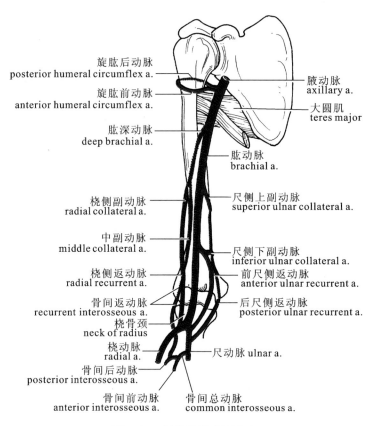

图7-13　肱动脉的主要分支

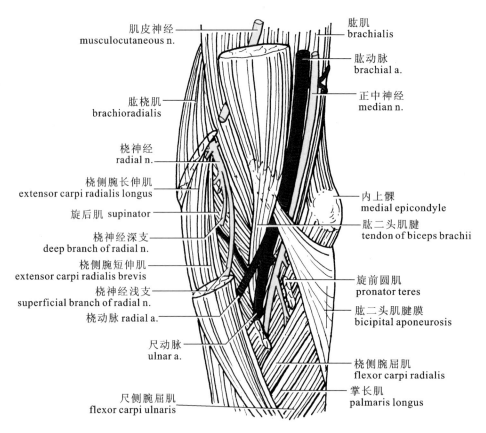

图7-14　肘窝的结构

（1）境界　上界为肱骨内、外上髁的连线，下外侧界为肱桡肌，下内侧界为旋前圆肌。顶由浅入深为皮肤、浅筋膜、深筋膜及肱二头肌腱膜。底由肱肌、旋后肌和肘关节囊构成。

（2）内容

1）**肱二头肌腱** tendon of biceps brachii　在肘窝中心，是寻找神经、血管的标志性结构。

2）**肱动脉**　位于肱二头肌腱的内侧，一般在桡骨颈水平分为桡、尺动脉两个终支。**桡动脉** radial artery 在起始段的 1 cm 以内发出**桡侧返动脉** radial recurrent artery，之后于肘窝尖处进入肱桡肌与桡侧腕屈肌之间下行至前臂。**尺动脉** ulnar artery 比桡动脉稍粗大，约在起始后 2 cm 处发出**尺侧返动脉** ulnar recurrent artery，之后进入前臂浅、深层肌之间。

3）**肱静脉**　伴行肱动脉，有 2 条，在肘窝内由桡静脉和尺静脉汇合而成。

4）**正中神经**　在肘窝上部位于肱动脉内侧，经尺动脉前方穿过旋前圆肌浅、深头之间，进入前臂。此处有时可发出骨间掌侧神经。

5）**前臂外侧皮神经**　在肱二头肌腱的外侧穿出深筋膜。

6）**桡神经**　先与桡侧副动脉伴随，走行于肱肌与肱桡肌之间，后于外上髁前方分为浅、深两支。**桡神经浅支**经肱桡肌深面达前臂。**桡神经深支**又称**骨间背侧神经**，紧靠肱桡关节，绕过桡骨头，穿旋后肌至前臂后区。

7）**肘深淋巴结**　位于肱动脉分叉处，收纳前臂深层的淋巴，其输出管注入腋淋巴结。

5. **前臂肌前群**　共 9 块，分 3 层。浅层有 5 块，从桡侧向尺侧依次为**肱桡肌、旋前圆肌、桡侧腕屈肌、掌长肌**和**尺侧腕屈肌**；中层只有 1 块**指浅屈肌**；深层的桡侧有**拇长屈肌**，尺侧有**指深屈肌**，两肌的远侧深面有**旋前方肌**。各肌的起止点、作用及神经支配见表 7-2。

前臂肌中的肱桡肌位于前臂前面的桡侧缘，其位置表浅，易于寻找。临床上常利用此肌做肌瓣或肌皮复合瓣移植，以修复腕部功能。掌长肌肌腹短小，肌腱细长，在腕关节的运动中只起协助作用。临床上常取其肌腱做游离移植或转位，以求修复代偿邻近诸肌的功能。

6. **前臂血管神经束**

（1）**桡侧血管神经束**　由桡动脉及其 2 条伴行静脉和桡神经浅支组成。走行于前臂桡侧肌间隙内（图 7-15）。

1）**桡动脉**　先行于肱桡肌与旋前圆肌之间，后行于肱桡肌与桡侧腕屈肌之间。桡动脉在前臂远段位于肱桡肌的尺侧，位置表浅，能触及搏动。桡动脉除上端发出桡侧返动脉外，还发出许多肌支。

2）**桡静脉** radial vein　有 2 条，始终与桡动脉伴行。

3）**桡神经浅支** superficial branch of radial nerve 与桡动脉相伴行于肱桡肌的深面，至前臂远侧 1/3 段两者分开，桡神经浅支经肱桡肌腱深面转至前臂后区。

（2）**尺侧血管神经束**　由尺动、静脉及尺神经组成（图 7-15、图 7-16）。

表 7-2　前臂肌前群

名称	起点	止点	作用	神经支配
肱桡肌	外上髁上方	桡骨茎突	屈肘	桡神经（$C_{6\sim7}$）
旋前圆肌	内上髁、前臂筋膜	桡骨中部	旋前、屈肘	正中神经（$C_{6\sim7}$）
桡侧腕屈肌	内上髁、前臂筋膜	第 2 掌骨底	屈肘、屈腕、手外展	正中神经（$C_{6\sim7}$）
掌长肌	内上髁、前臂筋膜	掌腱膜	屈腕、紧张掌腱膜	正中神经（$C_{6\sim7}$）
尺侧腕屈肌	内上髁、前臂筋膜	豌豆骨	屈腕、手内收	尺神经（$C_8\sim T_1$）
指浅屈肌	内上髁、前臂筋膜	第 2~5 中节指骨底	屈腕、屈掌指和近节指骨间关节	正中神经（$C_6\sim T_1$）
拇长屈肌	桡骨中 1/3 段骨间膜	拇指远节指骨底	屈拇指	正中神经（$C_6\sim T_1$）
指深屈肌	尺骨、骨间膜前面	第 2~5 远节指骨底	屈腕、屈掌指和远节指骨间关节	正中神经（$C_6\sim T_1$） 尺神经（$C_8\sim T_1$）
旋前方肌	尺骨远侧 1/4	桡骨远侧 1/4	旋前	正中神经（$C_6\sim T_1$）

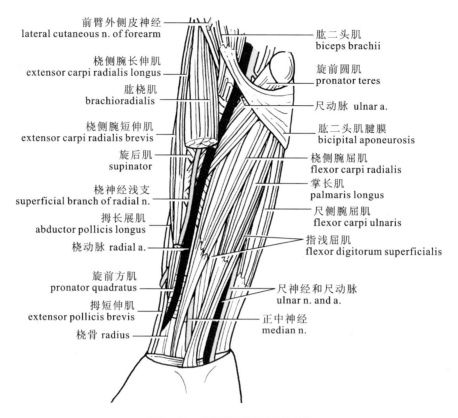

图 7-15　前臂前区深层结构(1)

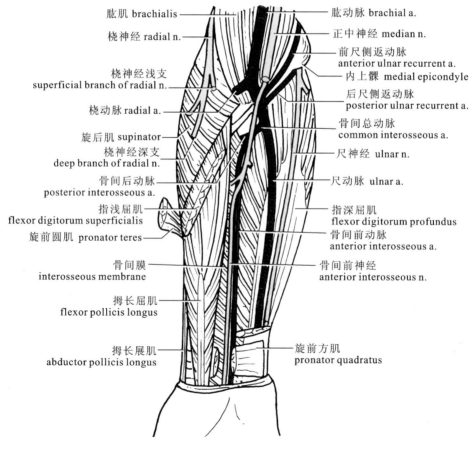

图 7-16　前臂前区深层结构(2)

1）**尺动脉** ulnar artery 较桡动脉稍粗。在前臂上 1/3 段，行于指浅屈肌深面，与尺神经相距较远；在下 2/3 段位于尺侧腕屈肌与指浅屈肌之间。尺动脉上端发出**骨间总动脉** common interosseous artery，粗而短，立即分为骨间前动脉和骨间后动脉。此外，尺动脉在前臂还发出多条肌支。

2）**尺静脉** ulnar vein 有两条，与尺动脉伴行。

3）**尺神经** ulnar nerve 从尺侧腕屈肌两头之间进入前臂前区。在前臂的上半部被尺侧腕屈肌遮盖，与尺动、静脉相距较远。在前臂的下半部位于尺侧腕屈肌的桡侧，并与尺动、静脉伴行。尺神经在臂部无分支，在前臂发出多条肌支支配部分尺侧的前臂肌（表 7-2）。

（3）**正中血管神经束** 由正中神经及其伴行血管组成（图 7-16）。

1）**正中神经** median nerve 从旋前圆肌的两头之间穿出，进入指浅、深屈肌之间，沿前臂中线下行，至前臂下 1/3 段位置表浅，表面仅被以皮肤、浅筋膜和深筋膜。此部正中神经的外侧有桡侧腕屈肌腱，内侧有掌长肌腱。掌长肌腱较长，且粗细与正中神经相仿，手术中应注意二者的区分。正中神经在前臂发出骨间前神经和几条肌支，支配前臂桡侧的大部分肌。

2）**正中动脉** median artery 自骨间前动脉发出，多数为一细小的分支，伴随正中神经下降，行程中有同名静脉伴行。该动脉经常缺如。

（4）**骨间前血管神经束** 由骨间前血管和神经组成（图 7-16）。

1）**骨间前神经** anterior interosseous nerve 在正中神经穿旋前圆肌两头之间处发出，沿前臂骨间膜的前方下行，至旋前方肌深面，进入并支配该肌，还发出分支支配拇长屈肌和指深屈肌桡侧半。

2）**骨间前动脉** anterior interosseous artery 自骨间总动脉分出后，在拇长屈肌和指深屈肌之间，沿骨间膜前面下行，行程中伴随同名静脉。

7. **前臂屈肌后间隙** posterior space of antebrachial flexor 是位于前臂远侧 1/4 段的潜在性间隙，在指深屈肌和拇长屈肌腱的后方，旋前方肌的前方。其内侧界为尺侧腕屈肌和前臂筋膜，外侧界为桡侧腕屈肌和前臂筋膜。向远侧经腕管可与掌中间隙相通。当前臂远段或手掌间隙感染时，炎症可经此间隙互相蔓延。

（张雅芳）

第四节　肩胛区、三角肌区、臂后区、肘后区和前臂后区

一、基本要求

通过对肩胛区、三角肌区、臂后区、肘后区和前臂后区的实地解剖操作，理解肩胛区、三角肌区、臂后区、肘后区和前臂后区内各结构的排列关系，重点观察肩胛区、三角肌区、臂后区、肘后区和前臂后区的肌和血管神经，并观察其配布规律和毗邻关系，为骨外科提供坚实的解剖学基础。

二、解剖与观察

（一）皮肤切口

尸体俯卧，做下列皮肤切口（图 0-3）。

1. 自第 7 颈椎棘突起沿后正中线向下至肩胛骨下角水平做纵行切口。

2. 自第 7 颈椎棘突向外侧切至肩峰，与胸前壁切口相接。

3. 平肩胛骨下角水平，自正中线向外侧切至腋后线，与胸前壁切口相接。

4. 沿臂后区中线做纵行切口向下至腕后区。

5. 沿腕后区做横切口与腕前区横切口相接。

提起各切口的皮缘，剥离皮肤，保留浅筋膜。

（二）解剖浅层结构

1. 在肩胛区近中线处浅筋膜内寻找、分离 1~2 条脊神经后支。

2. 于三角肌后缘中点下方寻找臂外侧上皮神经，臂后区中部找出臂后皮神经，在臂后中、下 1/3 交界处外侧部找出前臂后皮神经。

3. 在前臂下部外侧缘找出头静脉，向上追踪至前面；在其附近找出前臂后皮神经，观察其分布；在内侧缘找出贵要静脉和前臂内侧皮神经后支。在桡腕关节上方外侧寻找桡神经浅支，内侧寻找尺神经手背支。

（三）解剖深层结构

1. 清除三角肌区的浅、深筋膜，观察三角肌的起止、边界和纤维走行。

2. 清除肩胛区的浅、深筋膜；沿肩胛冈切断斜方肌的附着点，将其翻起，清理辨认肩带诸肌。

3. 切断冈上、下肌，寻找二者深面的肩胛上动脉和同名神经。

4. 清理小圆肌、大圆肌和肱三头肌长头,观察四边孔的境界,以及穿过此孔的旋肱后动脉和腋神经。

5. 观察三边孔的境界和从中穿过的旋肩胛动脉。

6. 清除臂后区浅筋膜,显露深筋膜;纵行切开深筋膜,向两侧剥离并探查深入臂肌前、后群之间的内、外侧肌间隔;清理并观察肱三头肌。

7. 在肱三头肌长头与外侧头之间做钝性分离,找出桡神经和肱深动脉进入肱骨肌管处;将镊子深入肱骨肌管,沿镊子方向切断肱三头肌外侧头,打开肱骨肌管;清理桡神经和肱深动、静脉,追踪其走行并观察其分支。

8. 在肱骨内上髁后方、鹰嘴内侧切开深筋膜,寻找尺神经,向上、下追踪并观察之。

9. 清除前臂后区的浅筋膜,暴露深筋膜;纵行切开深筋膜,保留伸肌支持带,显露前臂肌后群,分离并观察浅层诸肌;从下向上将桡侧腕伸肌和指伸肌分开,并向两侧牵拉,显露深层肌并观察之。

10. 在旋后肌下缘处寻出骨间后动脉和神经,追踪并观察之。

三、基本内容

(一)浅层结构

三角肌区皮肤较薄,浅筋膜较致密且少有脂肪。肩胛区、臂、肘和前臂后区皮肤较厚。肘后区浅筋膜不发达,于皮肤与鹰嘴筋膜之间有黏液囊,称**鹰嘴皮下囊** subcutaneous bursa of olecranon。此囊与关节腔不相通,当有炎症或出血时黏液囊可肿大。臂和前臂后区的浅筋膜内有浅静脉和皮神经等。

1. 浅静脉 主要为头静脉和贵要静脉的一些属支,其中较大的是**副头静脉**,多起自前臂背面,也

有直接起自手背静脉网,上行至肘关节下方,向前方注入头静脉。

2. 皮神经

(1)**臂外侧上皮神经** superior lateral brachial cutaneous nerve 是腋神经的皮支,分布于三角肌区和臂外侧区上部的皮肤。

(2)**臂后皮神经** posterior brachial cutaneous nerve 在腋窝处由桡神经分出,分布于臂后区的皮肤。

(3)**前臂后皮神经** posterior antebrachial cutaneous nerve 在肱骨肌管内从桡神经发出,约在臂下 1/3 处穿出深筋膜至前臂后区皮肤。分支分布于前臂后区直至腕关节后区的皮肤,与前臂内侧皮神经和前臂外侧皮神经的分支有交通。

(二)深层结构

1. 深筋膜 覆盖于三角肌区的深筋膜称为三角肌筋膜,向下移行为臂筋膜,较臂前区为厚。**臂后骨筋膜鞘** posterior osseofascial compartment of arm 由臂后区深筋膜、内、外侧肌间隔和肱骨围成,其内有肱三头肌,肱深动、静脉,桡神经和尺神经(图 7-10)。

肘后区的深筋膜与肱骨下端和尺骨上端的骨膜紧密结合,比前区厚而坚韧,并有肱三头肌腱增强,向下续于前臂筋膜。

前臂后骨筋膜鞘 posterior osseofascial compartment of forearm 由前臂后区深筋膜、内、外侧肌间隔,尺骨、桡骨和前臂骨间膜共同围成,其内有前臂肌后群和血管、神经束等(图 7-11)。

2. 肌与局部记载

(1)肩带肌 在三角肌筋膜下方为**三角肌**,起点广泛,肌束分为前、中、后三部,从前方、外侧和后方包绕肩关节。肩胛区深筋膜下有**斜方肌**,其深方为**冈上肌**、**冈下肌**、**小圆肌**和**大圆肌**。各肌的起止点及作用见表 7-3。

肱三头肌长头在大圆肌的后方和小圆肌的前

表 7-3 肩 带 肌

名称	起点	止点	肩关节运动	神经支配
三角肌	锁骨外 1/3 段、肩峰、肩胛冈	三角肌粗隆	外展、前屈、后伸	腋神经($C_{5,6}$)
冈上肌	冈上窝	大结节	外展	肩胛上神经(C_5)
冈下肌	冈下窝	大结节	内收、外旋	肩胛上神经($C_{5,6}$)
小圆肌	冈下窝下部	大结节	内收、外旋	腋神经($C_{5,6}$)
大圆肌	肩胛骨下角、背面	小结节嵴	内收、内旋、后伸	肩胛下神经($C_{5,6}$)
肩胛下肌	肩胛下窝	小结节	内收、内旋、后伸	肩胛下神经($C_{5,6}$)

方之间穿过,形成 2 个肌间隙。内侧者称为**三边孔** trilateral foramen,其上界为小圆肌、肩胛下肌,下界为大圆肌,外侧界为肱三头肌长头,内有旋肩胛动、静脉通过。外侧者称为**四边孔** quadrilateral foramen,其上、下界与三边孔相同,内侧界是肱三头肌长头,外侧界是肱骨外科颈,内有旋肱后动、静脉和腋神经通过(图 7-17)。

肩带肌中的冈上肌、冈下肌、小圆肌和肩胛下肌的腱经过肩关节周围时与关节囊愈着,并互相连接形成一接近环形的腱板围绕肩关节,称为**肩袖** rotator cuff,对肩关节的稳定起重要作用(图 7-18)。

(2) 肩关节周围的韧带　对肩关节起保护和加强作用。**喙肩韧带**横架于肩关节上方,连于喙突与肩峰之间,并与喙突、肩峰共同形成一弓状骨韧带结构,称为**喙肩弓** coracoacromial arch。喙肩弓下方

有肩峰下滑膜囊。**喙肱韧带**连于喙突根部与大结节之间,宽而厚,有如肱骨头的悬吊韧带。**盂肱韧带**在关节囊前壁的内面,分为上、中、下三部。此韧带有时缺如,易引起肩关节脱位。在肩胛切迹的上方有**肩胛上横韧带**。

(3) 臂肌后群　只包括一块肱三头肌(表 7-1)。**肱骨肌管** humeromuscular tunnel 是由肱三头肌的三个头与肱骨的桡神经沟围成的管道。管内通过桡神经及伴行的肱深血管(图 7-19)。

肱骨骨折时,由于骨折线的位置不同,骨折错位的方向亦不同。外科颈骨折时,骨折线常位于肱骨大、小结节与胸大肌、背阔肌止点之间。此时,近侧断端由于冈上、下肌和小圆肌作用而呈轻度外展外旋状;远侧断端呈内收内旋位,是胸大肌、背阔肌和大圆肌作用的结果。肱骨干骨折,骨折线在三角肌止点以上时,骨折近侧断端因胸大肌、背阔肌和

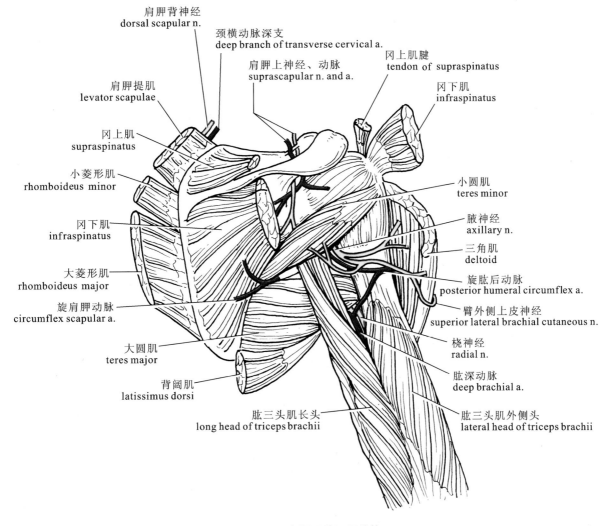

图 7-17　肩胛区的深层结构

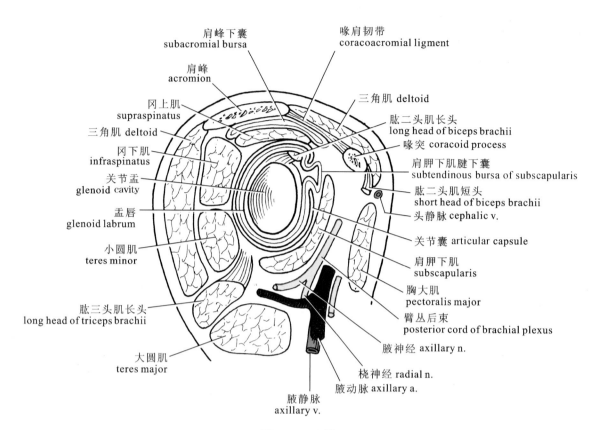

肩峰下囊 subacromial bursa

喙肩韧带 coracoacromial ligment

肩峰 acromion

冈上肌 supraspinatus

三角肌 deltoid

冈下肌 infraspinatus

关节盂 glenoid cavity

盂唇 glenoid labrum

小圆肌 teres minor

肱三头肌长头 long head of triceps brachii

大圆肌 teres major

腋静脉 axillary v.

三角肌 deltoid

肱二头肌长头 long head of biceps brachii

喙突 coracoid process

肩胛下肌腱下囊 subtendinous bursa of subscapularis

肱二头肌短头 short head of biceps brachii

头静脉 cephalic v.

关节囊 articular capsule

肩胛下肌 subscapularis

胸大肌 pectoralis major

臂丛后束 posterior cord of brachial plexus

腋神经 axillary n.

桡神经 radial n.

腋动脉 axillary a.

图 7-18 肩袖

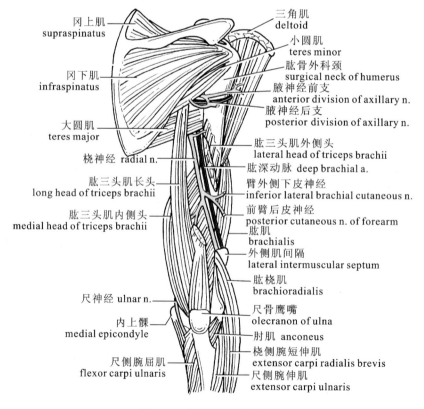

冈上肌 supraspinatus

冈下肌 infraspinatus

大圆肌 teres major

桡神经 radial n.

肱三头肌长头 long head of triceps brachii

肱三头肌内侧头 medial head of triceps brachii

尺神经 ulnar n.

内上髁 medial epicondyle

尺侧腕屈肌 flexor carpi ulnaris

三角肌 deltoid

小圆肌 teres minor

肱骨外科颈 surgical neck of humerus

腋神经前支 anterior division of axillary n.

腋神经后支 posterior division of axillary n.

肱三头肌外侧头 lateral head of triceps brachii

肱深动脉 deep brachial a.

臂外侧下皮神经 inferior lateral brachial cutaneous n.

前臂后皮神经 posterior cutaneous n. of forearm

肱肌 brachialis

外侧肌间隔 lateral intermuscular septum

肱桡肌 brachioradialis

尺骨鹰嘴 olecranon of ulna

肘肌 anconeus

桡侧腕短伸肌 extensor carpi radialis brevis

尺侧腕伸肌 extensor carpi ulnaris

图 7-19 臂后区的深层结构

大圆肌的牵拉而内收,远侧断端则受三角肌的作用而向外上方移位;骨折线在三角肌止点以下时,近侧断端由于受三角肌、喙肱肌和冈上肌的牵拉而向前外方移位,远侧断端则因肱二头肌和肱三头肌的作用而向上移位。

(4) **肘肌** 是位于肘关节后面外侧皮下的三角形小肌,起自肱骨外上髁和桡侧副韧带,止于尺骨上端背面和肘关节囊。肘肌收缩时可协助伸肘。

(5) 肘关节周围的韧带 **尺侧副韧带**较肥厚,起自内上髁,呈放射状向下分成前、中、后3束,止于冠突尺侧缘至鹰嘴内侧面。此韧带能稳定肘关节的内侧。**桡侧副韧带**起于外上髁,呈扇形向下止于环状韧带。此韧带实际是关节囊的增厚,能稳定肘关节的外侧,防止桡骨头向外侧脱位。**桡骨环状韧带**由强韧的纤维构成,环绕桡骨头的4/5,两端分别止于尺骨桡切迹的前、后缘,与桡切迹一起组成完整的环。环状韧带呈杯状,上口大,下口小,可防止桡骨头脱出。

(6) 前臂肌后群 共10块,分两层配布。浅层

有5块,自桡侧向尺侧依次为**桡侧腕长**、**短伸肌**,**指伸肌**,**小指伸肌**和**尺侧腕伸肌**。深层有5块,各肌接近平行排列,呈内上向外下方向斜行,从桡侧向尺侧依次有**旋后肌**、**拇长展肌**、**拇短伸肌**、**拇长伸肌**和**示指伸肌**(图7-20、图7-21)。各肌的起止点及作用等见表7-4。

(7) **前臂骨间膜** interosseous membrane of forearm 为坚韧的纤维膜,连接于桡、尺骨之间。骨间膜的上端有一卵圆形间隙,供骨间后动脉通过。前臂旋前或旋后时,骨间膜都松弛,只有在半旋前或半旋后位时,骨间膜最紧张。临床上对桡、尺骨双骨折做固定时,应使前臂处于半旋前位,以使骨间膜保持最大张力,有利于维持复位后的稳定性。

3. 血管

(1) **旋肱后动、静脉** 伴行腋神经在三角肌后缘中点处由四边孔穿出,分支分布于三角肌、肩关节和肱骨等。旋肱后动脉绕肱骨外科颈与旋肱前动脉吻合。

(2) **肩胛动脉网** scapular arterial rete 是在肩

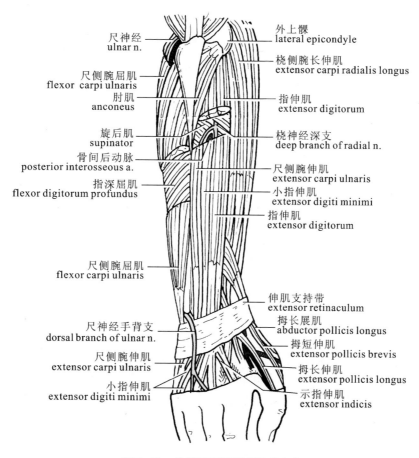

图7-20 前臂后区的深部结构(1)

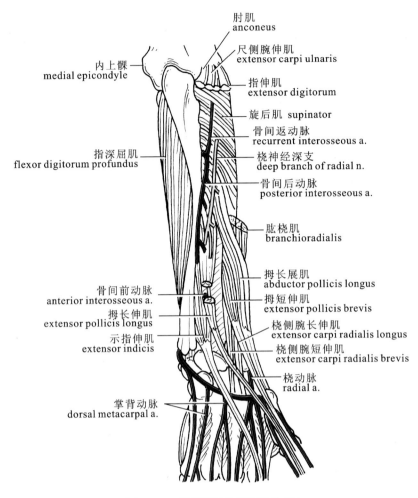

肘肌
anconeus

尺侧腕伸肌
extensor carpi ulnaris

指伸肌
extensor digitorum

旋后肌 supinator

骨间返动脉
recurrent interosseous a.

桡神经深支
deep branch of radial n.

骨间后动脉
posterior interosseous a.

肱桡肌
branchioradialis

拇长展肌
abductor pollicis longus

拇短伸肌
extensor pollicis brevis

桡侧腕长伸肌
extensor carpi radialis longus

桡侧腕短伸肌
extensor carpi radialis brevis

桡动脉
radial a.

内上髁
medial epicondyle

指深屈肌
flexor digitorum profundus

骨间前动脉
anterior interosseous a.

拇长伸肌
extensor pollicis longus

示指伸肌
extensor indicis

掌背动脉
dorsal metacarpal a.

图 7-21　前臂后区的深部结构(2)

表 7-4　前臂肌后群

层次		名称	起点	止点	作用	神经支配
浅层肌	外侧群	桡侧腕长伸肌	肱骨外上髁	第2掌骨底背面	伸、外展桡腕关节	桡神经
		桡侧腕短伸肌		第3掌骨底背面	伸桡腕关节	($C_{6~8}$)
	后群	指伸肌		第2~5指中节和远节指骨底	伸指、伸腕	
		小指伸肌		小指指背腱膜	伸小指、伸腕	
		尺侧腕伸肌		第5掌骨底	伸、内收桡腕关节	
深层肌	上部	旋后肌	肱骨外上髁、尺骨	桡骨前面上1/3	前臂旋后	
	下部	拇长展肌	桡、尺骨背面	第1掌骨底	外展拇指及桡腕关节	
		拇短伸肌		拇指近节指骨底	伸拇掌指关节	
		拇长伸肌		拇指远节指骨底	伸拇指	
		示指伸肌		示指中节指骨底	伸示指	

肱骨周围形成的锁骨下动脉与腋动脉分支间的吻合。参与构成动脉网的主要有肩胛上动脉、肩胛背动脉和旋肩胛动脉(图 7-22)。

1)**肩胛上动脉** suprascapular artery　是锁骨下动脉的分支，经肩胛上韧带上方进入肩胛区，分布于冈上、下肌。

2)**旋肩胛动脉** circumflex scapular artery　由肩胛下动脉分出，经三边孔穿出后，与肩胛上动脉吻合。

3)**肩胛背动脉** dorsal scapular artery　即颈横

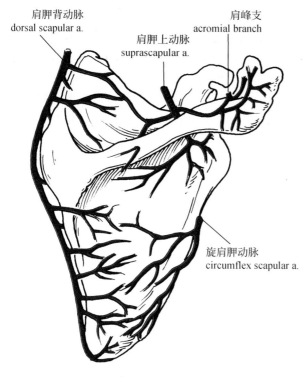

图 7-22 肩胛动脉网

动脉降支，来自甲状颈干。

（3）**肱深动脉** deep brachial artery 伴随桡神经，在肱骨肌管的中部分为前、后两支。前支较粗大，是肱深动脉的终支，为**桡侧副动脉**，与桡神经一起穿过外侧肌间隔到达臂前区。后支较细小，为**中副动脉**，在臂后区下行。两支都参与构成肘关节网。

（4）**肱深静脉** deep brachial vein 有 2 条，收纳臂部肌的静脉血注入肱静脉。

（5）**肘关节网** cubital articular rete 由肱动脉、桡动脉和尺动脉的 9 条分支相互吻合而成（图 7-13）。

肘关节网的主要吻合有 4 处：①尺侧下副动脉与尺侧返动脉在内上髁前方吻合；②尺侧上副动脉、尺侧下副动脉、尺侧返动脉在内上髁与鹰嘴之间吻合；③桡侧副动脉与桡侧返动脉在肘关节的外侧吻合；④中副动脉与骨间返动脉在肘关节后方吻合。

肘关节网构成了上肢动脉在肘关节周围丰富的侧支循环。因此，在肱动脉主要分支以下结扎肱动脉或其分支时，不致造成上肢的缺血坏死。

（6）**骨间后动、静脉** 自骨间总动脉分出后，立即经骨间膜上缘进入前臂后区，在浅、深两层肌之间下行，分支营养邻近诸肌，并发支参与构成肘关节动脉网。骨间后动脉行程中有骨间后静脉伴随

（图 7-21）。

4. 神经

（1）**腋神经** 出四边孔后位于三角肌的深面，由其后缘向前横行，除分出多数细支进入该肌外，还发出关节支和臂外侧上皮神经。

（2）**肩胛上神经** suprascapular nerve 在肩胛上韧带的下方进入肩胛区，支配冈上、下肌。

（3）**桡神经** 紧贴桡神经沟骨面走行，穿过臂外侧肌间隔至肘前外侧沟，分出**桡神经深支**行向下后，并发出分支支配前臂肌后群。桡神经深支穿出旋后肌，名为**骨间后神经**，伴随骨间后动、静脉走行。

（4）**尺神经** 与尺侧上副动脉伴行，自臂内侧肌间隔穿出后，沿肱三头肌内侧头前面下降至肘后区。走行于尺神经沟内。此处，尺神经与皮肤之间仅隔以薄层结缔组织，在肘部疾患中极易受损。

当肱骨中 1/3 段骨折时，桡神经极易损伤，可致伸腕及伸指肌瘫痪，临床表现为"垂腕""垂指"。肱桡肌瘫痪影响屈肘力，旋后肌瘫痪使前臂旋后功能减弱。但肱三头肌无损害，故该肌活动和反射均正常。如果同时伤及肱深动、静脉，还可造成臂部血肿。

第五节 腕 和 手

一、基本要求

通过对腕和手由浅入深的实地解剖操作，重点观察腕管的构成及内容，腕后区伸肌支持带参与形成的 6 个骨纤维性管道及通过的结构，手掌的层次结构，手内骨筋膜鞘的构成及内容、筋膜间隙的位置及境界，为手外科提供坚实的解剖学基础。

二、解剖与观察

（一）解剖腕前区、手掌和手指掌面

1. 皮肤切口 参见图 0-3。

（1）自腕前横切口的中点处向下做纵行切口至中指指尖。

（2）从腕前区横切口中点处至拇指尖做斜行切口。

（3）沿手掌远侧做横切口。

自各切口向两侧剥离皮肤，显露浅筋膜。手掌皮肤厚而坚实，且在掌横纹和指横纹处借纤维束与深筋膜相连，故翻剥皮肤时须耐心，勿伤及深部结构。

2. 解剖浅层结构

(1) 手掌浅筋膜较其他部位致密,脂肪组织较少,可寻找到浅静脉和浅动脉。

(2) 在鱼际近端浅筋膜内寻找桡神经浅支的分支。在小鱼际处可见到掌短肌,并寻找尺神经掌支。

(3) 除去浅筋膜和掌短肌,显露并观察腕掌侧韧带、掌腱膜及两侧的鱼际筋膜和小鱼际筋膜。切除腕掌侧韧带,显露屈肌支持带。

3. 解剖深层结构

(1) 在手掌远端切断掌腱膜的 4 条纵束,然后向近侧剥离掌腱膜,细心切断掌腱膜内、外侧缘向深部发出的纤维隔,将掌腱膜连同掌长肌腱一起翻开。注意切勿损伤掌腱膜深面的结构。

(2) 在豌豆骨的桡侧打开腕尺侧管,修洁尺动脉及尺静脉,沿尺动脉主干追踪其与掌浅支吻合形成的掌浅弓及由弓发出的指掌侧总动脉和至小指的指掌侧固有动脉,注意保护伴行的神经。

(3) 在腕尺侧管内找出并修洁尺神经。在豌豆骨与钩骨钩之间,尺神经分为浅、深两支,沿尺神经浅支向下分离并寻找指掌侧总神经和至小指尺侧缘的指掌侧固有神经。

(4) 在屈肌支持带下缘处找到正中神经返支,追踪观察其向外上方进入鱼际肌。在指掌侧总动脉附近寻找由正中神经发出的指掌侧总神经,追踪至指蹼间隙处。

(5) 切除鱼际筋膜,保护其深面的正中神经返支和桡动脉的掌浅支,显露浅层的拇短展肌和拇短屈肌,观察后将两肌中部横断暴露深层的拇对掌肌及其内侧的拇长屈肌腱。

(6) 切除小鱼际筋膜,显露浅层的小指展肌和小指短屈肌,在中部横断小指展肌,暴露深层的小指对掌肌。

(7) 修洁并观察屈肌支持带,然后纵行切断,打开腕管;观察腕管内通过的各结构;分离正中神经,并向前臂及手掌追踪观察。在腕管内找出屈肌总腱鞘及拇长屈肌腱鞘,观察其形态及位置;切开两腱鞘,探查其交通关系。

(8) 修洁通过手掌的指浅、深屈肌腱及蚓状肌,观察其位置关系。

(9) 仔细去除各指蹼间隙残留的皮肤和脂肪组织。修洁各指掌侧总动脉和总神经的末段,可见它们在此均分为 2 条指掌侧固有动脉和神经,分别行向相邻两指的相对缘;修洁各蚓状肌腱,观察其走

向;探查指蹼间隙的交通关系。

(10) 用止血钳分别挑起示指屈肌腱和第 1 蚓状肌及第 3~5 指屈肌腱和第 2~4 蚓状肌,观察深面的鱼际间隙和掌中间隙。

(11) 在腕尺侧管内找到尺神经深支和尺动脉掌深支,沿其走行向深部追踪;向桡侧拉开各指屈肌腱及蚓状肌(或在腕管附近切断各屈指肌腱),除去其深方的结缔组织和骨间掌侧筋膜,沿尺神经深支和尺动脉掌深支继续向桡侧追踪,可见掌深支与桡动脉末端吻合形成的掌深弓以及掌深弓发出的掌心动脉。尺神经深支发支至第 3、4 蚓状肌、骨间肌和拇收肌。

4. 解剖手指掌面(中指)

(1) 自切口处向两侧翻开皮肤,从指蹼处向远侧修洁指掌侧固有动脉和神经。

(2) 清除浅筋膜,显露指屈肌腱鞘并纵行切开,观察其构成及指浅、深屈肌腱附着点和位置关系。将指屈肌腱拉起,观察腱系膜(腱纽)。

(二) 解剖腕后区、手背和手指背面

1. 皮肤切口 参见图 0-3。

(1) 自腕背部横切口的中点向下做纵行切口至中指远端。

(2) 自腕背部横切口的中点向拇指远端做一斜切口。

(3) 沿掌指关节做横切口。

自各切口向两侧剥离皮肤,显露浅筋膜。

2. 解剖浅层结构

(1) 在浅筋膜内,修洁手背静脉网,观察并修洁由静脉网在桡侧汇合成的头静脉和在尺侧汇合成的贵要静脉。

(2) 在手背近端桡侧寻找桡神经浅支,在尺侧寻找尺神经手背支。观察两神经向手背及手指的分支。

3. 解剖深层结构

(1) 清除腕后区及手背的浅筋膜,显露深筋膜,即伸肌支持带。

(2) 观察伸肌支持带,然后将其纵行切开,翻向两侧,边翻边切断其向深方发出的 5 个纤维隔。观察各管内通过的肌腱及腱鞘。

(3) 清除手背浅筋膜,保留浅静脉,显露由深筋膜浅层与伸肌腱愈合形成的手背腱膜,观察指伸肌腱远端的腱间结合。

(4) 剥离并切断手背腱膜远端,将腱膜掀起,暴

露骨间背侧筋膜,观察腱膜下间隙。

(5) 除去骨间背侧筋膜,观察骨间背侧肌的位置及起、止点。

4. 修洁拇长展肌腱、拇短伸肌腱和拇长伸肌腱,观察解剖鼻烟壶各边界。除去窝内的疏松结缔组织,修洁在窝内走行的桡动、静脉。追踪桡动脉,观察其穿过第1骨间背侧肌至手掌。

5. 沿指伸肌腱追踪至手指背面,观察其形成指背腱膜。

三、基本内容

(一)腕

腕 wrist 分为腕前区与腕后区,是前臂的神经、血管及屈、伸肌腱进入手的通路。其上界为尺、桡骨茎突近侧2横指的环行线,下界为平屈肌支持带下缘的环行线。

1. 腕前区

(1) 浅层结构 腕前区的皮肤及浅筋膜薄而松弛,有3条腕横纹,即**腕近侧纹**、**腕中纹**和**腕远侧纹**。浅筋膜内脂肪组织少,有前臂内、外侧皮神经的分支及浅静脉和浅淋巴管等。

(2) 深层结构

1) **腕掌侧韧带** volar carpal ligament 位于腕横纹深部,由深筋膜增厚形成,覆盖在前臂前群肌肌腱表面,起固定、支持和保护作用。

2) **屈肌支持带** flexor retinaculum 又称**腕横韧带**,位于腕掌侧韧带的远侧深面,厚而坚韧,其尺侧端附于豌豆骨和钩骨钩,桡侧端附于手舟骨和大多角骨结节(图7-23、图7-24)。

3) **腕尺侧管** ulnar carpal canal 由屈肌支持带与腕掌侧韧带的远侧部分构成,内有尺神经和尺动、静脉通过。

4) **腕桡侧管** radial carpal canal 屈肌支持带的桡侧端分两层分别附着于舟骨结节和大多角骨结节,其间的腔隙称为腕桡侧管,内有桡侧腕屈肌腱及其腱鞘通过。

5) **腕管** carpal canal 由屈肌支持带与腕骨沟共同围成(图7-23)。管内有指浅、深屈肌腱,**屈肌总腱鞘** common flexor sheath,拇长屈肌腱及其腱鞘和正中神经通过。正中神经紧贴屈肌支持带桡侧半深面,居于拇长屈肌腱与至示指的指浅屈肌腱之间。屈肌总腱鞘(尺侧囊)(图7-24)包裹指浅、深屈肌腱,并与小指指滑膜鞘相通。拇长屈肌腱鞘(桡侧囊)包裹拇长屈肌腱,并与拇指指滑膜鞘相通。任何使腕管缩小或内容物胀大的因素(如腕骨骨折)均可压迫正中神经,导致腕管综合征。

6) **桡动脉及静脉** 在腕前区,位于肱桡肌与桡侧腕屈肌腱之间。桡动脉在平桡骨茎突水平发出掌浅支,向下经鱼际肌表面或穿过鱼际肌入手掌。桡动脉本干绕过桡骨茎突的下方进入腕后区。

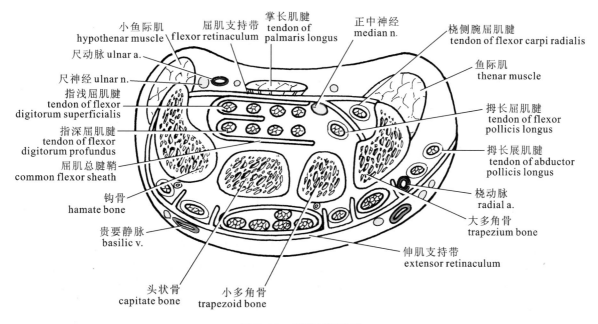

图7-23 腕管(横断面)

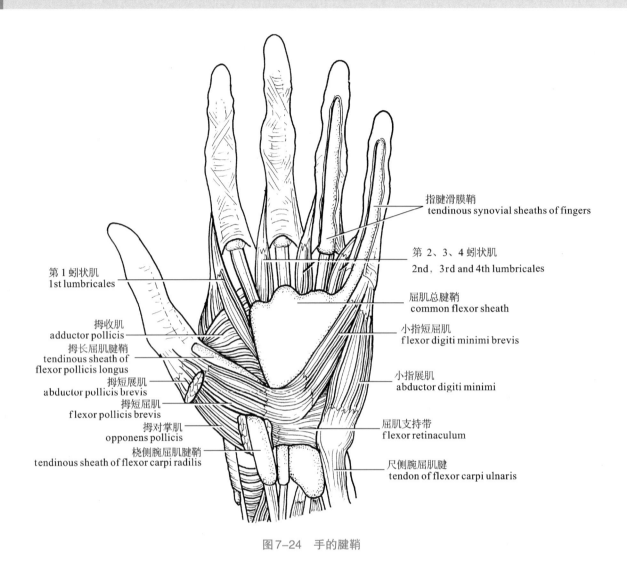

图 7-24　手的腱鞘

第 1 蚓状肌
1st lumbricales

拇收肌
adductor pollicis

拇长屈肌腱鞘
tendinous sheath of
flexor pollicis longus

拇短展肌
abductor pollicis brevis

拇短屈肌
flexor pollicis brevis

拇对掌肌
opponens pollicis

桡侧腕屈肌腱鞘
tendinous sheath of flexor carpi radilis

指腱滑膜鞘
tendinous synovial sheaths of fingers

第 2、3、4 蚓状肌
2nd，3rd and 4th lumbricales

屈肌总腱鞘
common flexor sheath

小指短屈肌
flexor digiti minimi brevis

小指展肌
abductor digiti minimi

屈肌支持带
flexor retinaculum

尺侧腕屈肌腱
tendon of flexor carpi ulnaris

7）掌长肌腱　细而表浅，经屈肌支持带的浅面下行入手掌，续为掌腱膜。

2. 腕后区

（1）浅层结构　皮肤薄，移动性较大。浅筋膜疏松，内有浅静脉及皮神经。起始于手背静脉网的头静脉和贵要静脉分别经过腕后区桡侧和尺侧的浅筋膜上行。桡神经浅支与头静脉伴行，越过腕背侧韧带的浅面下行。**尺神经手背支** dorsal branch of ulnar nerve 在腕关节上方由尺神经分出，在腕后区与贵要静脉起始部伴行，分支至手背皮肤（图 7-25）。腕后区正中部有前臂后皮神经的终末支分布。

（2）深层结构

1）**伸肌支持带** extensor retinaculum　又称**腕背侧韧带**，由腕背部深筋膜增厚形成，其内侧附于尺骨茎突和三角骨，外侧附于桡骨远端外侧缘。此韧带向深面发出 5 个纤维隔，附着于尺、桡骨的背面，形成 6 个骨纤维性管道，前臂后群肌的肌腱及腱鞘在管内通过。

2）**腕后区肌腱**　有 9 条肌腱在腕后区依次通过各骨纤维性管，从桡侧向尺侧依次排列为：拇长展肌和拇短伸肌腱及其腱鞘；桡侧腕长、短伸肌腱及其腱鞘；拇长伸肌腱及其腱鞘；指伸肌腱与示指伸肌腱及其腱鞘；小指伸肌腱及其腱鞘；尺侧腕伸肌腱及其腱鞘（图 7-26）。

3）**解剖鼻烟壶** anatomic snuff box　位于腕和手背桡侧。当拇指充分外展和后伸时，形成一尖向拇指的三角形凹陷。其桡侧界为拇长展肌腱和拇短伸肌腱，尺侧界为拇长伸肌腱，近侧界为桡骨茎突，窝底为手舟骨和大多角骨。在解剖鼻烟壶窝内有桡动脉通过（图 7-27）。舟骨骨折时，解剖鼻烟壶可因肿胀而消失，且可有压痛。

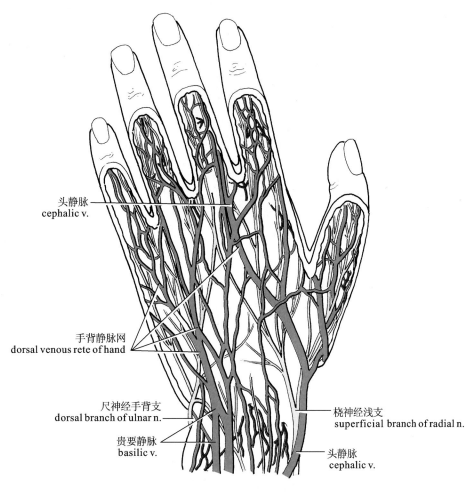

头静脉
cephalic v.

手背静脉网
dorsal venous rete of hand

尺神经手背支
dorsal branch of ulnar n.

贵要静脉
basilic v.

桡神经浅支
superficial branch of radial n.

头静脉
cephalic v.

图7-25　手背浅层结构

（二）手掌

手掌 palm of hand 呈四边形,其中央部两鱼际之间呈三角形的凹陷称掌心,掌心两侧呈鱼腹状的隆起分别称为**鱼际** thenar 和**小鱼际** hypothenar。

1. 浅层结构　皮肤厚而坚韧,紧张且缺乏弹性,无毛囊及皮脂腺,汗腺丰富。鱼际及小鱼际处的浅筋膜较疏松,掌心部的浅筋膜非常致密,有许多纤维隔将皮肤与掌腱膜紧密连接,故手掌皮肤不易滑动。浅筋膜内有浅血管、浅淋巴管及皮神经走行。

（1）浅血管及浅淋巴管　浅动脉细小,无静脉伴行。浅静脉及浅淋巴管各自吻合成细网。

（2）**皮神经**　**正中神经掌支**分布于手掌中部及鱼际的皮肤,**尺神经掌支**分布于小鱼际皮肤,桡神经浅支分布于鱼际外侧皮肤(图7-28)。

（3）**掌短肌**　属于退化的皮肌,位于小鱼际近侧部的浅筋膜内,收缩时可使小鱼际尺侧缘皮肤皱

缩,并可保护其深面的尺神经和血管。

2. 深层结构

（1）深筋膜　分为浅、深两层。

1）浅层　分为鱼际筋膜、小鱼际筋膜和掌腱膜三部分。**鱼际筋膜** thenar fascia 被覆于鱼际肌的表面。**小鱼际筋膜** hypothenar fascia 被覆于小鱼际肌的表面。**掌腱膜** palmar aponeurosis 由浅面的纵行纤维和深面的横行纤维两层组成,位于手掌中央部,覆盖在掌浅弓及指浅屈肌腱的浅面,厚而坚韧,略呈三角形。尖向近侧在屈肌支持带浅面与掌长肌腱相连,远侧部分成 4 束纵行纤维,行向第 2~5 指末节指骨底。在掌骨头处,掌腱膜深层的横行纤维与其向远端发出的 4 束纵行纤维之间,围成 3 个纤维间隙,称**指蹼间隙** fingerweb space,内含大量脂肪和从手掌到手指的血管、神经,是手掌、手背和手指三者之间互相交通的渠道(图7-29)。

2）深层　包括骨间掌侧筋膜和拇收肌筋膜,

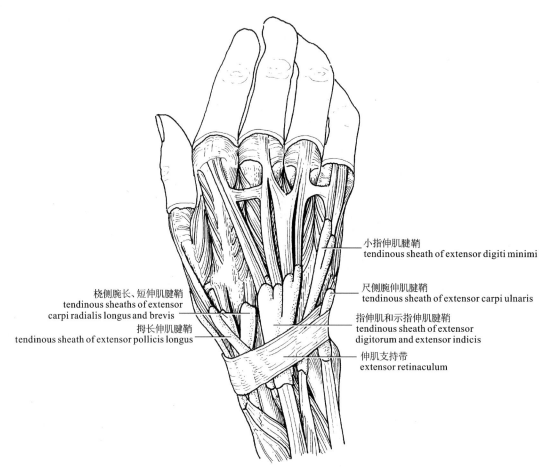

小指伸肌腱鞘
tendinous sheath of extensor digiti minimi

尺侧腕伸肌腱鞘
tendinous sheath of extensor carpi ulnaris

指伸肌和示指伸肌腱鞘
tendinous sheath of extensor digitorum and extensor indicis

伸肌支持带
extensor retinaculum

桡侧腕长、短伸肌腱鞘
tendinous sheaths of extensor carpi radialis longus and brevis

拇长伸肌腱鞘
tendinous sheath of extensor pollicis longus

图 7-26　腕后区及手背的深层结构

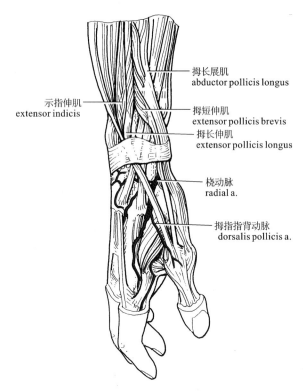

拇长展肌
abductor pollicis longus

示指伸肌
extensor indicis

拇短伸肌
extensor pollicis brevis

拇长伸肌
extensor pollicis longus

桡动脉
radial a.

拇指指背动脉
dorsalis pollicis a.

图 7-27　解剖鼻烟壶

较浅层薄弱。**骨间掌侧筋膜** palmar interosseous fascia 覆盖于骨间肌和掌骨的表面,位于指深屈肌腱的深方。**拇收肌筋膜** fascia of adductor pollicis 覆盖在拇收肌表面。

（2）骨筋膜鞘　鱼际筋膜、小鱼际筋膜、掌腱膜、骨间掌侧筋膜、拇收肌筋膜、掌外侧肌间隔和掌内侧肌间隔在手掌内形成 3 个骨筋膜鞘,即外侧鞘、中间鞘和内侧鞘(图 7-30)。**掌外侧肌间隔** lateral intermuscular septum of palm 从掌腱膜的外侧缘发出,经鱼际肌和示指屈肌腱之间走向深面,附于第 1 掌骨。**掌内侧肌间隔** medial intermuscular septum of palm 从掌腱膜的内侧缘发出,经小鱼际和小指屈肌腱之间走向深面,附于第 5 掌骨。拇收肌筋膜、骨间掌侧筋膜、第 1 掌骨和第 3 掌骨在中间鞘的后方外侧半共同围成拇收肌鞘,内容拇收肌。拇收肌与骨间掌侧筋膜之间有潜在的腔隙,称**拇收肌后间隙** posterior space of adductor pollicis。

1）**外侧鞘** lateral compartment　又名鱼际鞘,由鱼际筋膜、掌外侧肌间隔和第 1 掌骨围成。内有

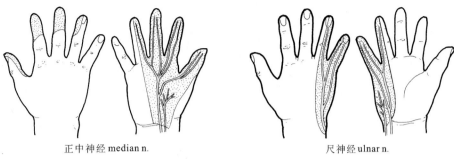

正中神经 median n.

尺神经 ulnar n.

桡神经 radial n.

图7-28 手的皮神经分布

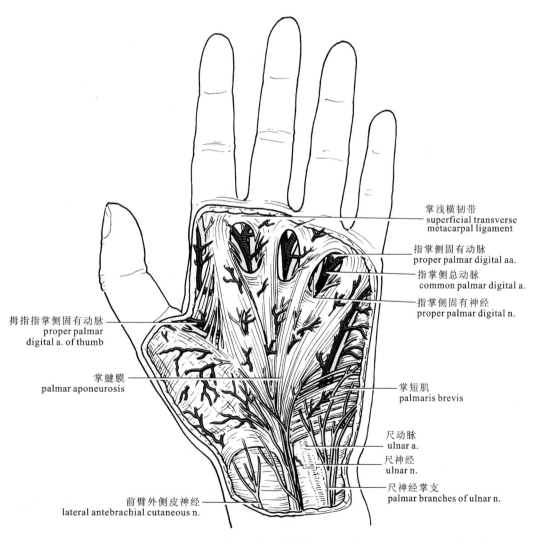

掌浅横韧带
superficial transverse
metacarpal ligament

指掌侧固有动脉
proper palmar digital aa.

指掌侧总动脉
common palmar digital a.

指掌侧固有神经
proper palmar digital n.

拇指指掌侧固有动脉
proper palmar
digital a. of thumb

掌腱膜
palmar aponeurosis

掌短肌
palmaris brevis

尺动脉
ulnar a.

尺神经
ulnar n.

尺神经掌支
palmar branches of ulnar n.

前臂外侧皮神经
lateral antebrachial cutaneous n.

图7-29 掌腱膜

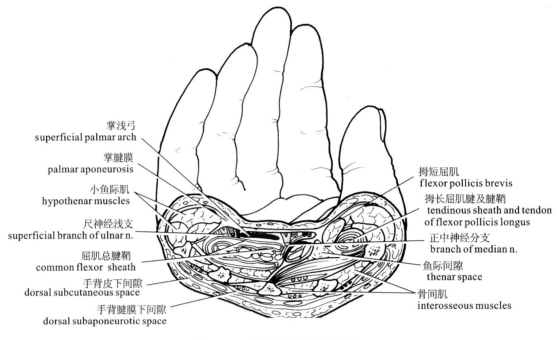

掌浅弓
superficial palmar arch

掌腱膜
palmar aponeurosis

小鱼际肌
hypothenar muscles

尺神经浅支
superficial branch of ulnar n.

屈肌总腱鞘
common flexor sheath

手背皮下间隙
dorsal subcutaneous space

手背腱膜下间隙
dorsal subaponeurotic space

拇短屈肌
flexor pollicis brevis

拇长屈肌腱及腱鞘
tendinous sheath and tendon
of flexor pollicis longus

正中神经分支
branch of median n.

鱼际间隙
thenar space

骨间肌
interosseous muscles

图7-30 手掌骨筋膜鞘及其内容

拇短展肌、拇短屈肌、拇对掌肌、拇长屈肌腱及其腱鞘，以及至拇指的血管、神经等。

2）**中间鞘** intermediate compartment 由掌腱膜，掌内、外侧肌间隔，骨间掌侧筋膜内侧半及拇收肌筋膜共同围成。内有指浅、深屈肌腱、蚓状肌，屈肌总腱鞘，掌浅弓及其分支，神经及手掌筋膜间隙等。

3）**内侧鞘** medial compartment 又称小鱼际鞘，由小鱼际筋膜、掌内侧肌间隔和第5掌骨围成。内有小指展肌，小指短屈肌，小指对掌肌和至小指的血管、神经等（图7-30）。

（3）**筋膜间隙** 位于中间鞘内，由掌中隔将其分为外侧的鱼际间隙和内侧的掌中间隙（图7-30）。**掌中隔** palmar intermediate septurm 发自掌腱膜的外侧缘，包绕示指屈肌腱和第1蚓状肌，向深面附着于第3掌骨。

1）**掌中间隙** midpalmar space 位于中间鞘尺侧半的深部。前界自桡侧起依次为中指、环指和小指屈肌腱、第2~4蚓状肌和手掌的血管、神经，后界为骨间掌侧筋膜，内侧界为掌内侧肌间隔，外侧界为掌中隔。掌中间隙的上部位于屈肌总腱鞘的深面，并向上经腕管与前臂屈肌后间隙相交通。掌中间隙远侧端经第2~4蚓状肌鞘及2~4指蹼间隙与指背相通。手掌的刺伤、屈肌总腱鞘感染等原因，

均可引起掌中间隙感染或积脓，并可经上述途径蔓延。

2）**鱼际间隙** thenar space 位于中间鞘桡侧半深部。前内侧界为掌中隔，示指屈肌腱，第1蚓状肌及手掌的血管、神经，后界为拇收肌筋膜，外侧界为掌外侧肌间隔。鱼际间隙向远端经第1蚓状肌鞘及第1指蹼间隙与示指指背相通，其近端为盲端。手掌的刺伤，示指腱鞘炎等可引起鱼际间隙感染。

（4）**手部肌** 分3群。外侧群（鱼际肌）包括**拇短展肌、拇短屈肌、拇对掌肌和拇收肌**；中间群包括**蚓状肌、骨间掌侧肌和骨间背侧肌**；内侧群（小鱼际肌）包括**小指展肌、小指短屈肌和小指对掌肌**（表7-5、图7-31）。

（5）**血管** 手的血液供应来自尺动脉和桡动脉及其分支，并互相吻合成掌浅弓和掌深弓。

1）**掌浅弓** superficial palmar arch 位于掌腱膜和掌短肌的深方，指屈肌腱及其总腱鞘、蚓状肌和正中神经及尺神经各分支的浅面，由尺动脉终支和桡动脉的掌浅支吻合而成。掌浅弓凸侧的分支有：**指掌侧总动脉** common palmar digital artery，共3条，与同名静脉、神经伴行，经第2~4蚓状肌浅面行至指蹼间隙，在此分为2支**指掌侧固有动脉** proper palmar digital artery，分布于相邻两指的相对缘。指掌侧总动脉在掌指关节附近还接受来自掌深弓的

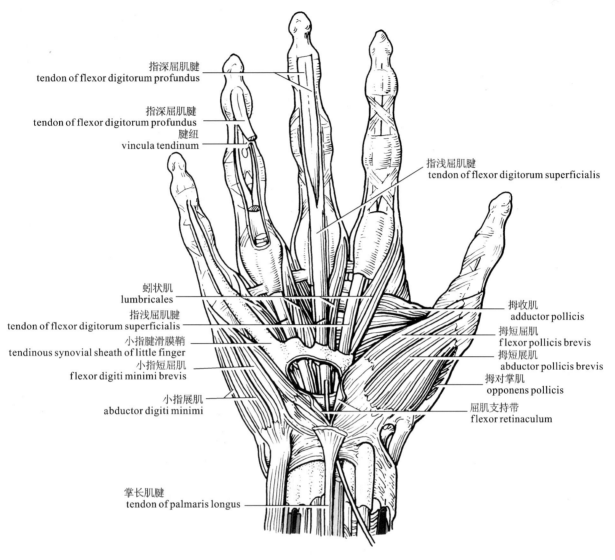

指深屈肌腱
tendon of flexor digitorum profundus

指深屈肌腱
tendon of flexor digitorum profundus
腱纽
vincula tendinum

指浅屈肌腱
tendon of flexor digitorum superficialis

蚓状肌
lumbricales

指浅屈肌腱
tendon of flexor digitorum superficialis

小指腱滑膜鞘
tendinous synovial sheath of little finger

小指短屈肌
flexor digiti minimi brevis

小指展肌
abductor digiti minimi

拇收肌
adductor pollicis

拇短屈肌
flexor pollicis brevis

拇短展肌
abductor pollicis brevis

拇对掌肌
opponens pollicis

屈肌支持带
flexor retinaculum

掌长肌腱
tendon of palmaris longus

图7-31 手部肌

表7-5 手 部 肌

肌群	名称	起点	止点	作用	神经支配
外侧群	拇短展肌	腕横韧带、舟骨结节	拇近节指骨底外侧缘	外展拇指	正中神经(C$_{6,7}$)
	拇短屈肌	腕横韧带、小多角骨	拇近节指骨底	屈拇掌指关节	正中神经(C$_{6,7}$) 尺神经(C$_8$)
	拇对掌肌	腕横韧带、大多角骨	第1掌骨桡侧缘	拇指对掌(屈 + 旋前)	正中神经(C$_{6,7}$)
	拇收肌	头状骨、腕横韧带、第3掌骨前面	拇近节指骨底	拇指内收、屈曲	尺神经(C$_8$)
中间群	1 2 蚓状肌 3 4	示、中指指深屈肌腱桡侧 4、5指指深屈肌腱相对缘	第2~5指近节指骨背面及指背腱膜	屈掌指关节、伸指间关节	正中神经(C$_{6,7}$) 尺神经深支(C$_8$)
	1 骨间掌侧肌 2 3	第2掌骨尺侧缘 第4、5掌骨桡侧缘	经示指尺侧止于指背腱膜 经4、5指桡侧止于指背腱膜	2、4、5指内收,屈掌指关节、伸指间关节	尺神经深支(C$_8$)

续表

肌群	名称	起点	止点	作用	神经支配
中间群	1　骨间背侧肌　2	第 1~5 掌骨相对缘	经 2、3 指桡侧止于近节指骨底、指背腱膜	2、4 指外展, 屈掌指关节、伸指关节	尺神经深支(C₈)
	3　4		经 3、4 指尺侧止于近节指骨底、指背腱膜		
内侧群	小指展肌	豌豆骨、豆钩韧带	小指近节指骨底尺侧缘	屈及外展小指	尺神经深支(C₈)
	小指短屈肌	钩骨及腕横韧带	同上	屈小指关节	
	小指对掌肌	同上	第 5 掌骨尺侧缘	小指对掌	

掌心动脉和来自掌背动脉的穿支。**小指尺掌侧动脉** ulnar palmar artery of little finger 发自掌浅弓凸侧的尺侧缘,沿小鱼际肌表面下降,分布于小指尺侧缘(图 7-32)。

2) **掌深弓** deep palmar arch　由桡动脉终支和尺动脉的掌深支吻合而成,伴行同名静脉,位于骨间掌侧筋膜与骨间掌侧肌之间。掌深弓的位置高于掌浅弓 1~2 cm,由凸侧发出**掌心动脉** palmar metacarpal artery 沿骨间掌侧肌下行,至掌指关节处分别与相应的指掌侧总动脉吻合;自凹侧发出返支,向腕部走行;穿支多为 3 支,穿过骨间背侧肌与手背动脉吻合(图 7-33)。

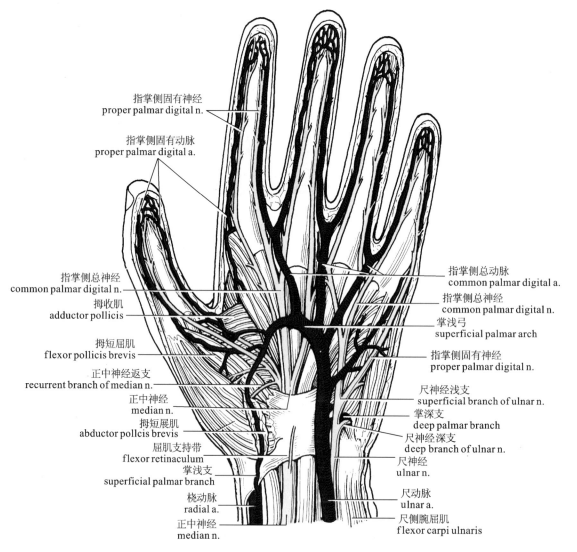

图 7-32　掌浅弓、正中神经和尺神经

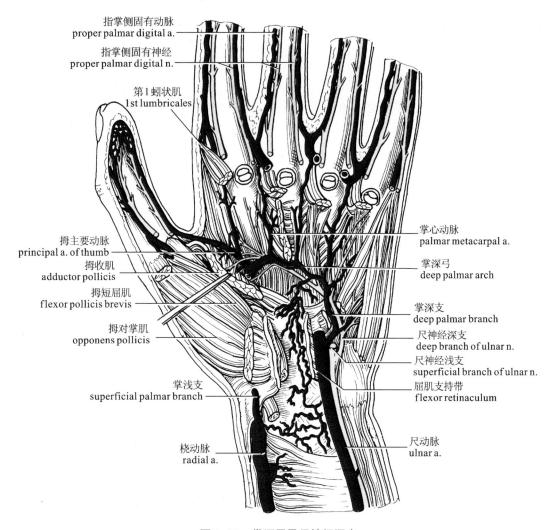

指掌侧固有动脉
proper palmar digital a.
指掌侧固有神经
proper palmar digital n.
第1蚓状肌
1st lumbricales
拇主要动脉
principal a. of thumb
拇收肌
adductor pollicis
拇短屈肌
flexor pollicis brevis
拇对掌肌
opponens pollicis
掌浅支
superficial palmar branch
桡动脉
radial a.

掌心动脉
palmar metacarpal a.
掌深弓
deep palmar arch
掌深支
deep palmar branch
尺神经深支
deep branch of ulnar n.
尺神经浅支
superficial branch of ulnar n.
屈肌支持带
flexor retinaculum
尺动脉
ulnar a.

图7-33 掌深弓及尺神经深支

(6) 神经 手掌面有尺神经、正中神经及其分支分布(图7-28、图7-32)。

1) 尺神经 主干经腕尺侧管下行,至豌豆骨的外下方分为浅、深2支。浅支行于尺动脉尺侧,发出分支支配掌短肌,并在该肌深面又分为:①指掌侧固有神经 proper palmar digital nerve,分布于小指掌面尺侧缘;②指掌侧总神经 common palmar digital nerve,向下行至小指和环指之间的指蹼间隙处,分为两条指掌侧固有神经,分布于小指、环指相对缘的皮肤。深支主要为肌支,与尺动脉掌深支一起入手掌深部,与掌深弓伴行。尺神经深支发出分支至小鱼际诸肌(除掌短肌)、骨间肌、第3、4蚓状肌,拇收肌和拇短屈肌深头。

尺神经在腕部走行的一段位置表浅,易受损伤。损伤后,因拇收肌、骨间肌和小鱼际肌瘫痪,出现"爪形手",小指及小鱼际尺侧缘皮肤感觉完全丧失。

2) 正中神经 经腕管进入手掌,在屈肌支持带的深方分为外侧支和内侧支。①外侧支发出1条短粗的返支和3支指掌侧固有神经。**返支** recurrent branch 在屈肌支持带下缘处发出,勾绕拇短屈肌内侧缘在桡动脉掌浅支的桡侧向近侧走行,分支支配拇短屈肌、拇短展肌和拇对掌肌。3支指掌侧固有神经分别分布于拇指两侧和示指桡侧。②内侧支较大,发出两条指掌侧总神经,伴同名血管走行,至指蹼间隙处,每条又各分为2条指掌侧固有神经,分布于示指、中指和环指相对缘的皮肤。正中神经还分支至第1~2蚓状肌。

(三) 手背

手背 dorsum of hand 的皮肤和皮下组织都较薄,伸指肌腱在皮肤表面的隆起清晰可见。

1. 浅层结构 手背皮肤薄而柔软,富有弹性,有毛囊和皮脂腺。浅筋膜薄而疏松,使皮肤的移动性较大,有浅静脉和皮神经分布(图7-25)。

(1) **手背静脉网** dorsal venous rete of hand 浅筋膜内的浅静脉非常丰富,并互相吻合形成手背静脉网。该静脉网的桡侧半与拇指的静脉汇集形成头静脉,尺侧半与小指的静脉汇合形成贵要静脉。手的静脉回流一般由掌侧流向背侧,从深层流向浅层。

(2) 浅淋巴管 手背的淋巴回流与静脉相似,也形成丰富的淋巴管网。手掌远侧浅部的淋巴经指蹼间隙的浅淋巴管流向手背淋巴管网,因此,当手掌或手指有感染时,手背肿胀明显。

(3) 桡神经浅支 分布于手背桡侧半皮肤,并发出5条**指背神经** dorsal digital nerve,分布于拇指、示指和中指近节相对缘的皮肤。

(4) 尺神经手背支 分布于手背尺侧半皮肤,然后分出5条指背神经,分布于小指、环指和中指相对缘的皮肤。

2. 深层结构

(1) **手背筋膜** dorsal fascia of hand 是手背部的深筋膜,有浅、深两层。浅层是伸肌支持带向下的延续,并与指伸肌腱结合,形成**手背腱膜** aponeurosis dorsalis manus,腱膜的两侧分别附于第2掌骨和第5掌骨。深层覆盖在第2~5掌骨、第2~4骨间背侧肌表面,称为**骨间背侧筋膜** dorsal interosseous fascia。两层在掌骨底处借纤维隔相连,而在指蹼处直接结合。

(2) 筋膜间隙 手背浅筋膜、手背腱膜和骨间背侧筋膜之间形成2个筋膜间隙。**手背皮下间隙** dorsal subcutaneous space 为浅筋膜与手背腱膜之间的间隙。**腱膜下间隙** subaponeurotic space 为手背腱膜与骨间背侧筋膜之间的间隙。两个间隙均比较疏松,且常有交通。当手背有感染时,炎症可互相扩散,致使整个手背肿胀。

(3) **指伸肌腱** tendon of extenson digitorum 4条,分别走向第2~5指,并在近节指骨底移行为指背腱膜。指伸肌腱扁而薄,近掌骨头处,各腱之间被3束斜行的腱纤维束连结,称为**腱间结合** intertendinous connection。由此可使各腱在伸指时彼此牵扯,协同动作。

(四)手指

手指借掌指关节连于手掌,运动灵活。拇指腕掌关节为鞍状关节,能完成拇指的对掌运动,运动

范围最大,是实现手的握、持、捏、拿功能的重要部分。

1. 浅层结构

(1) 皮肤 掌侧的皮肤比背侧厚,富有汗腺,无皮脂腺。手指掌侧皮肤形成3条横纹,称**指掌侧横纹** transverse creases of finger(拇指有2条)。近节横纹适对近节指骨中部,中、远横纹与指间关节相当。指端掌面为指腹,神经末梢丰富,感觉敏锐。指腹皮肤上有**指纹** finger print,是由细密的沟、嵴排列成弧形或漩涡状的复杂花纹。指纹终生不变,且形状、结构个体差异很大,故可以作为个体认定的标志。指端背面有**指甲** finger nail,为皮肤的衍生物。指甲深方的真皮称为**甲床** nail bed。甲根部的表皮生发层是指甲的生长点,手术时应加以保护。围绕甲根及其两侧的皮肤皱襞为甲郭,常因刺伤感染而引起甲沟炎。

(2) 浅筋膜 手指掌侧面的浅筋膜较厚,常聚积成小球,存在于许多纤维隔之间。这些纤维隔将皮肤连于手指腱鞘和远节指骨掌侧面的骨膜上。

(3) **指髓间隙** pulp space 又称**指髓** pulp of finger,是位于远节指骨远侧4/5部的骨膜与皮肤之间的密闭间隙,由近侧连于指远侧横纹处皮下和指深屈肌腱末端的纤维隔与其两侧、前面和末端的致密皮肤围成。指髓间隙内有许多纤维束或隔连于皮肤与骨膜之间,将其中的脂肪分成许多小叶,内有血管和神经末梢。当指髓感染时,由于肿胀,指髓间隙内压力升高,压迫神经末梢和血管,引起剧烈疼痛,应及时切开减压,以免指骨坏死。

(4) 手指的血管和神经 手指均有2条指掌侧固有动脉和两条指背动脉,并分别与同名神经伴行。指掌侧固有动脉行于各指的指掌侧面和侧面的交界处,在指端相吻合,分支分布于指骨、指关节、肌腱和皮肤。**指背动脉** dorsal digital artery 行于各指的背侧面和侧面的交界处,较短小,仅达近侧指间关节。手指的静脉主要位于手指背侧,汇入手背静脉网。浅淋巴管与指腱鞘、指骨骨膜的淋巴管相交通。

2. 深层结构

(1) 指屈肌腱 拇指只有一条拇长屈肌腱,止于末节指骨底,其余各指均有浅、深两条指屈肌腱。指浅屈肌腱在近节指骨处变扁,并包绕指深屈肌腱,继而向远侧分成两股,附于中节指骨的两侧缘,

其中间形成腱裂孔,而指深屈肌腱从腱裂孔穿出后,止于远节指骨底。指浅屈肌主要屈近侧指骨间关节,而指深屈肌主要屈远侧指骨间关节。两腱既能独立活动,又互相协作。

(2) **指腱鞘** tendinous sheath of finger 包绕指屈肌腱,由指纤维鞘和指滑膜鞘两部分构成。

1) **指纤维鞘** fibrous sheath of finger 手指掌侧深筋膜增厚并附着于指骨及关节囊的两侧,形成骨纤维性管道,其纤维分环状部和交叉部,对肌腱起约束、支持和滑车作用,并增强肌拉力。

2) **指滑膜鞘** synovial sheath of finger 为包绕指屈肌腱的双层滑膜形成的套管状结构,位于指纤维鞘内,分脏、壁两层。脏层紧贴肌腱包绕其表面,壁层贴附于指纤维鞘的内面和骨面。第2~4指滑膜鞘的两端封闭,拇指与小指的指滑膜鞘远端封闭,近端分别与屈肌总腱鞘和拇长屈肌腱鞘相连续。从骨面移行到肌腱的双层滑膜称为**腱系膜** mesotendon,由于肌腱的运动,腱系膜的大部分消失,仅保留了有神经、血管出入的部分,称为**腱纽** vincula tendinum(图7-34)。

(3) **指伸肌腱** 在越过掌骨头后向两侧扩展,包绕掌骨头和近节指骨背面,形成**指背腱膜** aponeurosis dorsalis digiti,又称腱帽。其远侧端分成三束,中间束止于中节指骨底,两条侧束在中节指骨背面合并后,止于远节指骨底。侧束的近侧部和远侧部分别有骨间肌腱和蚓状肌腱加强,指伸肌腱可伸全部指骨间关节,与骨间肌和蚓状肌协同作用可屈掌指关节,伸指骨间关节。指伸肌腱断裂,各关节呈屈曲状态,中间束断裂,近侧指骨间关节不能伸直,两侧束断裂,远侧指骨间关节不能伸直,呈"锤状指"畸形。

(夏长丽)

附:病例与问题

病例一:臂丛损伤

患者,男性,20岁,2周前骑摩托车时被甩出,右肩撞到树上。就诊时主诉右臂不能抬起,受伤时有颈部、肩部疼痛,3~4天后好转。

检查见患肢呈无力下垂状,前臂呈旋前位;右肩关节不能做屈、展和旋外运动,肘关节不能屈曲;右上肢外侧皮肤痛觉缺失。诊断为右侧臂丛损伤。

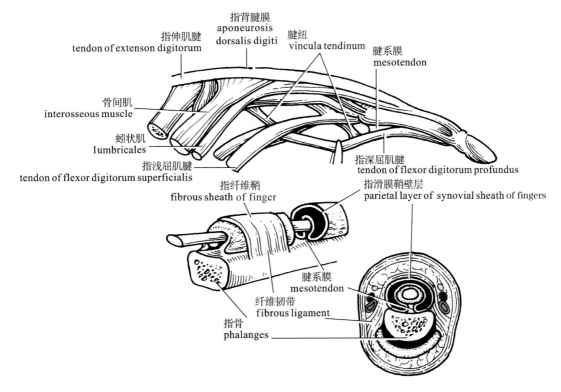

图7-34 手指屈肌腱和腱鞘

问题：

1. 根据患者运动和感觉障碍出现的部位，试分析患者哪些神经可能受损？

2. 受损伤的运动神经可致使哪些肌瘫痪？

3. 根据臂丛的组成，分析可能是臂丛的哪一部分受损？

病例二：右肱骨中段骨折伴桡神经损伤

患者，男性，29 岁，因右上肢撞伤 2 h 入院。患者 2 h 前骑自行车被汽车撞倒在地，当时自觉右上肢疼痛难忍，活动受限，被送往医院。

检查发现右肩部、右臂部肿胀明显，皮肤有擦伤，局部压痛明显，活动受限，右臂中部隆起，出现畸形，稍活动可感骨擦音。右腕下垂，各掌指关节不能伸直，拇指不能伸直，手背桡侧皮肤感觉麻木。X 线片示右肱骨中段骨折。诊断为右肱骨中段骨折伴桡神经损伤。

问题：

1. 根据所学知识解释下列症状与体征：

（1）肱骨中段骨折最易损伤什么结构？为什么？

（2）为什么出现右腕下垂及掌指关节和拇指不能伸直？为什么右手背桡侧皮肤感觉麻木？

2. 若实行内固定术治疗骨折应做什么切口？须经哪些层次方可暴露骨折部位？应注意避免损伤哪些结构？

病例三：肱骨髁上骨折

患者，女性，65 岁，因不慎摔倒，右肘部肿胀、疼痛急诊入院。自诉走路时不慎摔倒，右侧肘部撞到石板路面，当时疼痛难忍，家人急送医院。

检查所见：老年女性，体型肥胖，右肘部肿胀明显，大面积瘀斑，压痛，肘关节呈半屈位畸形，活动受限，肘后三角存在，有骨擦音。桡动脉搏动消失，手部皮肤苍白、发凉，右手内侧缘和小指麻木，痛觉消失。X 线片示右肱骨髁上粉碎性骨折。诊断为右肱骨髁上粉碎性骨折伴肱动脉和尺神经损伤。

问题：

1. 根据所学知识，患者右手内侧和小指麻木、痛觉丧失的原因是什么？

2. 患者桡动脉搏动消失、手部皮肤苍白说明损伤了什么结构？

病例四：左侧腕管综合征

患者，女性，45 岁，因左手掌外侧及外侧三个半手指麻木、疼痛半年入院。患者半年前无明显诱因出现左手掌外侧麻木、疼痛，继而左手拇指、示指、中指掌面及环指外侧出现刺痛和烧灼痛，症状逐渐加重，以夜间疼痛为重，影响睡眠。患者近来自觉左拇指无力，运动不如以前灵活。

检查所见：左手鱼际变平，鱼际肌萎缩，拇指对掌功能受限，左手掌外侧、拇指、示指、中指掌面及环指外侧触觉及痛觉减退。轻叩腕掌侧有向手掌的过电感，压迫腕部（屈肌支持带）处放电感加重。X 线片未见明显的骨质异常。诊断为左侧腕管综合征。

问题：

1. 腕管是如何构成的？通过哪些结构？

2. 腕管综合征为什么会引起上述区域的感觉异常？

3. 腕管综合征为什么会引起鱼际肌萎缩，拇指运动受限？

病例五：左掌中间隙感染

患者，男性，32 岁，因左手掌刺破伤 5 天，手掌肿胀，活动受限，发热 3 天入院。患者 5 天前工作时不慎被木刺刺伤左手掌部，当时拔出木刺，未予进一步诊治。3 天前，患者左手掌面肿胀、疼痛，中指、环指、小指不能主动活动，伴头痛、乏力、发热。

检查所见：左手掌及手背肿胀，掌心凹陷消失，压痛明显。中指、环指、小指呈半屈曲状态，主动及被动活动均受限并且引起疼痛。体温 38.5 ℃。血常规示白细胞计数 $21.0 \times 10^9 /L$，中性粒细胞百分比 89.5%，X 线片未见明显的手部骨质异常。诊断为左掌中间隙感染。

问题：

1. 掌中间隙感染的诊断依据是什么？

2. 说明掌中间隙的位置与境界。

3. 如果掌中间隙感染得不到控制,会蔓延到何处？

（张雅芳　夏长丽）

数字课程学习……

 教学PPT

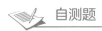 自测题

第 8 章

下 肢

第一节 概 述

下肢 lower limb 有使身体直立、支持体重、行走和运动的功能。故与上肢相比，下肢结构以稳固为特征：骨骼粗壮，骨连结的构造复杂，关节的辅助结构多而坚韧，韧带发达，肌强大而有力，使下肢骨连结的稳固性大于灵活性。

一、境界与分区

下肢与躯干相连，前面以腹股沟与腹部分界，外侧和后面以髂嵴、髂后上棘至尾骨尖的连线与脊柱区的腰区和骶尾区分界，内侧以阴股沟与会阴部分隔。

下肢可分为臀区、股部、膝部、小腿部及踝与足部。除臀区外，股部又分为股前内侧区和股后区；膝部分为膝前和膝后区；小腿部分为小腿前外侧区和小腿后区；踝部分为踝前区和踝后区；足部分足背、足底和足趾。

二、表面解剖

（一）体表标志

1. 臀区与股 **髂嵴** iliac crest 为髂骨上缘的弓形骨嵴，臀区和腰区的分界，全长位于皮下，其前份比后份更易触及。两侧髂嵴最高点的连线约平对第 4 腰椎棘突，为临床进行腰椎穿刺的标志（图 8-1、图 8-2）。**髂前上棘** anterior superior iliac spine 为髂嵴前端的突起，体形消瘦者尤为显著，于腹股沟的上外端可触及。**髂后上棘** posterior superior iliac spine 是髂嵴的后端，位于臀区内上方的一个凹陷内，平对骶髂关节的中部。**耻骨结节** pubic tubercle 位于腹股沟的内侧端，自此向内侧延伸的

隆起称耻骨嵴，长约 2.5 cm。两侧耻骨嵴连线中点稍下方为耻骨联合上缘。**髂结节** tubercle of iliac crest 在髂前上棘上后方 5~7 cm 处，是髂嵴向外侧的骨性突起。**大转子** greater trochanter 为股骨上端向外上方的明显隆起，在髂结节下方约 10 cm 处可扪及。**坐骨结节** ischial tuberosity 位于臀沟内侧端的上方。坐位时，是重力的支撑点，易于皮下扪及。

2. 膝 **髌骨** patella 位于膝关节前面，居于皮下，在直立时可见其突出于膝关节的上方，在屈膝时即陷入股骨两髁之间。**髌韧带** patellar ligament 位于髌骨下方，上接续髌骨，下端止于胫骨粗隆，长约 5 cm，宽约 2.5 cm。**胫骨粗隆** tibial tuberosity 为胫骨体上端向前突出的隆起，屈膝时位于髌骨下方 4 横指处。**收肌结节** adductor tubercle 是股骨内上髁上方的一个小骨性隆起，大收肌腱附着于此。**腘窝** popliteal fossa 为膝后区近似菱形的浅窝，伸膝时界限不明显，屈膝时可明显触及外侧的股二头肌腱和内侧的半腱肌、半膜肌肌腱。

3. 小腿 **胫骨前缘** anterior border of tibia 位于胫骨体前面，纵行，居皮下，自胫骨粗隆向下可触及其全长。**腓骨头** fibular head 位于胫骨外侧髁的后外方，略偏下，其下方为腓骨颈。

4. 踝与足 **内踝** medial malleolus 为胫骨下端向内下方的扁突，于踝关节内侧可扪及；**外踝** lateral malleolus 为腓骨下端的膨大，略成三角形，隆起于踝关节外侧，其位置低于内踝。**跟腱** tendo calcaneus 为小腿三头肌腱，位于小腿后区下部的皮下，止于跟骨结节。**第 5 跖骨粗隆** 为第 5 跖骨近端向后外侧的膨大，于足外侧缘中部可扪及。

（二）体表投影

1. 臀上动脉、静脉和神经 出入骨盆的投影点位于髂后上棘与股骨大转子尖连线的中、内 1/3

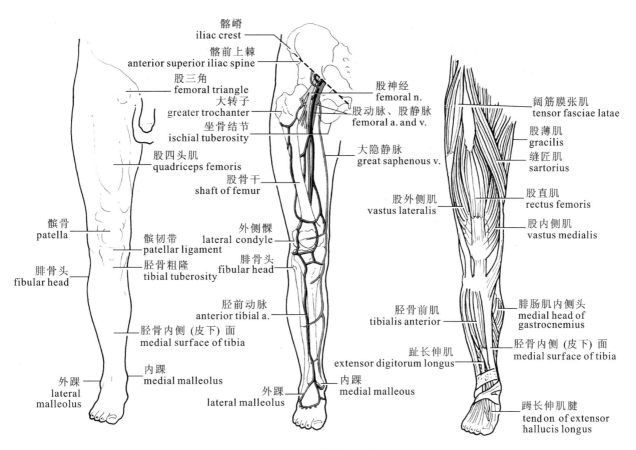

图8-1 下肢(前面观)

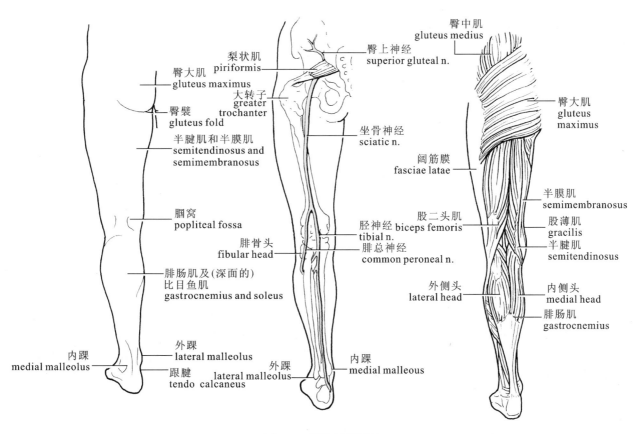

图8-2 下肢(后面观)

交点。

2. 臀下动脉、静脉和神经　髂后上棘与坐骨结节连线的中点为其出入骨盆的投影点。

3. 坐骨神经　出骨盆的投影点位于髂后上棘至坐骨结节连线的中点外侧 2~3 cm 处。股骨大转子与坐骨结节连线的中、内 1/3 交点至股骨内、外侧髁之间的中点连线为坐骨神经干在臀部及股后部的投影位置。

4. 股动脉　当大腿微屈并外展、外旋时，自髂前上棘与耻骨联合之间的中点至收肌结节连线的上 2/3 即为股动脉的投影。

5. 腘动脉　自股后中、下 1/3 交界线与股后正中线交点内侧约 2.5 cm 处起，向下方至腘窝中点连线为腘动脉斜行段投影。腘窝中点至腘窝下角连线为腘动脉垂直段投影。

6. 胫前动脉　腓骨头、胫骨粗隆连线的中点与内、外踝前面连线的中点之间的连线即为胫前动脉的投影。

7. 胫后动脉　自腘窝下角至跟腱内缘与内踝之间中点的连线为胫后动脉的投影。

8. 足背动脉　自内、外踝经足背连线的中点至第 1、2 跖骨底间的连线为足背动脉的投影。

三、物理检查

（一）下肢的测量

通过体表或 X 线片可以测量正常的下肢力线、颈干角和膝外翻角等，当发生骨折、脱位或先天畸形时，它们会有所改变。

1. 下肢长度　测量下肢长度时必须保持双下肢姿势对称，并将双侧结果予以对比。

（1）下肢全长　为下肢伸直时由髂前上棘至内踝的长度。

（2）大腿长　为由髂前上棘至股骨内侧髁最高点的长度。

（3）小腿长　为由股骨内侧髁最高点至内踝尖的长度。

2. 下肢力线　指通过股骨头中点、髌骨中点和踝关节中心的连线。是下肢承受重力的轴线，与小腿的长轴基本一致。双脚并拢直立时，由于双髋关节间距大于双踝关节间距，所以下肢力线斜向内下。

3. **颈干角**　股骨颈长轴与股骨体长轴之间向内的夹角称颈干角（图 8-3），正常范围为

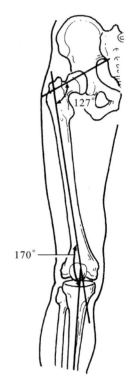

图 8-3　颈干角和膝外翻角

120°~130°，平均 127°，女性小于男性。小于此范围称髋内翻，大于此范围称髋外翻。

4. **股胫角与膝外翻角**　股骨体长轴与胫骨体长轴在膝关节处形成向外的夹角称股胫角，正常约 170°，男性略大于女性；其补角称膝外翻角，男性略小于女性（图 8-3）。股胫角小于 170° 称膝外翻（X 形腿）；大于 170° 称膝内翻（O 形腿或弓形腿）。

（二）对比关系

正常情况下，下肢许多骨性标志之间的位置关系是相对固定的，当发生骨折或关节脱位时，其对比关系可发生变化，这些变化有助于对疾病进行临床诊断。常用的两种对比关系有：

1. Nelaton 线　侧卧位，屈髋关节 90°~120°，自髂前上棘至坐骨结节的连线称 **Nelaton 线**（图 8-4）。正常情况下，该线恰通过股骨大转子尖或略偏下，最多不超过此线 1 cm，如果向上超过此限度，则可认为大转子向上移位。多见于髋关节脱位和股骨颈骨折。

2. Kaplan 点　仰卧位，两腿自然伸直并拢，两髂前上棘在同一水平面上。自两侧大转子尖过同侧髂前上棘做延长线。正常时，延长线相交于脐或脐以上，相交点称 **Kaplan 点**（图 8-4）。此对比关系又称为 Schoemaker 征。当髋关节脱位或股骨颈

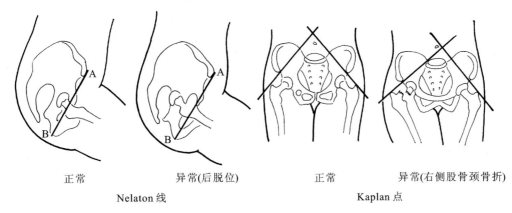

| 正常 | 异常(后脱位) | 正常 | 异常(右侧股骨颈骨折) |

Nelaton 线　　　　　　　　　　　　Kaplan 点

图8-4　Nelaton 线和 Kaplan 点

骨折而引起大转子向上移位时,则此点移至脐下并偏向健侧。

第二节　股前内侧区

一、基本要求

通过对股前内侧区的实地解剖操作,理解股前内侧区内各结构的排列关系,重点观察股三角的位置、境界及内容,股鞘和股管的构成及内容,收肌管的构成、管内通过的结构及其位置关系,为骨外科提供坚实的解剖学基础。

二、解剖与观察

(一)皮肤切口

尸体仰卧,做如下皮肤切口(图0-3):

1. 自髂前上棘沿腹股沟至耻骨结节做一斜切口。

2. 于胫骨粗隆平面,由内向外做一横行切口。

3. 自髂前上棘与耻骨结节之间的斜切口中点沿股前区做纵切口,其下端与胫骨粗隆水平的横切口中点相交。

将皮片剥离并翻向两侧。注意切剥皮肤时一定要浅切薄剥,尤其在腹股沟部和膝部,以免伤及深面的皮神经和浅血管。

(二)解剖浅筋膜

1. 在股前内侧区的中份纵切浅筋膜,找出大隐静脉,并向下修洁至膝内侧,向上追踪至耻骨结节外下方穿筛筋膜处,暂勿向深方追踪。寻找并修洁大隐静脉近侧段的属支:①旋髂浅静脉,来自髂前上棘附近的浅筋膜,沿腹股沟行向内下。②腹壁浅静脉,来自腹前壁下部浅层。③阴部外静脉,较细小,来自外生殖器附近。上述 3 支浅静脉均有同名浅动脉伴行,一并寻认、修洁,可暂不追踪其来源。④股内侧浅静脉,来自股内侧浅层结构。⑤股外侧浅静脉,较粗大,来自股前外侧浅层。

观察 5 条属支的注入类型并比较不同标本的变异情况。纵切大隐静脉近侧段,清除凝血块,观察静脉瓣的形状及开口方向。

2. 沿腹股沟韧带下方寻找 4~5 个排列成群的腹股沟上浅淋巴结。寻找沿大隐静脉近侧段排列的腹股沟下浅淋巴结,仔细观察还可找到细如线状的浅淋巴管,观察后清除。

3. 从股前内侧区上部前外侧开始,钝性向内下分离并清除浅筋膜,显露其深面的深筋膜,同时注意适当保留大隐静脉近侧段附近的浅筋膜。在髂前上棘下方 5~10 cm 处的浅筋膜中,寻找由深筋膜穿出的股外侧皮神经;在股前内侧区中、下部,寻找数支股神经前皮支和内侧皮支;在膝关节内下方,大隐静脉附近寻找隐神经。此外,于股内侧中上部,约在缝匠肌中点的内侧 5 cm 处,寻找穿出阔筋膜的闭孔神经皮支。寻认并修洁、保留上述皮神经,尽可能向远端追踪。

(三)解剖深筋膜

1. 保留浅血管、皮神经,去除浅筋膜,修洁呈青白色的阔筋膜,观察在髂嵴前部和胫骨外侧髁之间特别增厚的髂胫束;于耻骨结节的外下方,大隐静脉穿入深筋膜的部位,逐步清除浅筋膜,查看由阔筋膜形成的卵圆窝(或称隐静脉裂孔),孔表面覆盖薄层疏松结缔组织,称筛筋膜。细心观察和修洁穿过筛筋膜的大隐静脉、浅动脉,然后剥去筛筋膜,结合挂图观察卵圆窝的位置、大小和形态。

2. 于腹股沟韧带下方横行切开阔筋膜，自髂前上棘下方沿髂胫束前缘做一纵切口至髌骨外侧缘。将阔筋膜由外上向内下翻开并去除，注意保留髂胫束。

（四）解剖股前群肌

1. 观察并修洁缝匠肌，于肌腹中部横断，翻向上、下两附着点，注意寻找进入该肌的股神经肌支。

2. 观察并修洁股四头肌，将股直肌钝性分离，自肌腹中部横断该肌，翻向两端，在其内侧缘或深面寻认支配它的股神经肌支。

3. 在股直肌的深面可见股中间肌及位于其内、外侧的股内侧肌和股外侧肌。股四头肌的 4 个头向下融合成股四头肌腱，包绕髌骨的前面和两侧，向下延续为髌韧带。

4. 修洁股外侧肌、股中间肌和股内侧肌，并寻认支配它们的股神经肌支。

（五）解剖股三角

1. 将切断的股直肌、缝匠肌恢复原位，观察股三角的构成：其上界为腹股沟韧带，内侧界为长收肌内侧缘，外侧界为缝匠肌内侧缘。

2. 查看位于股三角内侧部的股鞘，其由腹横筋膜与髂筋膜向下延伸包绕股血管近侧段构成，呈漏斗状；自大隐静脉汇入股静脉处的上方做一纵行切口，切开股鞘前壁，并翻向两侧；查看股鞘被两个筋膜隔分成三个腔隙，其中股动脉居外侧，中间为股静脉，内侧的腔隙为股管。

3. 细心分离股静脉周围的血管鞘，沿股静脉上端的内侧排列有 3~4 个淋巴结，此为腹股沟深淋巴结，检查后清除。

4. 于股三角内修洁股动脉全长，可见其在腹股沟韧带中点深面由髂外动脉延续而来，经股三角内下行，于股三角下角处入收肌管；将股动脉向内侧牵起，在腹股沟韧带下方 2~5 cm 处，寻找由股动脉后外侧发出的股深动脉，该动脉进入长收肌深面，并借长收肌与股动脉分隔；追寻股深动脉主要分支。

（1）旋股外侧动脉　多起自股深动脉外侧壁，行于缝匠肌与股直肌深面。在股直肌深面分为升、横、降三支，分布于股前区及臀部诸肌。

（2）旋股内侧动脉　多起自股深动脉内侧壁，经耻骨肌与髂腰肌之间行向后内分布于股后区。

旋股内、外侧动脉有时可直接起自股动脉，寻找时予以注意。沿股深动脉主干寻找出 3~4 支穿动脉，穿过短收肌和大收肌到达股后部。

5. 于股静脉内侧、腹股沟韧带下方纵切约 1 cm 的切口，深部为股管，清除股管内的疏松结缔组织，常可见淋巴结位于其内，去除之；用小指向上伸入股管，探查其上口，即股环，对照离体骨盆标本，辨认股环各界，其前界为腹股沟韧带，后界为耻骨梳韧带，内侧界为腔隙韧带，外侧界为分隔股静脉与此环的纤维隔。由于女性骨盆相对宽大，女性的股环也相对较大。

6. 在股动脉外侧切开髂腰肌表面的深筋膜，显露股神经，追寻并修洁其分支：①肌支，至股四头肌、缝匠肌、耻骨肌；②皮支，至股前区及股内侧区下部；③隐神经，经股三角入收肌管（待查）。

7. 将股神经和股血管轻轻牵起，观察股三角底，可见股三角底自内侧向外侧分别为长收肌、耻骨肌和髂腰肌。

（六）解剖收肌管

在大腿中 1/3 处，将已横断的缝匠肌向上、下翻起，可见其深面有较厚的腱膜架在股内侧肌、长收肌和大收肌之间，称为收肌腱板，缝匠肌和收肌腱板共同构成收肌管的前壁。此时可见隐神经与膝降动脉一起穿收肌管下行至膝关节内侧。沿股血管、隐神经的走行方向小心切开收肌腱板，显露收肌管内容，注意勿损伤深层结构。查看收肌管内的股动脉、股静脉、隐神经及三者的位置关系。修洁股血管直至收肌腱裂孔处。

（七）解剖股内侧肌、血管和神经

1. 修洁股内侧群肌浅层的耻骨肌、长收肌和股薄肌。

2. 将长收肌与其深面的结构分离，在近起点处切断该肌，翻向外下，暴露并修洁深面的短收肌和闭孔神经前支。

3. 用刀柄将短收肌牵拉起，可见深面的闭孔神经后支。

4. 修洁大收肌，观察收肌腱裂孔的位置。

5. 在长收肌的深面进一步寻认股深动脉，将股深动脉用镊子轻轻提起，可见股深动脉发出三条穿动脉，紧贴股骨内侧缘，穿大收肌至股后区（不必深追）。

三、基本内容

股前内侧区的浅层结构中，有较粗大的浅静脉、皮神经和淋巴结。在深层结构中主要有大腿的前群肌和内侧群肌，以及分布于下肢的神经和血管。

（一）浅层结构

1. **皮肤** 股前内侧区内侧部的皮肤薄而富有皮脂腺，外侧部的皮肤则较厚。

2. **浅筋膜** 股前内侧区浅筋膜内富含脂肪，在近腹股沟处的浅筋膜可分为浅、深两层。浅层为脂肪层，与腹前壁浅筋膜的**脂肪层**（Camper 筋膜）连续；深层为膜样层，富含弹性纤维，与腹前壁浅筋膜的**膜样层**（Scarpa 筋膜）连续，并在腹股沟韧带下方约 2 cm 处附着于阔筋膜（即股部深筋膜）。因此，如尿道破裂发生尿液的腹壁浸润，尿液不致向大腿扩展。在浅筋膜内有许多浅血管、皮神经和浅淋巴结等。

3. **浅动脉** 股动脉在进入股三角处发出 3 条较细小的浅动脉。

（1）**腹壁浅动脉** superficial epigastric artery 穿筛筋膜至皮下，伴同名静脉上行达腹前壁，分布于浅筋膜和皮肤。

（2）**旋髂浅动脉** superficial iliac circumflex artery 较细小，穿出筛筋膜沿腹股沟韧带下方向外上方斜行，至髂前上棘附近，分布于皮肤和浅筋膜。

（3）**阴部外动脉** external pudendal artery 常有 2~3 支，穿出筛筋膜向内侧走行，分布于阴囊或阴阜、大阴唇。

上述的腹壁浅动脉和旋髂浅动脉可分别起自股动脉，也可共干起自股动脉。临床上常将这两条动脉及其分布区作为带血管蒂皮瓣移植的供皮区。

4. **大隐静脉** great saphenous vein 是全身最长的浅静脉（图 8-5）。在足背内侧缘处起自足背静脉弓，向上行经内踝前方，沿小腿内侧与隐神经伴行，后经膝部内后方，至股内侧渐斜向上前方，最后于耻骨结节外下方 3~4 cm 处，穿过筛筋膜和股鞘前壁注入股静脉。国人的大隐静脉全长约 76 cm。大隐静脉除沿途收集小腿和股内侧区的浅静脉外，在穿筛筋膜之前还接纳以下 5 条属支：①**腹壁浅静脉** superficial epigastric vein，来自脐以下的腹壁浅层；②**阴部外静脉** external pudendal vein，来自外生殖器附近；③**旋髂浅静脉** superficial iliac circumflex vein，来自髂前上棘附近的浅层结构（上述 3 条浅静脉均有同名浅动脉伴行）；④**股内侧浅静脉** superficial medial femoral vein，来自股内侧区浅层结构；⑤**股外侧浅静脉** superficial lateral femoral vein，可为较粗大的一支，亦可为数支，收集股前内侧区外侧部浅层的静脉血。

大隐静脉属支的数目、位置和汇入形式个体差异较大（图 8-6），各静脉可单独注入大隐静脉，或其中的 2~3 支合成单干后注入大隐静脉。大隐静脉还借许多穿静脉与下肢深静脉交通。穿静脉的静脉瓣均开口于深静脉，只允许浅静脉的血液流入深静脉。此外，还可有交通支与小隐静脉吻合。

大隐静脉有 9~10 对瓣膜，可防止血液逆流。近侧端有两对静脉瓣，一对位于穿筛筋膜之前，另一对位于注入股静脉处。这两对瓣膜的作用较为重要，若关闭不全可导致静脉曲张。

5. **腹股沟浅淋巴结** superficial inguinal lymph node 位于腹股沟韧带下方及大隐静脉近侧段周围的浅筋膜内。有 8~10 个，呈 T 形排列，分上、下两组。上组根据其位置又可分为腹股沟上内侧浅淋巴结和上外侧浅淋巴结，沿腹股沟韧带下方并与其近似平行排列，收纳来自脐以下腹壁浅层、臀部、外生殖器、会阴及肛管下端的淋巴；下组即腹股沟下浅淋巴结，沿大隐静脉近侧段两侧纵行排列，收纳除足外侧缘和小腿外侧部以外的整个下肢浅层结构的淋巴。腹股沟浅淋巴结的输出管穿筛筋膜，主要注入股静脉上端内侧的腹股沟深淋巴结，部分注入髂外血管附近的髂外淋巴结（图 8-5）。

6. **皮神经** 股前内侧区的皮神经的来源及分布各有不同（图 8-7）。

（1）**髂腹股沟神经** ilioinguinal nerve（L_1） 自皮下环浅出后，分支分布于股前内侧区上份及阴囊或大阴唇的皮肤。

（2）**生殖股神经的股支** femoral branch of genitofemoral nerve（$L_{1,2}$） 经腹股沟韧带深方至股部，在隐静脉裂孔外侧，穿出深筋膜，分布于股前区上部中、内侧皮肤。

（3）**股外侧皮神经** lateral femoral cutaneous nerve（$L_{2,3}$） 在髂前上棘的稍内侧，经腹股沟韧带深面进入股部，再跨过缝匠肌起始部的表面，在髂前上棘下方 5~10 cm 处分为前、后两支，穿出深筋膜，后支走向后下方，分布于大转子附近的皮肤；前支下行至膝关节外侧，分布于股前区外侧部。

（4）**闭孔神经的皮支** cutaneous branch of obturator nerve（$L_{2,4}$） 由闭孔神经前支分出，分布于股内侧区上部的皮肤。

（5）**股神经前皮支** anterior cutaneous branch of femoral nerve（$L_{2,3}$） 分数支，较粗大。根据其位置又可分为股中间皮神经和股内侧皮神经。一般沿

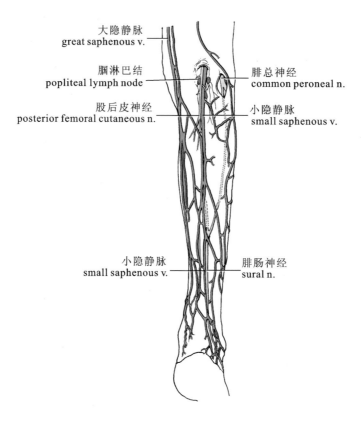

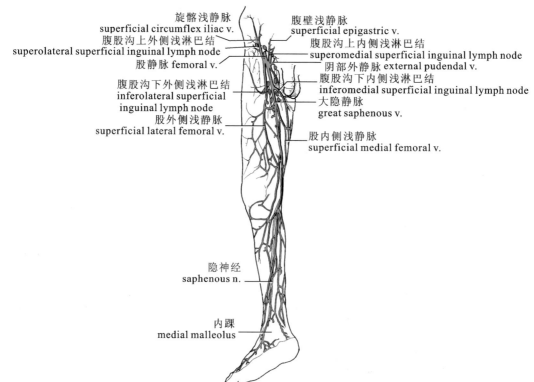

图 8-5　下肢浅静脉及浅淋巴结

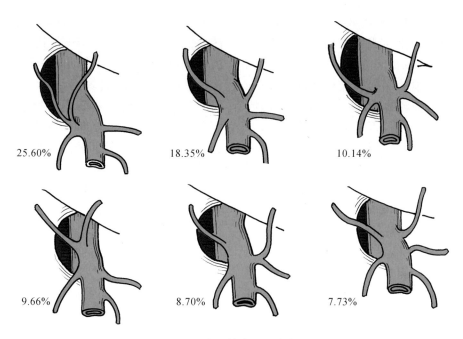

图8-6　大隐静脉属支的类型

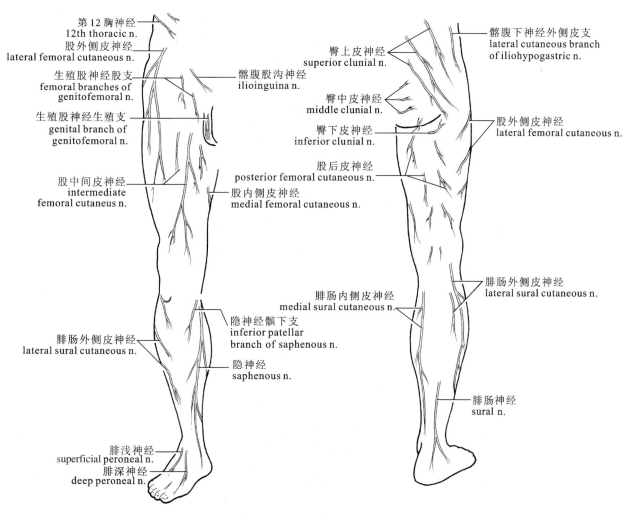

图8-7　下肢皮神经及其分布

缝匠肌的行程穿该肌和深筋膜,亦可直接穿深筋膜浅出,分布于股前、内侧区及膝关节前面的皮肤。

（二）深层结构

1. 深筋膜　大腿的深筋膜又称**阔筋膜** fascia lata,是全身最厚、最强韧的筋膜。上方附着于腹股沟韧带及髂嵴,并与臀筋膜及会阴筋膜相续;下方止于胫骨内、外侧髁、胫骨粗隆、腓骨小头及膝关节周围的韧带和肌腱,并与小腿筋膜相延续。大腿内侧部的阔筋膜较为薄弱,但外侧部则非常坚韧,由髂嵴前份连至胫骨外侧髁的部分特别强厚,呈带状,称为**髂胫束** iliotibial tract。该束的上份分为两层,包裹阔筋膜张肌,下端附于胫骨外侧髁、腓骨头和膝关节囊,束的后份尚有臀大肌附着。阔筋膜在耻骨结节外下方 3~4 cm 处,形成一卵圆形的**隐静脉裂孔** saphenous hiatus（又称卵圆窝）,孔的外侧缘锐利而明显,称**镰状缘** falciform margin,隐静脉裂

孔的表面覆盖着一层多孔的疏松结缔组织,称**筛筋膜** cribriform fascia。穿经筛筋膜出入隐静脉裂孔的结构有:大隐静脉、股动脉发出的浅动脉和腹股沟浅淋巴结的输出管等。

2. 骨筋膜鞘　阔筋膜自股内、外侧和股后向深部发出 3 个肌间隔,伸入各肌群之间,附于股骨粗线,分别称股内侧肌间隔、股外侧肌间隔和股后肌间隔,其中以前者最为发达。因此,在股部形成前、后和内侧 3 个骨筋膜鞘。前骨筋膜鞘内主要含有大腿肌前群及股血管、神经和腹股沟深淋巴结;内侧骨筋膜鞘内主要含有大腿肌内侧群及闭孔血管、神经;后骨筋膜鞘内主要含有大腿肌后群及坐骨神经等。

3. 肌群　股前内侧区主要有大腿肌的前群和内侧群。前群有**股四头肌** quadriceps femoris 和**缝匠肌** sartorius（图 8-8、图 8-9）。内侧群为内收

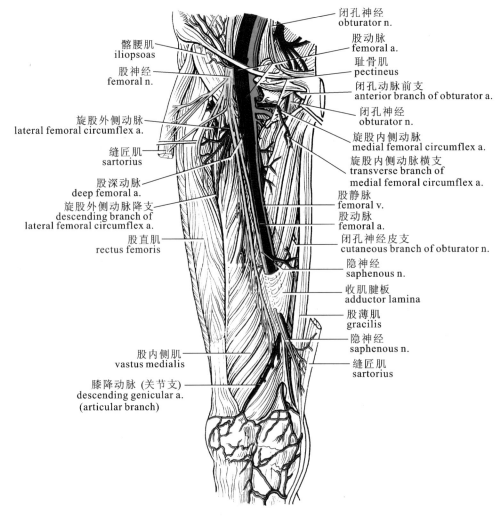

图 8-8　股前区深层结构（1）

闭孔神经
obturator n.

股动脉
femoral a.

耻骨肌
pectineus

闭孔动脉前支
anterior branch of obturator a.

闭孔神经
obturator n.

旋股内侧动脉
medial femoral circumflex a.

旋股内侧动脉横支
transverse branch of
medial femoral circumflex a.

股静脉
femoral v.

股动脉
femoral a.

闭孔神经皮支
cutaneous branch of obturator n.

隐神经
saphenous n.

收肌腱板
adductor lamina

股薄肌
gracilis

隐神经
saphenous n.

缝匠肌
sartorius

髂腰肌
iliopsoas

股神经
femoral n.

旋股外侧动脉
lateral femoral circumflex a.

缝匠肌
sartorius

股深动脉
deep femoral a.

旋股外侧动脉降支
descending branch of
lateral femoral circumflex a.

股直肌
rectus femoris

股内侧肌
vastus medialis

膝降动脉（关节支）
descending genicular a.
(articular branch)

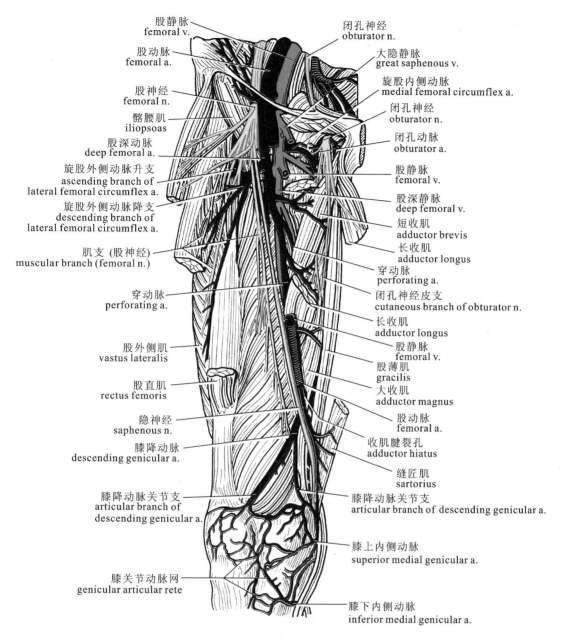

股静脉
femoral v.

股动脉
femoral a.

股神经
femoral n.

髂腰肌
iliopsoas

股深动脉
deep femoral a.

旋股外侧动脉升支
ascending branch of
lateral femoral circumflex a.

旋股外侧动脉降支
descending branch of
lateral femoral circumflex a.

肌支 (股神经)
muscular branch (femoral n.)

穿动脉
perforating a.

股外侧肌
vastus lateralis

股直肌
rectus femoris

隐神经
saphenous n.

膝降动脉
descending genicular a.

膝降动脉关节支
articular branch of
descending genicular a.

膝关节动脉网
genicular articular rete

闭孔神经
obturator n.

大隐静脉
great saphenous v.

旋股内侧动脉
medial femoral circumflex a.

闭孔神经
obturator n.

闭孔动脉
obturator a.

股静脉
femoral v.

股深静脉
deep femoral v.

短收肌
adductor brevis

长收肌
adductor longus

穿动脉
perforating a.

闭孔神经皮支
cutaneous branch of obturator n.

长收肌
adductor longus

股静脉
femoral v.

股薄肌
gracilis

大收肌
adductor magnus

股动脉
femoral a.

收肌腱裂孔
adductor hiatus

缝匠肌
sartorius

膝降动脉关节支
articular branch of descending genicular a.

膝上内侧动脉
superior medial genicular a.

膝下内侧动脉
inferior medial genicular a.

图8-9　股前区深层结构(2)

肌群,分3层排列:浅层自外上向内下有**耻骨肌**pectineus、**长收肌** adductor longus 和**股薄肌** gracilis;中层为**短收肌** adductor brevis,位于耻骨肌和长收肌的深方;深层为**大收肌** adductor magnus。各肌的起止、作用和神经支配详见表8-1。

4. 肌腔隙和血管腔隙　在腹股沟韧带与髋骨之间有一间隙,腹部的诸多结构借此与股前区交通。由髂筋膜增厚形成的**髂耻弓** iliopectineal arch,自腹股沟韧带中份向后内连至髂耻隆起,将该间隙分成外侧的肌腔隙及内侧的血管腔隙(图8-10)。

(1) **肌腔隙** lacuna musculorum　前界为腹股沟韧带的外侧部,后外侧界为髂骨,内侧界为髂耻弓。肌腔隙内含髂腰肌、股神经和股外侧皮神经。

(2) **血管腔隙** lacuna vasorum　前界为腹股沟韧带的内侧部,后界为**耻骨肌筋膜**和**耻骨梳韧带** pectineal ligament,外侧界为髂耻弓,内侧界为**腔隙韧带** lacunar ligament 即陷窝韧带。血管腔隙内有股鞘、股动脉、股静脉、生殖股神经股支及淋巴管通过。其最内侧为股管,股管的上口称股环。

5. **股三角** femoral triangle　位于股前内侧区上 1/3 部,由肌形成的三角形区域。

(1) **境界**　上界为腹股沟韧带,外侧界为缝匠

表 8-1 大腿肌前群和内侧群

肌群	名称		起点	止点	作用	神经支配
前群	缝匠肌		髂前上棘	胫骨上端内侧面	屈髋关节、屈并内旋膝关节	股神经
	股四头肌	股直肌	髂前下棘	胫骨粗隆	伸膝关节、屈髋关节	股神经
		股中间肌	股骨体前面中上部		伸膝关节	
		股外侧肌	股骨粗线外侧缘			
		股内侧肌	股骨粗线内侧缘			
内侧群	耻骨肌		耻骨支、坐骨支	股骨体的耻骨肌线	内收、外旋并微屈髋关节	股神经、闭孔神经
	长收肌			股骨粗线内侧缘		闭孔神经
	短收肌					
	大收肌					
	股薄肌			胫骨上端内侧		

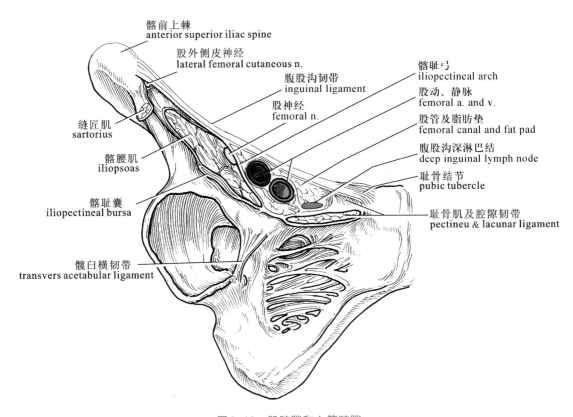

图 8-10 肌腔隙和血管腔隙

肌的内侧缘,内侧界为长收肌的内侧缘。股三角的尖位于缝匠肌与长收肌相交处,向下与收肌管的上口相连接。股三角的前壁亦称股三角顶,为阔筋膜所覆盖;后壁又称股三角底,自内侧向外侧依次为长收肌、耻骨肌和髂腰肌及其筋膜。

(2)内容 股三角内主要有股神经及其分支、股动脉及其分支、股静脉及其属支。此外,还有股

管、腹股沟深淋巴结及脂肪组织等。

1)**股鞘** femoral sheath 为腹横筋膜和髂筋膜向下延伸包裹股动脉、股静脉上段所形成的筋膜鞘(图 8-11),位于腹股沟韧带内侧半和阔筋膜的深方。股鞘呈漏斗状,长 3~4 cm,至隐静脉裂孔下缘处即与血管外膜融合而移行为股血管鞘。股鞘内腔被两个筋膜隔分隔成三个腔:外侧腔容纳股动

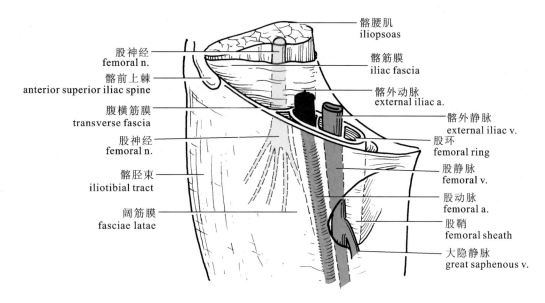

股神经
femoral n.

髂前上棘
anterior superior iliac spine

腹横筋膜
transverse fascia

股神经
femoral n.

髂胫束
iliotibial tract

阔筋膜
fasciae latae

髂腰肌
iliopsoas

髂筋膜
iliac fascia

髂外动脉
external iliac a.

髂外静脉
external iliac v.

股环
femoral ring

股静脉
femoral v.

股动脉
femoral a.

股鞘
femoral sheath

大隐静脉
great saphenous v.

图8-11　股鞘与股管

脉,中间腔容纳股静脉,内侧腔又称股管,内有脂肪和腹股沟深淋巴结。

2) **股动脉** femoral artery　是下肢的动脉主干,在腹股沟韧带中点的深面由髂外动脉延续而来,经股三角下行进入收肌管,最后穿收肌腱裂孔至腘窝,续于腘动脉。

股动脉在股三角内的分支,除近侧段发出分布于浅层结构的腹壁浅动脉、旋髂浅动脉和阴部外动脉外,还有一支较粗大的**股深动脉** deep femoral artery。该动脉在腹股沟韧带下方 2~5 cm 处起自股动脉后外侧壁,是分布于股部的主要动脉。

股深动脉伴同名静脉,在股血管后方行向内下,进入长收肌深面离开股三角。其重要分支有:①**旋股外侧动脉** lateral circumflex femoral artery,为股深动脉的最大分支,其起始部位不恒定,变异较多。可发自股深动脉的起始部,也可发自股动脉或与旋股内侧动脉共干发自股深动脉。该动脉起始后向外侧行至股直肌深面,分为升、降、横 3 支,分布于股前区和臀部诸肌,并参与构成膝关节动脉网。②**旋股内侧动脉** medial circumflex femoral artery,起始处变异情况与旋股外侧动脉相似。发出后,经耻骨肌和髂腰肌之间向后方走行,分支分布于股后区诸肌,并与旋股外侧动脉、臀下动脉和第 1 穿动脉等吻合。③**穿动脉** perforating artery,通常有 3~4 支,贴近股骨穿大收肌至股后区,分布于大腿肌后群。

3) **股静脉** femoral vein　为腘静脉向近侧的直接延续,始于收肌腱裂孔处,伴股动脉内侧上行,在股三角尖处行于股动脉的后外侧,后转至股动脉的内侧,至腹股沟韧带深面移行为髂外静脉。股静脉除接受与股动脉分支伴行的同名静脉外,在隐静脉裂孔处还收纳大隐静脉。

4) **股管** femoral canal　是底向上的短锥形筋膜管,长 1.3~1.5 cm。管的前壁与阔筋膜融合,后壁与耻骨肌筋膜融合,外侧壁是分隔股管与股静脉的筋膜隔。股管内填充以脂肪组织和散在于脂肪组织中的数个腹股沟深淋巴结。股管的上口称**股环** femoral ring,股环的前界为腹股沟韧带,后界为耻骨梳韧带,内侧界为腔隙韧带,外侧界借纤维隔与股静脉分开。股环上覆有薄层结缔组织称**股环隔** femoral septum。被覆在隔上面的腹膜形成一小凹,称股凹,其位置高于股环约 1 cm。当腹压增高时,腹腔内容物可经股凹、股环、股管下移,最后经隐静脉裂孔突出,形成股疝(图 8-12)。女性股环的直径略大于男性,故临床上股疝的发病率以女性较高。腹壁下动脉的闭孔支或异常闭孔动脉经过股环上方的陷窝韧带附近,在股疝修补术要特别注意。

5) **腹股沟深淋巴结** deep inguinal lymph node 在股静脉近侧段内侧有 3~4 个腹股沟深淋巴结,收纳腹股沟浅淋巴结的输出管及来自股部、小腿和足部的深部淋巴。子宫角部和外阴部的淋巴,可直接或间接(经腹股沟浅淋巴结)注入腹股沟深淋巴结。腹股沟深淋巴结的输出管注入髂外淋

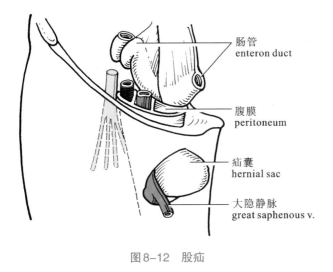

肠管
enteron duct

腹膜
peritoneum

疝囊
hernial sac

大隐静脉
great saphenous v.

图8-12　股疝

巴结。

6) **股神经** femoral nerve（L$_{2-4}$）　在腹后壁发自腰丛,于髂筋膜的深面经肌腔隙进入股三角内,位于股动脉外侧一指处。在腹股沟韧带稍下方,即分成数支。其肌支支配耻骨肌、股四头肌和缝匠肌;关节支至髋、膝关节;皮支供应股前内侧区的皮肤。其最长的分支为**隐神经** saphenous nerve（L$_{3-4}$）,该神经自股神经发出后,斜向下内方,伴股动脉入收肌管,先在股动脉外侧,后越过动脉浅面至其内侧,在收肌管下部穿收肌腱裂孔,至膝关节内侧。发出髌下支后,在缝匠肌和股薄肌之间穿出深筋膜,伴大隐静脉沿小腿内侧面下降,直至足内侧缘,沿途分布于髌下、小腿内侧面和足内侧缘的皮肤。

6. **收肌管** adductor canal（亨特管 Hunter canal）为一个位于股前区中 1/3 段前内侧、缝匠肌深面的间隙,长约 15 cm。管的前壁为缝匠肌及张于股内侧肌与大收肌之间的**收肌腱板** adductor lamina,外侧壁为股内侧肌,后壁为大收肌及长收肌。收肌管的上口通向股三角,下口经**收肌腱裂孔** adductor tendinous opening 通腘窝。管内自前向后有隐神经和股神经至股内侧肌的肌支、股动脉、股静脉通过。股动脉在该管下端处发出**膝降动脉** descending genicular artery,参与组成膝关节动脉网。

7. 闭孔血管神经束　闭孔动脉和闭孔神经的分支主要分布于股内侧区,由深筋膜包裹成束。

（1）**闭孔动脉** obturator artery　在盆腔内发自髂内动脉,穿闭膜管至股内侧区,分成前、后两支:前支分布于内收肌群,后支分布于髋关节及股方肌

等。闭孔动脉在穿闭膜管前发出一耻骨支,在股环附近与腹壁下动脉的分支（耻骨支）吻合,有时可形成异常闭孔动脉（出现率为 17%~18%）。

（2）**闭孔神经** obturator nerve　起自腰丛（L$_{2-4}$）,伴闭孔血管一起穿闭膜管,在管内分为前、后两支,向下分别行于短收肌的前、后面。前支除支配长、短收肌和股薄肌外,还发出分支分布于髋关节和股内侧区上部的皮肤。后支支配闭孔外肌和大收肌,并有一细支穿大收肌或经收肌腱裂孔分布于膝关节囊后部。临床上用股薄肌代替肛门外括约肌的手术中,应注意保留至此肌闭孔神经的分支。

第三节　臀区、股后区和腘窝

一、基本要求

通过对臀区、股后区和腘窝的实地解剖操作,理解臀区、股后区和腘窝内各结构的排列关系,重点观察穿行梨状肌上、下孔诸结构及其排列关系,坐骨神经与梨状肌的关系,以及腘窝的境界和内容,为骨外科提供坚实的解剖学基础。

二、解剖与观察

（一）皮肤切口

尸体俯卧,做如下皮肤切口（图0-3）:

1. 从两侧髂后上棘连线的中点向下做纵切口,至尾骨尖。

2. 自纵切口上端沿髂嵴向前外做一弧形切口至髂前上棘。

3. 从尾骨尖沿臀沟下方斜向下外切至股外侧。

4. 于胫骨粗隆平面（腘窝下方）做横切口,此切口一定浅切薄剥,避免损伤浅筋膜内的浅静脉和皮神经。

5. 沿股后区正中线做一纵切口,其上、下端分别与第3、4切口贯通。沿皮肤切口将臀部皮片剥离并自内侧翻向外侧,将股后区和腘窝的皮片剥离并翻向两侧。

（二）解剖臀区的浅层结构

1. 解剖浅筋膜　①约在股骨大转子遥对第1、2、3 腰椎的连线上,于髂嵴处寻寻 3 支平行分布的臀上皮神经,寻认其中的 1~2 支即可;②在髂后上棘与尾骨尖之间寻找平行分布的臀中皮神经;③臀下

皮神经有2~3支分布于臀区下部皮肤,在臀大肌下缘中1/3处找出一支即可。

2. 解剖深筋膜 臀区的深筋膜十分发达,纤维束深入臀大肌的肌束内部,不易清理。可见其向上附着于髂嵴,向下与股后区的深筋膜相移行,外下方与阔筋膜相延续。观察后可沿肌纤维走行方向细心剥离并去除之。

(三)解剖臀区的深层结构

1. 修洁臀大肌的外上缘,使之与臀中肌分离;可见臀中肌的前部肌束虽未被臀大肌所覆盖,但有较厚的深筋膜包被;修洁臀大肌下缘,为避免损伤股后皮神经,可先在臀大肌下缘(大转子与坐骨结节之间)的中点处纵行切开深筋膜,找出股后皮神经,将其与臀大肌分离,然后观察臀大肌起止情况。

置大腿于外旋位,使臀大肌松弛,然后在大转子内侧,先用刀柄,再用手指,分别从该肌上、下缘伸入其深面,钝性分离臀大肌及其深面的结构,沿臀大肌起点约2 cm处将其做弧形切断,翻向外下方。注意臀大肌有部分纤维附着于骶结节韧带,用刀尖小心将肌纤维由韧带上剥离,以保持该韧带及其深层结构的完整性。在臀大肌深面有臀上、下血管和臀下神经出入该肌,仔细修洁后,在靠近肌处将血管、神经切断。在大转子处探查臀大肌深面的滑膜囊,切开此囊即可将该肌止端充分翻向外下,此时注意确认臀大肌止于股骨和髂胫束的情况。

2. 自上而下依次修洁并确认臀中肌、梨状肌、上孖肌、闭孔内肌腱、下孖肌和股方肌。观察梨状肌穿过坐骨大孔后止于大转子并将该孔分为梨状肌上、下孔的情况。闭孔内肌腱出坐骨小孔时,骶结节韧带恰好位于该腱和孔的浅层。可见骶结节韧带不仅是会阴的后界,也是坐骨大、小孔的后内侧界。

3. 修洁梨状肌上缘,在其和臀中肌之间找到臀上血管浅支;循臀上血管浅支,将臀中肌与其深面的臀小肌做钝性分离(有时臀中肌与梨状肌、臀小肌不易区分),然后自臀上血管浅支穿出处,沿髂嵴的走行方向做一凸向上方的弧形切口达髂前上棘处,将臀中肌切断,并翻向外下,探寻并修洁其深面的臀上血管的深支和臀上神经的分支,追踪它们进入臀中、小肌和阔筋膜张肌;修洁臀小肌,观察其起止和形态。

4. 在坐骨结节和大转子之间,于梨状肌下缘的结缔组织中,钝性分离出坐骨神经、股后皮神经、臀下血管和神经,并修洁之;观察它们出入梨状肌下孔的位置及排列顺序,尤应注意坐骨神经的穿出部位与梨状肌的位置关系;体会坐骨神经的体表投影。

5. 显露坐骨小孔(亦可将骶结节韧带部分切断),找出阴部神经、阴部内血管,查看它们自梨状肌下孔穿出、经坐骨小孔进入坐骨肛门(直肠)窝的情况。可不必追踪。

(四)解剖股后区和腘窝的浅层结构

1. 清除股后区浅筋膜,在股后区,股后皮神经行于深筋膜的深面,浅筋膜中无其他特殊结构,可直接去除之。

2. 在腘窝下角正中线附近的浅筋膜内找出小隐静脉的近侧段,并向上追踪至穿深筋膜处。在小隐静脉的末段附近可见数个腘浅淋巴结,观察后剔除。继而在腘窝下外侧、腓骨头的后内方找出腓总神经发出的腓肠外侧皮神经。

保留小隐静脉及皮神经,除去所有浅筋膜,显露并修洁深筋膜。

(五)解剖股后区和腘窝的深筋膜

与臀筋膜相比,股后区的深筋膜虽较薄,但仍强韧。沿股后区正中线纵行切开深筋膜直达腘窝下角处,并在该处横切深筋膜,将其翻向两侧;沿臀部已剖出的股后皮神经主干向下追踪,可见其行于深筋膜深面,至腘窝处浅出;从股后面核查大腿肌前、后群之间的股外侧肌间隔及位于后群与内收肌群之间的股后肌间隔。

腘窝处的深筋膜又称腘筋膜,纤维纵横交错,十分坚韧,位于两侧附于腘窝边界的肌腱上。观察后逐步剔除,注意勿伤及深层结构。

(六)解剖坐骨神经

自臀区起向下追踪坐骨神经,可见此神经由臀大肌深面下行,经股二头肌长头的深面,至腘窝上角处分成胫神经和腓总神经;坐骨神经发出终末支的水平有个体差异,可在不同的标本上进行比较;在臀大肌下缘与股二头肌长头外侧缘的夹角处,坐骨神经位置表浅,仅有皮肤及浅筋膜覆盖;坐骨神经在臀部无分支,在股后区发出分支支配大腿肌后群诸肌,除至股二头肌短头的分支自其外侧发出外,其余均自内侧发出。修洁各肌支至进入肌处即可。

（七）修洁股后群肌

自下而上修洁大腿肌后群，半腱肌、半膜肌和股二头肌长头均起自坐骨结节，注意寻认单独起自股骨粗线的股二头肌短头。修洁各肌时，应保留进入肌的神经和血管。

将股二头肌提起，从后面查看穿动脉分支营养大腿肌后群的情况，并回顾其来源和行程。

（八）解剖腘窝

1. 自腘窝上角开始，逐渐剔除深筋膜，修洁构成腘窝上内侧壁的半腱肌和半膜肌，上外侧壁的股二头肌，以及构成下内、下外侧壁的腓肠肌内、外侧头。注意，在腓肠肌外侧头的内侧，常可见一块小肌腹，其下端连有细长肌腱，称跖肌。

2. 清除腘窝内的结缔组织。在此过程中，沿腘窝正中线找出胫神经及其发出的腓肠内侧皮神经，沿腘窝外上缘找出腓总神经及其发出的腓肠外侧皮神经，查看胫神经在腘窝内发出的肌支支配腓肠肌内、外侧头及跖肌、比目鱼肌的情况。腓肠内侧皮神经常随小隐静脉行于腓肠肌内、外侧头之间的沟内，并常被肌覆盖。将胫神经修洁后拉向外侧，显露其深面包裹腘动、静脉的血管鞘及沿血管排列的腘深淋巴结。切开血管鞘，修洁腘静脉，观察小隐静脉的注入部位。在腘静脉的深面进一步寻找腘动脉。循腘动、静脉向上，查看它们经收肌腱裂孔与股动、静脉相延续的情况。

大致观察腘动脉的肌支及5条关节支。参与构成膝关节（动脉）网的关节支较难寻找，应在摘除腘窝脂肪时注意剥寻，并确认它们的名称，详见基本内容之腘动脉。向两侧推开腘窝内的神经和血管，探查腘窝底的构成，自上而下为股骨腘面、膝关节囊后壁、腘斜韧带和腘肌。

三、基本内容

（一）臀区

1. 境界　臀区指位于髋骨后外侧面近似方形的区域，表面隆起。上界为髂嵴，下界为臀沟，外侧界相当于由髂前上棘至股骨大转子之连线，内侧界为骶、尾骨的外侧缘。此部主要含有髋肌后群及出入梨状肌上、下孔的血管和神经。由于肌层发达，临床上作为肌内注射的首选部位。

2. 浅层结构

（1）皮肤　臀区皮肤较厚，有丰富的皮脂腺和汗腺。

（2）浅筋膜　臀区浅筋膜发达，女性尤为明显，富含纤维和脂肪。臀区下部的皮下脂肪厚而致密，形成脂肪垫，在坐位时可承受身体的重力。

臀区的皮神经有：①肋下神经和髂腹下神经的外侧皮支，自上外方越过髂嵴入臀区，分布于该区的上外侧皮肤；②股外侧皮神经的后支，自下外方进入臀区，分布于该区的下外侧皮肤；③股后皮神经发出分支，又称**臀下皮神经** inferior clunial nerve，经臀大肌下缘反折向上，分布于臀区下部皮肤；④**臀上皮神经** superior clunial nerve，2~3 支，来自第 1~3 腰神经的后支，越过髂嵴至臀区上部皮肤；⑤**臀中皮神经** middle clunial nerve，来自第 1~3 骶神经后支，分布于臀区中部内侧的皮肤（图 8-7）。

3. 深层结构

（1）深筋膜　臀区的深筋膜又称**臀筋膜** gluteal fascia，前上方覆盖于臀中肌前部表面，并附于髂嵴，厚而致密，其深面有臀中肌的纤维起始。在臀大肌上缘处分为两层，包裹臀大肌，于该肌下缘再次融合，继而向下接续股后区深筋膜。向外侧参与髂胫束的构成，向内侧附于骶、尾骨背面。臀筋膜覆盖在臀大肌浅面的部分较薄，并有纤维隔伸入肌束之间，导致臀筋膜难以从肌表面剥离。臀筋膜的损伤可导致臀筋膜挛缩，使髋关节活动受限并出现腰腿疼痛和步态异常，临床上称之为臀筋膜综合征。

（2）肌层　臀区的肌属于髋肌后群，可分为三层。浅层自前向后有**阔筋膜张肌** tensor fasciae latae 和**臀大肌** gluteus maximus，在臀大肌深面与大转子和坐骨结节之间常有较大的滑膜囊。中层由上向下依次为**臀中肌** gluteus medius、**梨状肌** piriformis、上孖肌、闭孔内肌腱、下孖肌和**股方肌** quadratus femoris。深层有**臀小肌** gluteus minimus 和**闭孔外肌** obturator externus。各肌的起止、作用和神经支配详见表 8-2。

（3）梨状肌上孔及其穿行结构　梨状肌于盆内起自骶骨前面外侧部，行向后外，出**坐骨大孔** greater sciatic foramen 达臀区，止于股骨大转子尖。其将坐骨大孔分成梨状肌上孔和梨状肌下孔。

经梨状肌上孔出入的血管和神经，由外侧向内侧依次为**臀上神经** superior gluteal nerve、**臀上动脉** superior gluteal artery 和**臀上静脉** superior gluteal vein。臀上动脉是髂内动脉的分支，经梨状肌上孔至臀区，随即分为浅、深两支。浅支至臀大肌，深支

表 8-2 髋 肌

分群		名称	起点	止点	作用	神经支配
后群	浅层	臀大肌	髂骨、骶骨背面	臀肌粗隆及髂胫束	伸髋关节	臀下神经
		阔筋膜张肌	髂前上棘	胫骨外侧髁	紧张阔筋膜并屈髋关节	臀上神经
	中层	臀中肌	髂骨外面	股骨大转子	外展并内旋外旋髋关节	臀上神经
		梨状肌	骶骨盆面	股骨大转子尖	外展、外旋髋关节	骶丛分支
		上孖肌	坐骨小切迹邻近骨面	股骨转子间窝	外旋髋关节	骶丛分支
		闭孔内肌	闭孔膜内面及周围骨面			闭孔神经
		下孖肌	坐骨小切迹邻近骨面			骶丛神经
	深层	股方肌	坐骨结节	转子间嵴		
		臀小肌	髂骨翼外面	股骨大转子	与臀中肌同	臀上神经
		闭孔外肌	闭孔膜外面及周围骨面	股骨转子间窝	外旋髋关节	闭孔神经
前群	髂腰肌	髂肌	髂窝	股骨小转子	屈髋关节	腰神经
		腰大肌	腰椎椎体侧面和横突			

伴臀上神经行于臀中、小肌之间,分支至此二肌,并向外侧达阔筋膜张肌深面,与旋股外侧动脉的分支吻合。臀上静脉经梨状肌上孔入盆腔,汇入髂内静脉。臀上神经($L_{4\sim5}$、S_1)是骶丛的分支,与臀上动脉深支伴行,分支支配臀中、小肌和阔筋膜张肌(图 8-13)。

(4)梨状肌下孔及其穿行结构 经梨状肌下孔出入的血管和神经,由外向内依次为坐骨神经、股后皮神经、臀下神经、臀下动脉和静脉、阴部内动脉和静脉及阴部神经等。

臀下动脉 inferior gluteal artery 起自髂内动脉,出梨状肌下孔后,主要分布于臀大肌。臀下动脉的分支向上与臀上动脉吻合,向下与股深动脉的第 1 穿动脉及旋股内、外侧动脉的分支吻合,并有关节支至髋关节。**臀下静脉** inferior gluteal vein 与同名动脉伴行,经梨状肌下孔入盆腔,汇入髂内静脉。**臀下神经** inferior gluteal nerve 发自骶丛,与臀下血管伴行,出梨状肌下孔后支配臀大肌。**股后皮神经** posterior femoral cutaneous nerve 发自骶丛,位于臀下神经的外侧,出梨状肌下孔后,除分出臀下皮神经外,还分出会阴支至会阴部的皮肤。其本干紧贴股后区深筋膜深面,沿正中线垂直下降到腘窝,沿途发分支在正中线两侧浅出;终支在腘窝浅出,分布于股后区、腘窝和小腿后区上部的皮肤。

坐骨神经 sciatic nerve 是全身最粗大、行程最长的神经,是骶丛的分支($L_{4\sim5}$、$S_{1\sim3}$),多数以一单干出梨状肌下孔至臀区,在臀大肌深面,股方肌浅面,经坐骨结节与股骨大转子之间的稍内侧入股后区。坐骨神经与梨状肌的位置关系有个体差异(图 8-14),有时坐骨神经在盆腔内即可分为胫神经和腓总神经,两神经可同时穿梨状肌下孔出盆腔,或胫神经出梨状肌下孔,而腓总神经穿梨状肌、或经梨状肌上孔、或分为多股出盆腔。

(5)坐骨小孔及其穿行结构 坐骨小孔 lesser sciatic foramen 为臀部与会阴的交通孔道,由骶棘韧带、骶结节韧带与坐骨小切迹共同围成。**阴部内动脉** internal pudendal artery、**阴部内静脉** internal pudendal vein 和**阴部神经** pudendal nerve 由外向内依次排列,共同由梨状肌下孔穿出盆腔。它们经梨状肌下孔的最内侧绕过坐骨棘和骶棘韧带,再经坐骨小孔进入会阴,其分支分布于坐骨肛门(直肠)窝侧壁的闭孔内肌、肛门外括约肌和会阴诸肌,同时也分布于肛门周围及部分外生殖器的皮肤。

4. 髋周围动脉网 髂内动脉、髂外动脉及股动脉的分支在髋关节周围形成丰富的吻合,通常称之为"臀区十字吻合"或髋周围动脉网。位于臀大肌深面、股方肌和股骨大转子附近。动脉网的上部为臀上动脉和臀下动脉,下部为股动脉发出的第 1 穿动脉,两侧分别是旋股内侧动脉和旋股外侧动脉。除此之外,在髋关节附近的盆腔壁,骶正中动脉、骶外侧动脉、髂腰动脉和旋髂深动脉等也参与

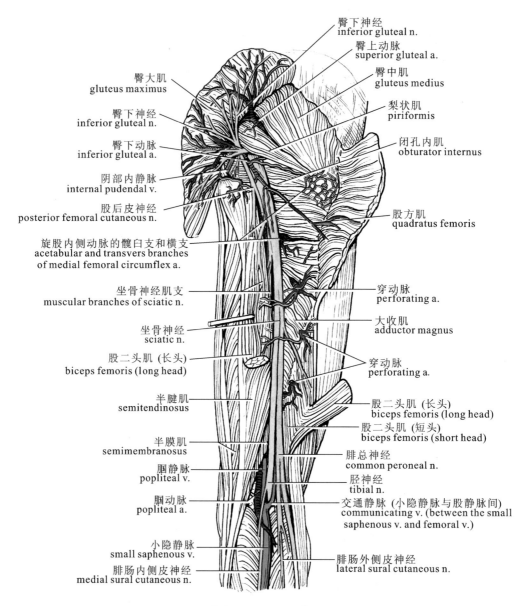

臀下神经
inferior gluteal n.

臀上动脉
superior gluteal a.

臀中肌
gluteus medius

梨状肌
piriformis

闭孔内肌
obturator internus

股方肌
quadratus femoris

穿动脉
perforating a.

大收肌
adductor magnus

穿动脉
perforating a.

股二头肌 (长头)
biceps femoris (long head)

股二头肌 (短头)
biceps femoris (short head)

腓总神经
common peroneal n.

胫神经
tibial n.

交通静脉 (小隐静脉与股静脉间)
communicating v. (between the small
saphenous v. and femoral v.)

腓肠外侧皮神经
lateral sural cutaneous n.

臀大肌
gluteus maximus

臀下神经
inferior gluteal n.

臀下动脉
inferior gluteal a.

阴部内静脉
internal pudendal v.

股后皮神经
posterior femoral cutaneous n.

旋股内侧动脉的髋臼支和横支
acetabular and transvers branches
of medial femoral circumflex a.

坐骨神经肌支
muscular branches of sciatic n.

坐骨神经
sciatic n.

股二头肌 (长头)
biceps femoris (long head)

半腱肌
semitendinosus

半膜肌
semimembranosus

腘静脉
popliteal v.

腘动脉
popliteal a.

小隐静脉
small saphenous v.

腓肠内侧皮神经
medial sural cutaneous n.

图8-13　臀部、股后区及腘窝的深层结构

该动脉网的构成。当结扎一侧髂内动脉时,可借助髂周围动脉网建立侧支循环,对结扎侧的髂内动脉的供血区进行代偿(图 8-15)。

5. 股骨头、颈的血液供应　股骨头和颈的血液供应主要来源于旋股内侧动脉、旋股外侧动脉、股骨滋养动脉和股骨头韧带动脉(图 8-16)。

旋股内侧动脉和旋股外侧动脉起自于股深动脉,二者的升支在大转子处形成吻合,继而再发出分支由股骨颈的基底部穿过髋关节囊至股骨颈,供应股骨颈和部分股骨头的血液。股骨滋养动脉在骨髓腔内上行,在股骨颈处与旋股内、外侧动脉的分支形成吻合,而后分布于股骨颈和部分股

骨头。

股骨头韧带动脉又称小凹动脉,起自闭孔动脉。闭孔动脉伴随同名神经出闭膜管后,发出髋臼支,经髋臼横韧带深面进入髋臼后再分为两支:一支分布于髋臼的软组织,另一支穿行于股骨头韧带中,分布于股骨头凹附近。

股骨头的血液主要由旋股内、外侧动脉和股骨滋养动脉在股骨颈的基底部形成的动脉吻合进一步分支提供。股骨头韧带动脉在青春期之前对股骨头的血供有重要作用,在成年人则处于次要地位。故而当股骨颈骨折影响到上述血管时,可引起股骨头缺血坏死或骨折不愈合。另外,由于

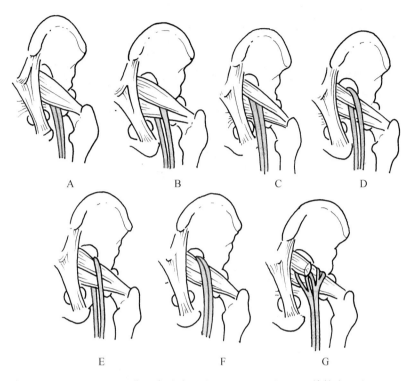

A. 正常型（66.3% ± 0.6%）；B. 典型高分支型（27.3% ± 0.6%）；C~G. 其他类型（6.4% ± 0.3%）

图8-14 坐骨神经与梨状肌的位置关系

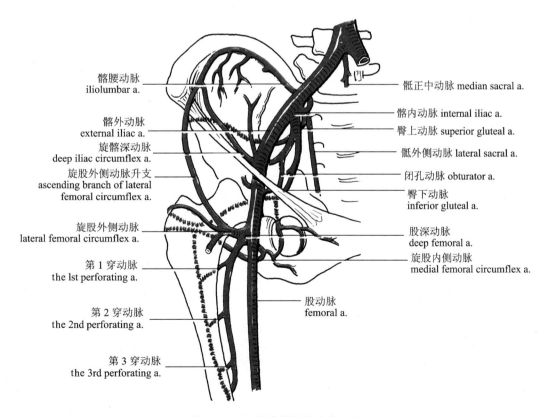

图8-15 髋关节周围的动脉吻合

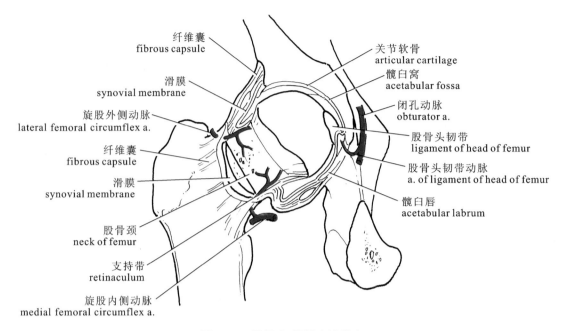

图8-16　股骨头、颈的血液供应

图中标注：

纤维囊 fibrous capsule

滑膜 synovial membrane

旋股外侧动脉 lateral femoral circumflex a.

纤维囊 fibrous capsule

滑膜 synovial membrane

股骨颈 neck of femur

支持带 retinaculum

旋股内侧动脉 medial femoral circumflex a.

关节软骨 articular cartilage

髋臼窝 acetabular fossa

闭孔动脉 obturator a.

股骨头韧带 ligament of head of femur

股骨头韧带动脉 a. of ligament of head of femur

髋臼唇 acetabular labrum

股骨颈基底的动脉吻合恰在髋关节囊与股骨颈的附着部附近，在髋关节手术中应注意保护该处关节囊，避免过多剥离，以免影响股骨头的血液供应。

（二）股后区

股后区主要包含大腿肌后群及走行于其间的血管、神经。

1. 浅层结构　股后区的皮肤较薄，浅筋膜比股前内侧区略厚。股后皮神经（S_{1-3}）于臀大肌下缘中点处浅出后，其主干于深筋膜和股二头肌之间沿股后区正中线下行至腘窝上角处浅出，沿途发出分支分布于股后区、腘窝和小腿后区上部的皮肤。

2. 深层结构

（1）后骨筋膜鞘　股后区的深筋膜是阔筋膜的一部分，薄而坚韧。其形成的深筋膜鞘又称后骨筋膜鞘，主要容纳股后群肌、坐骨神经等。鞘内结缔组织间隙向上、向下分别与臀大肌间隙和腘窝相通，故炎症可沿此间隙内的血管神经束相互

蔓延。

（2）坐骨神经　坐骨神经经坐骨结节与大转子之间的稍内侧下行进入股后区（图8-13），沿中线经股二头肌长头和大收肌之间下降，由其主干内侧发出的肌支至股后区大部分肌及大收肌起自坐骨结节的部分，由其主干外侧发出的肌支仅到股二头肌短头。故而股后区的手术入路多沿坐骨神经的外侧进行，以尽可能减少神经损伤。通常坐骨神经至腘窝上角处分为胫神经和腓总神经，但神经分支的位置高低不一，有个体差异。

（3）大腿肌后群　又称股后群肌，包括位于外侧的**股二头肌** biceps femoris、内侧浅层的**半腱肌** semitendinosus 和深层的**半膜肌** semimembranosus。各肌的起止、作用和神经支配详见表8-3。临床上常将三者合称为腘绳肌。此肌群均由坐骨神经的分支支配，其血液供应来源于股深动脉发出的穿动脉。

（4）股后区的动脉吻合　股后区在腘窝以上

表8-3　大腿肌后群

分群	名称	起点	止点	作用	神经支配
后群	股二头肌	长头：坐骨结节 短头：股骨粗线	腓骨头	伸髋关节、屈膝关节并使小腿微外旋	坐骨神经
	半腱肌	坐骨结节	胫骨上端内侧面	伸髋关节、屈膝关节并使小腿微内旋	
	半膜肌	坐骨结节	胫骨内侧髁后面		

没有动脉主干,但有由髂内动脉、股动脉和腘动脉分支形成的纵行吻合链。其包括:①由臀下动脉、旋股内侧动脉、旋股外侧动脉和第1穿动脉形成的十字吻合;②各穿动脉之间的吻合;③由股深动脉终支,亦称第4穿动脉与腘动脉肌支形成的吻合。由上述动脉吻合链发出的分支分布于大腿肌后群和股骨,并有关节支分布于髋关节和膝关节。

(三)腘窝

腘窝属膝后区,是由肌围成的菱形窝(图8-17),有股部至小腿部的血管和神经等结构通过其中。

1. 浅层结构　腘窝的皮肤薄而松弛,有较大的移动性。

在腘窝下部可见**小隐静脉** small saphenous vein的近侧段,其在小腿后面沿中线上行,经腓肠肌两头之间至腘窝中部,而后穿过深筋膜,汇入腘静脉。在进入深部以前,还接受来自股后区的浅静脉。小隐静脉末段附近可见数个淋巴结,称为腘浅淋巴结。股后皮神经的终末端于腘窝上角附近由深筋膜浅出后分布于此区。另外,隐神经、腓肠外侧皮神经亦分布于腘窝处的皮肤。

2. 深层结构　腘窝的深筋膜又称腘筋膜,较厚,并有发达的横行纤维,上续阔筋膜,下与小腿深筋膜相移行。当膝关节伸直时,腘筋膜紧张并附于构成腘窝边界的肌表面,致使腘窝的界限很不明显;当屈膝时,此筋膜松弛,腘窝界限则可清楚触及。

(1)腘窝的境界　腘窝是膝关节后方呈菱形的间隙,有顶、底及四壁。其上外侧界为股二头肌,上内侧界为半腱肌和半膜肌,下内侧界为腓肠肌内侧头,下外侧界为腓肠肌外侧头和不恒定的跖肌,顶部覆以腘筋膜,腘窝的底自上而下由股骨的腘面、膝关节囊的后壁、腘斜韧带和腘肌构成。

(2)腘窝的内容　腘窝内容物在正中线上由浅入深依次为胫神经、腘静脉和腘动脉,还有沿窝外上界走行的腓总神经及腘血管周围的腘深淋巴结。窝内主要结构之间则由大量脂肪组织充填。

1)**胫神经** tibial nerve(L$_{4-5}$、S$_{1-3}$)和**腓总神经** common peroneal nerve(L$_{4-5}$、S$_{1-2}$)　是坐骨神经在腘窝上角分出的两大终末支,下行分布于小腿肌及皮肤。

胫神经是坐骨神经本干的直接延续,由腘窝上角垂直下行,经腓肠肌两头之间向下入小腿后区深部。在腘窝内胫神经大部分行程是在腘血管浅面,但在腘窝的上份则位于腘血管外侧,至腘窝下份逐

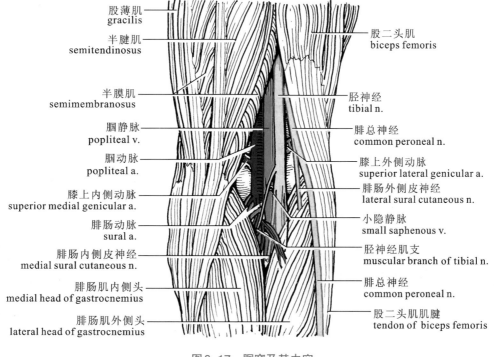

股薄肌
gracilis

半腱肌
semitendinosus

半膜肌
semimembranosus

腘静脉
popliteal v.

腘动脉
popliteal a.

膝上内侧动脉
superior medial genicular a.

腓肠动脉
sural a.

腓肠内侧皮神经
medial sural cutaneous n.

腓肠肌内侧头
medial head of gastrocnemius

腓肠肌外侧头
lateral head of gastrocnemius

股二头肌
biceps femoris

胫神经
tibial n.

腓总神经
common peroneal n.

膝上外侧动脉
superior lateral genicular a.

腓肠外侧皮神经
lateral sural cutaneous n.

小隐静脉
small saphenous v.

胫神经肌支
muscular branch of tibial n.

腓总神经
common peroneal n.

股二头肌肌腱
tendon of biceps femoris

图8-17　腘窝及其内容

渐转到腘血管的稍内侧。胫神经在腘窝上份发出关节支，与同名关节动脉伴行至膝关节；在腘窝下份发出肌支和皮支。此处肌支支配腓肠肌、跖肌、比目鱼肌和腘肌；皮支为**腓肠内侧皮神经** medial sural cutaneous nerve，下行至小腿。

腓总神经与胫神经分离后，沿股二头肌内侧缘行向下外，在腘窝内腓总神经发出**腓肠外侧皮神经** lateral sural cutaneous nerve 和关节支。前者发交通支与腓肠内侧皮神经吻合成**腓肠神经** sural nerve，后者分布于膝关节。其主干经腓骨头后方穿过腓骨长肌的起始部，于腓骨颈外侧分为两终支，即腓浅神经和腓深神经。

2）**腘动脉** popliteal artery　在收肌腱裂孔处续于股动脉，起初居半膜肌深面，贴腘窝底向外下斜行，至股骨两髁中间时即垂直下行，至腘肌下缘处分为二终支，分别为胫前动脉和胫后动脉。腘动脉在腘窝内发出肌支和关节支，分布于邻近诸肌和膝关节，并围绕该关节吻合形成动脉网。

3）**腘静脉** popliteal vein　与腘动脉伴行，共同包于腘血管鞘内。腘静脉在收肌腱裂孔处位于动脉的外侧，在腘窝内位于动脉浅面，在腘窝下角附近转至动脉内侧。腘静脉收纳与腘动脉各分支伴行的静脉及小隐静脉。

4）**腘深淋巴结** deep popliteal lymph node　位于腘血管鞘附近的腘窝脂肪内，常有 4~5 个，收纳由足外侧缘及小腿后外侧部来的浅淋巴管及足和小腿来的深淋巴管。其输出管与股血管伴行，向上注入腹股沟深淋巴结。

3. 膝关节动脉网　膝关节的血液供应丰富，其主要动脉来源是腘动脉。腘动脉在腘窝内发出以下关节支：①**膝上内侧动脉** medial superior genicular artery；②**膝上外侧动脉** lateral superior genicular artery；③**膝下内侧动脉** medial inferior genicular artery；④**膝下外侧动脉** lateral inferior genicular artery；⑤**膝中动脉** middle genicular artery（图 8-18）。

膝关节动脉网则是由腘动脉发出的 5 个关节支与股动脉、膝降动脉、旋股外侧动脉的降支，以及胫前返动脉等吻合而成的。当腘动脉近侧段被阻断或部分关节支有阻塞时，此网有一定的代偿

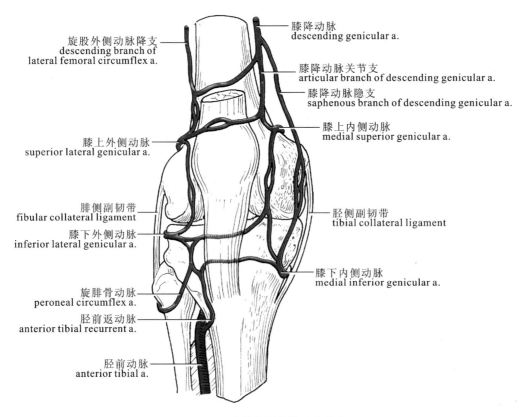

旋股外侧动脉降支
descending branch of lateral femoral circumflex a.

膝降动脉
descending genicular a.

膝降动脉关节支
articular branch of descending genicular a.

膝降动脉隐支
saphenous branch of descending genicular a.

膝上内侧动脉
medial superior genicular a.

膝上外侧动脉
superior lateral genicular a.

腓侧副韧带
fibular collateral ligament

胫侧副韧带
tibial collateral ligament

膝下外侧动脉
inferior lateral genicular a.

膝下内侧动脉
medial inferior genicular a.

旋腓骨动脉
peroneal circumflex a.

胫前返动脉
anterior tibial recurrent a.

胫前动脉
anterior tibial a.

图 8-18　膝关节周围的动脉吻合

功能。

（四）股部中 1/3 的横断面

切面的表层为皮肤，浅筋膜内的前内侧有大隐静脉，浅筋膜深面为阔筋膜，此筋膜向深部发出股内、外侧和后肌间隔，伸入各肌群之间，附于股骨粗线，从而形成前、内侧和后骨筋膜鞘。前骨筋膜鞘内有大腿肌前群、股血管和隐神经。股骨大部分由股四头肌包绕。在缝匠肌、长收肌和股内侧肌之间为收肌管，管内有隐神经和股动、静脉。内侧骨筋膜鞘内有股薄肌、长收肌、大收肌和股深血管。后骨筋膜鞘内可见股二头肌长头和短头、半腱肌和半膜肌，坐骨神经在股二头肌长头和大收肌之间。另外，在阔筋膜的深面可见股后皮神经（图 8-19）。

（张展翅）

第四节　小腿前外侧区、踝前区与足背

一、基本要求

通过对小腿前外侧区、踝前区与足背的实地解剖操作，理解小腿前外侧区、踝前区与足背

各结构的排列关系，为骨外科提供坚实的解剖学基础。

二、解剖与观察

（一）皮肤切口

做如下皮肤切口（图 0-3）：

1. 于内、外踝水平做一过踝关节前方的横切口。注意保护内踝前方的大隐静脉。

2. 自胫骨粗隆平面做一横切口。

3. 沿足趾根部、趾蹼背侧做一横切口达足背内、外侧缘。

4. 沿 2、3 切口的正中，纵行切开足背皮肤，直达第 3 趾尖，按上述切口向两侧翻开皮肤。注意切口要浅，剥皮要薄，以免损伤浅筋膜内的浅静脉和皮神经。

（二）解剖浅筋膜

1. 沿股区已解剖出的大隐静脉向下解剖并修洁大隐静脉至足背并保留；同时找出和大隐静脉伴行的隐神经，修洁至足内侧缘。

2. 在小腿外侧中、下 1/3 交界处，仔细寻找穿出深筋膜的腓浅神经皮支，并追踪修洁至足背，然后保留。

3. 从足背静脉弓内侧端向上清理出大隐静脉

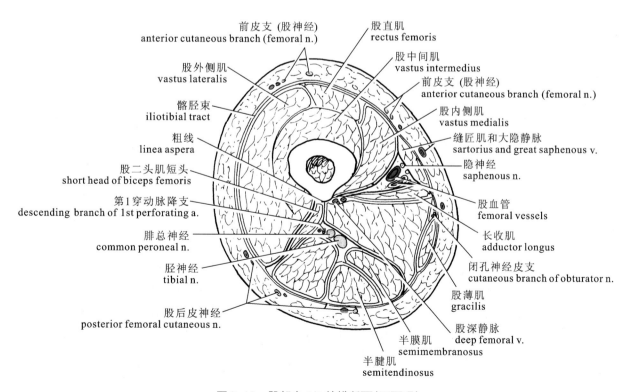

图 8-19　股部中 1/3 的横断面（下面观）

前皮支（股神经）anterior cutaneous branch (femoral n.)
股外侧肌 vastus lateralis
髂胫束 iliotibial tract
粗线 linea aspera
股二头肌短头 short head of biceps femoris
第 1 穿动脉降支 descending branch of 1st perforating a.
腓总神经 common peroneal n.
胫神经 tibial n.
股后皮神经 posterior femoral cutaneous n.
股直肌 rectus femoris
股中间肌 vastus intermedius
前皮支（股神经）anterior cutaneous branch (femoral n.)
股内侧肌 vastus medialis
缝匠肌和大隐静脉 sartorius and great saphenous v.
隐神经 saphenous n.
股血管 femoral vessels
长收肌 adductor longus
闭孔神经皮支 cutaneous branch of obturator n.
股薄肌 gracilis
股深静脉 deep femoral v.
半膜肌 semimembranosus
半腱肌 semitendinosus

及其伴行的隐神经,从足背静脉弓外侧端找出小隐静脉及其伴行的腓肠神经终支(足背外侧皮神经),并向上修洁至踝后区;在足背正中沿已找出的腓浅神经修洁出其两条终支(足背内侧皮神经和足背中间皮神经);在第1、2趾间蹼处切开浅筋膜,寻找腓深神经的终末支。

(三)解剖深筋膜

1. 清除浅筋膜,暴露并观察小腿及足背的深筋膜;观察在踝关节上、下方由深筋膜增厚形成的伸肌上、下支持带,检查它们的境界及附着点。

2. 沿胫骨前缘的外侧切开深筋膜(保留伸肌上、下支持带),翻向两侧,可见小腿上部的深筋膜较厚,有肌纤维附着,不易剥离;中部较薄,与肌较易分离;下部深筋膜在踝关节前上方增厚,形成伸肌上支持带,在踝关节下方形成呈横位 Y 形的伸肌下支持带。

(四)解剖小腿外侧群肌及血管、神经

1. 在小腿外侧辨认浅层的腓骨长肌和其深面的腓骨短肌,向下修洁腓骨长、短肌至腓骨肌上支持带处。

2. 在腓骨颈外侧,沿腓总神经走向切断腓骨长肌起始端,暴露腓总神经及其分支。仔细剥离由腓总神经发出的腓浅神经主干及肌支,追踪其至小腿中、下1/3交界处。

(五)解剖小腿前群肌及血管、神经

1. 沿中线切断伸肌上支持带,观察、辨认其深面的肌腱及腱鞘,从内向外依次为:胫骨前肌肌腱、踇长伸肌肌腱、趾长伸肌肌腱(其外侧附有第三腓骨肌)。循肌腱向上钝性分离三肌肌腹。

2. 分离胫骨前肌与趾长伸肌的上端,在骨间膜的前面找出胫前动、静脉(除去静脉保留动脉),向下修洁至足背动脉,注意勿损伤神经。

3. 在腓骨颈外侧,找出由腓总神经发出的腓深神经,可见其穿趾长伸肌起始端向前下伴随胫前血管走行,分离并修洁干净。

(六)解剖足背深层结构

1. 沿足背正中切开深筋膜,翻向两侧。修洁踇长伸肌腱、趾长伸肌腱,并找出其深面的踇短伸肌、趾短伸肌。

2. 从踝关节前方找出腓深神经及足背动脉,修洁腓深神经至趾蹼间隙;修洁足背动脉,找出其发出的弓状动脉、第1跖背动脉及足底深支。观察弓状动脉的走行及分支。

三、基本内容

依据骨筋膜鞘的位置,相应地将小腿分为三区,即小腿前区、外侧区和后区。

(一)小腿前、外侧区

1. **浅层结构** 小腿前、外侧区的皮肤较厚而紧,活动性小,血液供应较差,损伤后愈合较慢。浅筋膜较疏松,含少量脂肪,内有大隐静脉、隐神经和腓浅神经等。大隐静脉起自足背静脉弓的内侧端,经内踝前方1 cm处上行(大隐静脉切开的常用部位)至小腿内侧。**隐神经** saphenous nerve 伴大隐静脉行至足内侧缘。在小腿上部,隐神经居静脉后方,在小腿下部绕行到静脉的前方。**腓浅神经** superficial peroneal nerve 由腓总神经发出,于小腿外侧中、下1/3交点处穿出深筋膜至皮下,分支分布于小腿前外侧下部皮肤,然后分成两支至足背(图8-20)。

2. **深层结构**

(1) **深筋膜** 小腿前、外侧区的深筋膜较致密,并与胫骨体内侧面的骨膜紧密融合;在腓侧向深面发出前、后两个肌间隔分别附着于腓骨前、后缘的骨膜。这样,小腿前、外侧区深筋膜、前、后肌间隔,胫、腓骨骨膜及骨间膜之间共同围成前骨筋膜鞘和外侧骨筋膜鞘,容纳相应肌群及血管、神经(图8-21)。

(2) **前骨筋膜鞘** 由小腿前区深筋膜,小腿前肌间隔,胫、腓骨骨膜及骨间膜围成,内有小腿前群肌、胫前血管和腓深神经。

1) **小腿前群肌** 主要有3块,**胫骨前肌** tibialis anterior、**踇长伸肌** extensor hallucis longus 和**趾长伸肌** extensor digitorum longus(表8-4、图8-22)。

2) **胫前动脉** anterior tibial artery 于腘肌下缘发自腘动脉,向前跨过骨间膜上缘进入小腿前骨筋膜鞘,紧贴骨间膜前面伴腓深神经下行。先行于胫骨前肌与趾长伸肌之间,后行于胫骨前肌与踇长伸肌之间。至伸肌上支持带下缘处移行为足背动脉。胫前动脉在起始处发出胫前返动脉加入膝关节动脉网;中部发出肌支营养小腿前群肌及胫、腓骨骨膜;下部在踝关节附近发出内、外踝前动脉,分别与跗内、外侧动脉吻合,参与构成踝关节动脉网。胫前动脉与胫后动脉、腓动脉之间有丰富的吻合(图8-23)。

3) **胫前静脉** anterior tibial vein 2支,伴随同

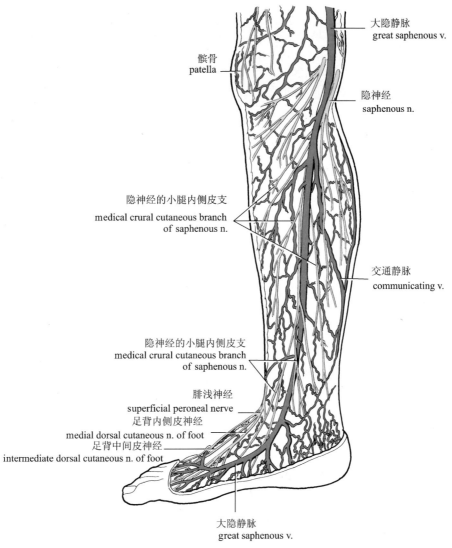

图 8-20 小腿及足内侧面浅层结构

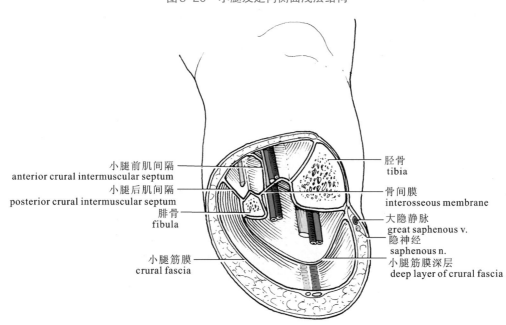

图 8-21 小腿骨筋膜鞘

表8-4 小 腿 肌

肌群	名称		起点	止点	作用	神经支配
后群	浅层	小腿三头肌	腓肠肌	内侧头:股骨内上髁及附近骨面 外侧头:股骨外上髁	跟骨结节	屈踝、屈膝关节（比目鱼肌除外）	胫神经（L_4~S_3）
			比目鱼肌	腓骨上部后面、胫骨比目鱼肌线及比目鱼肌腱弓			
			跖肌	腘面外下部及膝关节囊后面			
	深层		腘肌	股骨外侧髁的外侧面上缘	胫骨比目鱼肌线以上的骨面	屈和内旋膝关节	
			趾长屈肌	胫骨后面中1/3部	第2~5趾远节趾骨底	屈踝关节、屈第2~5趾、足内翻	
			蹈长屈肌	腓骨后面下2/3部	蹈趾远节趾骨底	屈踝关节、屈蹈趾	
			胫骨后肌	胫、腓骨及骨间膜后面	舟骨粗隆和第1~3楔骨跖面	屈踝关节、足内翻	
前群			胫骨前肌	胫骨上半外侧面	内侧楔骨及第1跖骨足底面	伸踝关节、足内翻	腓深神经（L_4~S_2）
			趾长伸肌	胫骨前面及骨间膜	第2~5趾的中节和远节趾骨底	伸踝关节、伸第2~5趾	
			蹈长伸肌	腓骨内侧面中份及骨间膜	蹈趾远节趾骨底	伸踝关节、伸蹈趾	
			第3腓骨肌	腓骨下1/3前面及骨间膜	第4~5跖骨底背面	协助伸踝、趾关节及足外翻	
外侧群			腓骨长肌	腓骨外侧面上2/3部	内侧楔骨及第1跖骨底	屈踝关节、足外翻	腓浅神经（L_5~S_1）
			腓骨短肌	腓骨外侧面下1/3部	第5跖骨粗隆		

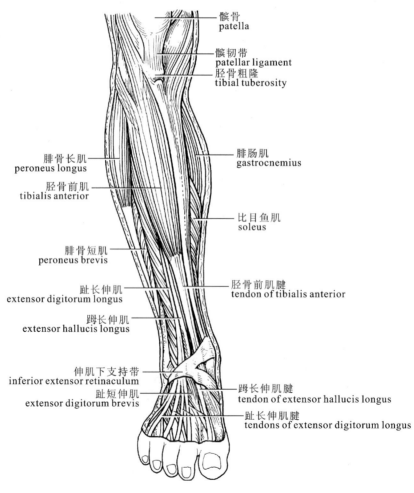

图8-22 小腿前、外侧群肌

名动脉的两侧走行。

4）**腓深神经** deep peroneal nerve　由腓总神经在腓骨颈的外侧发出，走在腓骨长肌起始部的深面，穿小腿前肌间隔进入前骨筋膜鞘与胫前血管伴行。腓深神经发出肌支支配小腿前群肌和足背肌；皮支分布于第1、2趾相对面的背侧皮肤。腓深神经损伤可导致足下垂及不能伸趾（图8–23）。

（3）外侧骨筋膜鞘　由小腿外侧区深筋膜，小腿前、后肌间隔和腓骨骨膜围成，内有小腿外侧群肌、腓浅神经等。

1）小腿外侧群肌　包括**腓骨长肌** peroneus longus 和**腓骨短肌** peroneus brevis（表8–4、图8–22）。

2）**腓浅神经** superficial peroneal nerve　在腓骨颈外侧由腓总神经发出，下行于腓骨长、短肌之

间，发出肌支支配此二肌。至小腿外侧中、下1/3交点处穿出深筋膜行于皮下。腓浅神经损伤常导致足不能外翻。

（二）踝前区与足背

踝部上界为平内、外踝基底的环线，下界为过内、外踝尖的环线，其远侧为足部。踝部以内、外踝分为踝前区和踝后区。足部又分为足背和足底。

1. 浅层结构　踝前区及足背皮肤较薄。浅筋膜疏松，脂肪少，皮肤有一定的移动性，内有足背静脉弓及其属支和皮神经。足背静脉弓位于足背远侧，其内、外侧端分别汇合成大、小隐静脉。足背的皮神经有：①隐神经分布于足背内侧皮肤；②腓肠神经终支（足背外侧皮神经）分布于足背外侧皮肤；

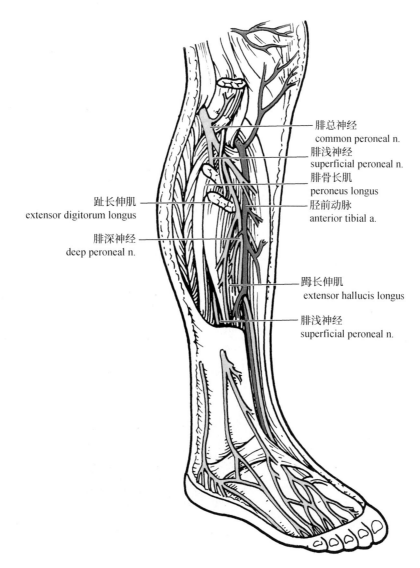

图8–23　小腿前、外侧区血管和神经

③腓浅神经的终支(足背内侧皮神经和足背中间神经)分布于足背中央部皮肤;④腓深神经分布于第1、2趾相对面背侧皮肤(图8-24)。

2. 深层结构 小腿深筋膜向下延续至踝前区,增厚形成支持带。

(1) 伸肌上支持带 superior extensor retinaculum 又称小腿横韧带,由小腿下部的深筋膜增厚而成,呈宽带状,位于踝关节上方,内侧附着于胫骨下端前缘,外侧附着于腓骨下端前缘。深面有胫骨前肌腱、胫前血管和腓深神经、踇长伸肌腱、趾长伸肌腱和第3腓骨肌通过。

(2) 伸肌下支持带 inferior extensor retinaculum 又称小腿十字韧带,由深筋膜增厚形成,位于伸肌上支持带的下方,多呈横的Y字形,外侧端附着于跟骨外侧面的前部,内侧端分两束,分别附着于内踝及足底深筋膜。伸肌下支持带向深面发出纤维隔,形成3个骨纤维管:内侧管通过胫

骨前肌腱及其腱鞘;中间管通过踇长伸肌腱及其腱鞘、足背动脉和腓深神经;外侧管通过趾长伸肌腱和第3腓骨肌腱及其腱鞘(图8-25、图8-26)。

(3) 足背动脉 dorsal artery of foot 在伸肌上支持带下缘处续于胫前动脉,在踝关节前方行于踇长伸肌腱和趾长伸肌腱之间,位置表浅,体表易摸到搏动。主干继续沿踇短伸肌内侧和深面前行。足背动脉发出:①跗外侧动脉 lateral tarsal artery,行向足背外侧;②跗内侧动脉 medial tarsal artery,1~3支,向内行向足背内侧及足底;③弓状动脉 arcute artery,向足背外侧部弓状弯行,与跗外侧动脉吻合,并向远端发出3支趾背动脉;④足底动脉 plantar artery,穿第1跖骨间隙至足底与足底动脉吻合;⑤第1趾背动脉,为足背动脉主干的终末,分布于第1、2趾相对缘的背面(图8-27)。

(4) 腓深神经 deep peroneal nerve 伴足背动

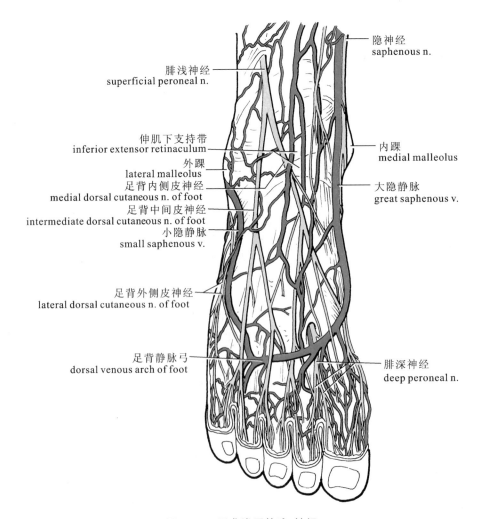

图8-24 足背浅层静脉、神经

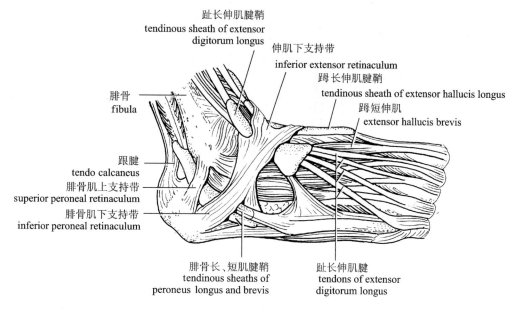

图8-25　足深层结构(外侧面观)

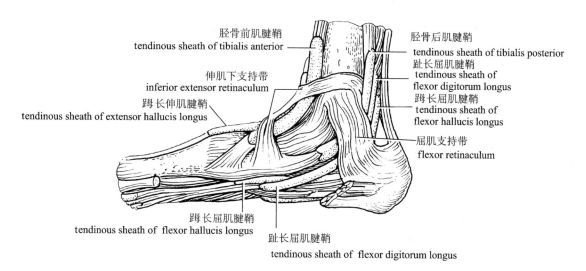

图8-26　足深层结构(内侧面观)

脉走行,分外、内两支。外支支配足背肌、足关节；内支又分为两条趾背神经,分布于第1、2趾背侧相对面的皮肤。

(5)足背筋膜间隙及内容　足背的深筋膜分浅、深两层。浅层为伸肌下支持带的延续,附着于足内、外侧缘的骨膜；深层覆盖于骨间背侧肌表面及跖骨背面。浅、深层之间为足背筋膜间隙,间隙内有趾长伸肌腱及腱鞘、趾短伸肌腱及腱鞘、足背动脉及分支和伴行静脉、腓深神经。

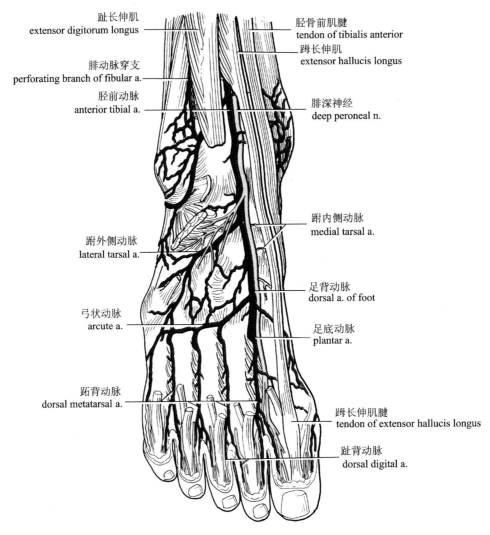

趾长伸肌
extensor digitorum longus

腓动脉穿支
perforating branch of fibular a.

胫前动脉
anterior tibial a.

跗外侧动脉
lateral tarsal a.

弓状动脉
arcute a.

跖背动脉
dorsal metatarsal a.

胫骨前肌腱
tendon of tibialis anterior

拇长伸肌
extensor hallucis longus

腓深神经
deep peroneal n.

跗内侧动脉
medial tarsal a.

足背动脉
dorsal a. of foot

足底动脉
plantar a.

拇长伸肌腱
tendon of extensor hallucis longus

趾背动脉
dorsal digital a.

图8-27 足背动脉、神经

第五节 小腿后区、踝后区与足底

一、基本要求

通过对小腿后区、踝后区与足底的实地解剖操作,理解小腿后区、踝后区与足底各结构的排列关系,重点观察小腿后群肌的层次安排、踝管的构成及通过的结构,为骨外科提供坚实的解剖学基础。

二、解剖与观察

(一)解剖小腿后区和踝后区

1. 做如下皮肤切口(图0-3):

(1)自腘窝下缘已有的横切口中点,沿小腿后区正中做一纵切口直达足跟。

(2)于内、外踝水平过踝关节后方做一横切口。沿切口翻开皮肤。

2. 在浅筋膜内沿腘窝内已找出的腓肠内侧皮神经、腓肠外侧皮神经分别向下修洁,注意腓肠外侧皮神经发出的交通支与腓肠内侧皮神经吻合形成的腓肠神经;沿腘窝下角找出并修洁小隐静脉,可见小隐静脉上段与腓肠内侧皮神经伴行,下段与腓肠神经伴行,追踪小隐静脉和腓肠神经至外踝后下方。

3. 清除浅筋膜,暴露并观察小腿后区的深筋膜,可见深筋膜在内踝的后下方形成屈肌支持带;自腘窝下角沿小腿后正中线纵行切开深筋膜至足跟稍上方,再沿内、外踝连线横行切开,翻开深筋膜,注意观察小腿后肌间隔。

4. 观察腓肠肌并找出胫神经和腘动脉至腓

肠肌内、外侧头的分支,在神经、血管进入肌处的下方切断内、外侧头,将腓肠肌翻向下方;在比目鱼肌浅面可见一细长的跖肌腱,循肌腱向上找出肌腹。观察比目鱼肌及起点处的比目鱼肌腱弓,将比目鱼肌内侧份的起点全部切断(注意不要损伤穿比目鱼肌腱弓的神经、血管),把肌翻向外侧。查看跟腱。

5. 清除小腿后筋膜隔,保留神经、血管。先观察腘肌的起、止点,然后在腘肌下方自内向外辨认并修洁趾长屈肌(位于胫侧)、胫骨后肌(位居中间)、跛长屈肌(位于腓侧),向下至屈肌支持带处。

6. 沿胫神经和胫后血管的走向修洁至踝后区,胫后动脉发自腘动脉,与胫后静脉、胫神经一起下行;在胫后动脉起点稍下方寻找其发出的腓动脉,其沿着腓骨内侧缘下降。

7. 将血管钳紧贴内踝插入踝管,切断屈肌支持带,将其翻开,暴露深面的 4 个骨纤维管,查看其内容,从前向后依次为胫骨后肌腱及其腱鞘、趾长屈肌腱及其腱鞘、胫后血管和胫神经、跛长屈肌腱及其腱鞘。

(二)解剖足底

1. 皮肤切口 参见图 0-3。

(1)从足跟正中至中趾的趾尖做一纵切口。

(2)平趾根处从足底内侧向外侧做一横切口,沿切口翻开皮肤。

2. 观察浅筋膜,其内含脂肪及纤维束,观察后切除之,显露深筋膜。

3. 解剖深筋膜,其内侧部分最薄,外侧部分较厚,中间部分即足底腱膜最厚。在跟骨前方 5 cm 处,横行切断足底腱膜,向远侧翻开,同时观察并切断内、外侧肌间隔。

4. 查看足底的第一层肌,从内向外依次为:跛展肌、趾短屈肌、小趾展肌。在跛展肌与趾短屈肌之间找出足底内侧神经及血管,在趾短屈肌与小趾展肌之间找出足底外侧神经及血管。

5. 在近跟骨处切断趾短屈肌,翻向远侧,显露出跛长屈肌腱及趾长屈肌腱,查看这两个肌腱在足底内侧的交叉情况。找出并修洁足底方肌及蚓状肌。修洁走在足底方肌浅面的足底外侧神经、足底外侧动脉及分支。

6. 在屈肌支持带下缘找出由胫后动脉和胫神经发出的足底内、外侧动脉和足底内、外侧神经,沿主干向远端追踪,并找出它们各自的分支。

7. 纵行切开中趾的趾腱鞘,检查趾长屈肌腱及趾短屈肌腱的附着部位。

8. 在跟结节前方切断足底方肌、趾长屈肌腱及跛长屈肌腱,翻向远侧,显露跛短屈肌、跛收肌、小趾短屈肌,并修洁;在足底内侧切断跛展肌的起端,翻向远侧,显露胫骨后肌腱;在足底的外侧切断小趾展肌的止端,翻向近侧,显露腓骨长肌腱;修洁并查看两条肌腱的止点。

9. 切断跛收肌的起端,翻开,找出并修洁足底动脉弓及分支、足底外侧神经的深支,骨间足底肌和骨间背侧肌。

三、基本内容

(一)小腿后区

1. 浅层结构 小腿后区皮肤稍厚但柔软,弹性好,血供丰富,是良好的供皮区。浅筋膜较薄,内有小隐静脉及其属支、腓肠内侧皮神经、腓肠外侧皮神经和腓肠神经(图 8-28)。

(1)**小隐静脉** small saphenous vein 起于足背静脉弓的外侧端,绕外踝后方伴腓肠神经于小腿后区正中线上行,至腘窝下角处穿腘筋膜进入腘窝,汇入腘静脉。小隐静脉有 7~8 个静脉瓣,并有交通支与大隐静脉和穿通支与深静脉相交通。受静脉瓣发育不良或深静脉回流受阻等因素影响可引起静脉淤血、曲张。

(2)**腓肠内侧皮神经** medial sural cutaneous nerve 在腘窝内由胫神经发出,伴随小隐静脉走行于腓肠肌内、外侧头之间,于小腿中份穿出深筋膜,与腓肠外侧皮神经发出的交通支吻合成腓肠神经。

(3)**腓肠外侧皮神经** lateral sural cutaneous nerve 发自腓总神经,于腘窝外侧角穿深筋膜浅出,分布于小腿后外上部的皮肤,并发出一条交通支和腓肠内侧皮神经吻合。

(4)**腓肠神经** sural nerve 由腓肠内侧皮神经和腓肠外侧皮神经的交通支吻合形成,经外踝后方至足背外侧缘,其终支为足背外侧皮神经。腓肠神经分布于小腿后区下部及足背外侧缘的皮肤。

2. 深层结构

(1)深筋膜 小腿后区的深筋膜较致密,和胫、腓骨骨膜,骨间膜及小腿后肌间隔共同围成后骨筋膜鞘。小腿后骨筋膜鞘又被小腿后筋膜隔分为浅、深两部,浅部容纳小腿后群肌浅层,深部容纳小腿后群肌深层和小腿后区的血管、神

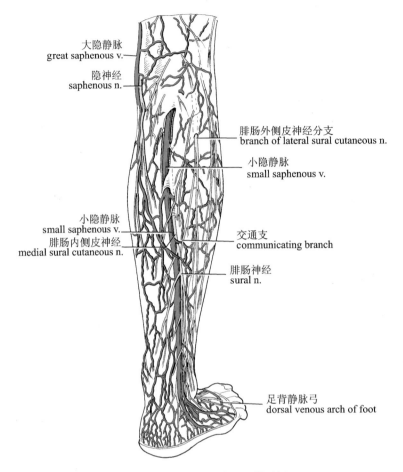

大隐静脉
great saphenous v.

隐神经
saphenous n.

腓肠外侧皮神经分支
branch of lateral sural cutaneous n.

小隐静脉
small saphenous v.

小隐静脉
small saphenous v.

腓肠内侧皮神经
medial sural cutaneous n.

交通支
communicating branch

腓肠神经
sural n.

足背静脉弓
dorsal venous arch of foot

图8-28 小腿后区浅层血管、神经

经束。

(2) 小腿后群肌 分为浅、深两层。浅层为腓肠肌和比目鱼肌,合称小腿三头肌。腓肠肌以两个头分别起自股骨内、外侧髁,比目鱼肌起自胫、腓骨上部后面和比目鱼肌腱弓,两肌以跟腱止于跟骨结节,跟腱止端与跟骨骨面之间有**跟腱囊** bursa of tendo calcaneus。深部肌为腘肌、趾长屈肌、胫骨后肌和跗长屈肌(表8-4、图8-29)。在内踝后上方,趾长屈肌腱越过胫骨后肌腱的浅面,形成"腱交叉"。

(3) **胫后动脉** posterior tibial artery 在腘肌下缘起于腘动脉,穿经比目鱼肌腱弓的深面,沿小腿后区深、浅层肌之间下行,经踝管进入足底。胫后动脉发出营养邻近肌的肌支和腓动脉。**腓动脉** peroneal artery 自胫后动脉起始处稍下方发出,经胫骨后肌浅面斜向外下,于跗长屈肌与腓骨内侧之间下行至外踝后方,终于外踝支。腓动脉主要分支营养附近肌和胫、腓骨。

(4) **胫后静脉** posterior tibial vein 2支,与同

名动脉伴行。

(5) **胫神经** tibial nerve 伴胫后血管行于小腿后群浅、深层肌之间,经踝管进入足底。胫神经主要发出肌支支配小腿后群肌,皮支为腓肠内侧皮神经,伴小隐静脉,分布于小腿后面的皮肤(图8-29)。

(二)踝后区

1. 浅层结构 此区皮肤上部移动性较大,足跟部皮肤有较厚的角化层。浅筋膜疏松,跟腱与皮肤之间有**跟皮下囊** subcutaneous calcaneal bursa。

2. 深层结构

(1) **踝管** malleolar canal 踝后区的深筋膜在内踝和跟结节内侧面之间的部分增厚,形成**屈肌支持带** flexor retinaculum,又称分裂韧带,此韧带与内踝、跟骨内侧面之间共同围成踝管。屈肌支持带向深面发出3个纤维隔,将踝管分隔成4个骨纤维性管,其内通过的结构由前向后依次为:①胫骨后肌腱及其腱鞘;②趾长屈肌腱及其腱鞘;③胫后动、静脉和胫神经;④跗长屈肌腱及其腱鞘(图8-26)。

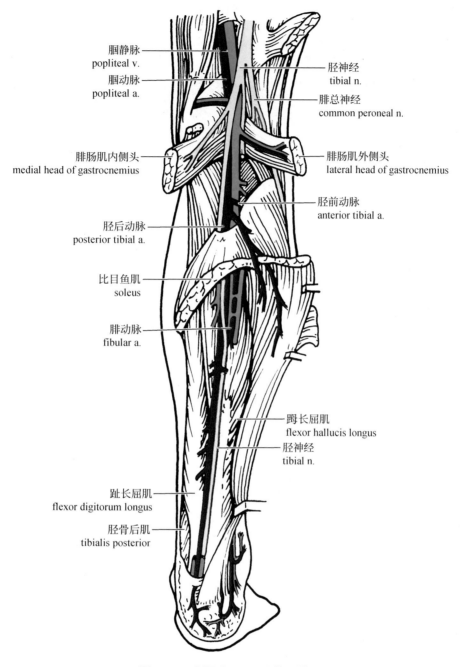

腘静脉
popliteal v.

腘动脉
popliteal a.

胫神经
tibial n.

腓总神经
common peroneal n.

腓肠肌内侧头
medial head of gastrocnemius

腓肠肌外侧头
lateral head of gastrocnemius

胫后动脉
posterior tibial a.

胫前动脉
anterior tibial a.

比目鱼肌
soleus

腓动脉
fibular a.

跨长屈肌
flexor hallucis longus

胫神经
tibial n.

趾长屈肌
flexor digitorum longus

胫骨后肌
tibialis posterior

图 8-29 小腿后区深层血管和神经

踝管是小腿后区与足底间的一个重要通道,感染时炎症可通过踝管互相蔓延。外伤、出血等因素可使踝管内容物受压,形成"踝管综合征"。

（2）**腓骨肌上支持带** superior peroneal retinaculum、**腓骨肌下支持带** inferior peroneal retinaculum 由外踝后下方的深筋膜增厚形成。腓骨肌上支持带附着于外踝后缘与跟骨外侧面之间,腓骨肌下支持带前端续于伸肌下支持带,后端止于跟骨外侧面（图 8-25）。两个支持带有固定腓骨

长、短肌腱于外踝后下方和跟骨外侧面的作用。

（3）**踝关节的韧带** 主要有内侧韧带和外侧韧带。**内侧韧带** medial ligament 又称三角韧带,呈三角形,位于踝关节的内侧,起于内踝下缘,止于足舟骨、距骨和跟骨的前内侧面。**外侧韧带** lateral ligament 位于踝关节的外侧,有 3 部分:**距腓前韧带** anterior talofibular ligament 位于外踝前缘和距骨前外侧面之间;**距腓后韧带** posterior talofibular ligament 位于外踝后缘和距骨后突之间;**跟腓韧带**

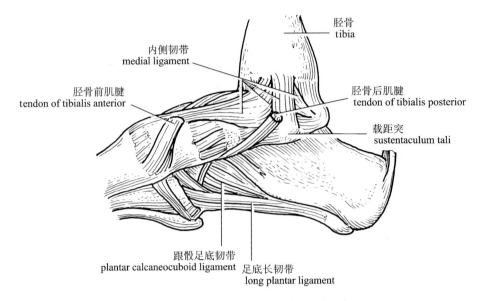

图 8-30　踝及足的韧带(内侧面)

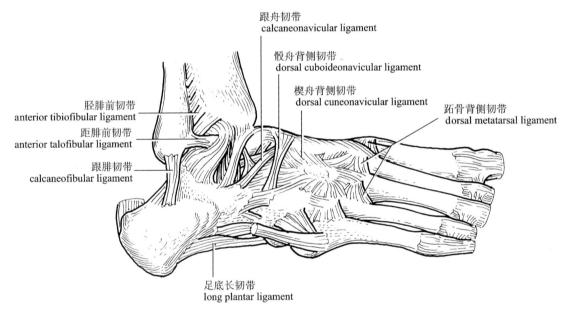

图 8-31　踝及足的韧带(外侧面)

calcaneofibular ligament 位于外踝尖和跟骨外侧面中部之间。外侧韧带较薄弱,容易损伤(图 8-30、图 8-31)。

(4) 踝关节的血液供应和神经支配　踝关节的动脉来自胫前动脉、胫后动脉及腓动脉发出的踝动脉;神经主要为胫神经和腓深神经的关节支。

(三)足底

1. 浅层结构　足底皮肤厚、致密而坚韧,移动性差,足跟和第 1、5 跖骨头是身体重力的支持点,皮肤增厚尤为明显。浅筋膜致密,其内纤维束将皮肤与足底深筋膜紧密相连,束间有脂肪,形成耐受压力的纤维脂肪垫。

2. 深层结构　足底深筋膜分为浅、深两层。浅层覆盖于足底肌表面,其内、外侧部较薄,分别覆盖于拇展肌和小趾展肌,中间部增厚,覆盖趾短屈肌,称足底腱膜(又称跖腱膜)。深层覆盖于骨间肌的跖侧,又称骨间跖侧筋膜。

(1) 足底腱膜 plantar aponeurosis　强韧致密,呈三角形,尖(后端)向后附于跟结节,底(前部)向前分成 5 束,彼此借横纤维相连,附着于各跖趾关节囊和趾腱鞘。足底腱膜两侧缘向深部发出内、外肌间隔,分别止于第1、5跖骨。

(2) 足底骨筋膜鞘 由足底深筋膜浅、深层,内、外肌间隔,第1、5跖骨围成,容纳足底肌和神经、血管。

1) 内侧骨筋膜鞘 容纳姆展肌、姆短屈肌、姆长屈肌腱及血管、神经。

2) 中间骨筋膜鞘 容纳趾短屈肌、足底方肌、姆收肌、趾长屈肌腱、蚓状肌、足底动脉弓及其分支,足底外侧神经及分支等。

3) 外侧骨筋膜鞘 容纳小趾展肌、小趾短屈肌与血管、神经。

(3) 足底肌 分内、中、外三群。内侧群:**姆展肌、姆短屈肌和姆收肌**;中间群:**趾短屈肌、足底方肌、蚓状肌和骨间肌**;外侧群:**小趾展肌、小趾短屈肌**(表8-5)。

(4) 足底的血管、神经 足底动脉及神经来源于胫后动脉及胫神经(图8-32、图8-33)。

1) 足底内、外侧动脉 **足底内侧动脉** medial plantar artery 较细小,伴同名静脉和神经沿足底内侧份前行,发支营养足底肌和足底内侧皮肤。**足底外侧动脉** lateral plantar artery 较粗,伴同名静脉、神经斜向前外,穿过趾短屈肌的深面,至足底外侧份前行,发出分支营养邻近组织,末端向内弯行至第1跖骨间隙处与足底深支吻合成足底弓,由弓发出4条跖足底动脉,在跖趾关节附近每条动脉又分两支,分布于足趾。

2) 足底内、外侧神经 伴同名血管走行。**足底内侧神经** medial plantar nerve 支配足底内侧的邻近肌、关节,足底内侧半及内侧3个半趾底面的皮肤。**足底外侧神经** lateral plantar nerve 支配足底外侧的邻近肌、关节,足底外侧半及外侧1个半趾底面的皮肤。

(四) 足弓

足弓 arch of foot 是由跗骨与跖骨借韧带、关节连结而成,借足底肌、韧带和肌腱维持,弹性好,具有缓冲震荡、支持、保护足底血管、神经免受压迫的作用。足弓可分为内、外侧纵弓及横弓。内侧纵弓由跟骨、距骨、足舟骨、第1~3楔骨和第1~3跖骨及其间的连结共同构成。外侧纵弓由跟骨、骰骨、第4、5跖骨及其间的连结共同构成。横弓由骰骨、第1~3楔骨、第1~5跖骨的基底部及其间的连结共同构成(图8-34)。当足弓的结构发育不良或受损,可引起足弓塌陷,导致扁平足。

表8-5 足 肌

肌群		名称	起点	止点	作用	神经支配
足背肌		姆短伸肌	跟骨前端的上面和外侧面	姆趾近节趾骨底	伸姆趾	腓深神经(L$_4$~S$_2$)
		趾短伸肌		第2~4趾近节趾骨底	伸第2~4趾	
足底肌	内侧群	姆展肌	跟骨结节、舟骨粗隆	姆趾近节趾骨底	外展姆趾	足底内侧神经(L$_{4-5}$)
		姆短屈肌	内侧楔骨跖面		屈姆趾	
		姆收肌	第2~4跖骨底		内收和屈姆趾	
	中间群	趾短屈肌	跟骨	第2~5趾的中节趾骨底	屈第2~5趾	足底内、外侧神经(L$_4$~S$_2$)
		足底方肌		趾长屈肌腱		
		蚓状肌	趾长屈肌腱	趾背腱膜	屈跖趾关节、伸趾关节	
		骨间足底肌	第3~5跖骨内侧	第3~5趾近节趾骨底和趾背腱膜	内收第3~5趾	
		骨间背侧肌	跖骨的相对面	第2~4趾近节趾骨底和趾背腱膜	外展第2~4趾	足底外侧神经深支(S$_{1-2}$)
	外侧群	小趾展肌	跟骨	小趾近节趾骨底	屈和外展小趾	足底外侧神经(S$_{1-2}$)
		小趾短屈肌	第5跖骨底		屈小趾	

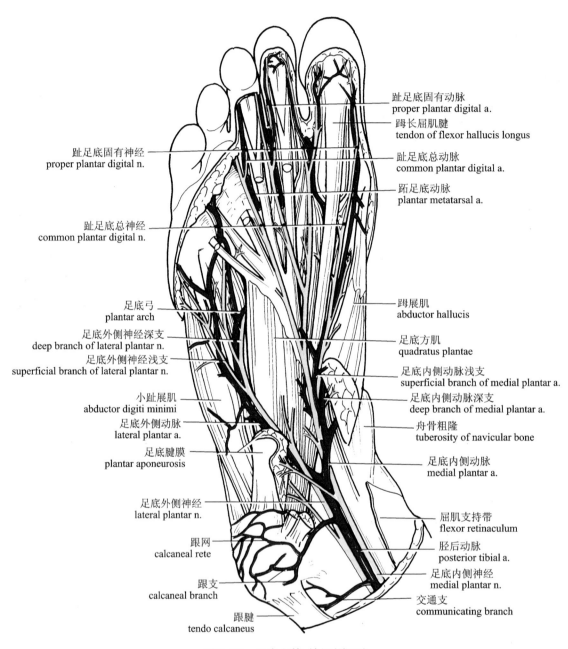

趾足底固有动脉
proper plantar digital a.

踇长屈肌腱
tendon of flexor hallucis longus

趾足底总动脉
common plantar digital a.

跖足底动脉
plantar metatarsal a.

趾足底固有神经
proper plantar digital n.

趾足底总神经
common plantar digital n.

足底弓
plantar arch

足底外侧神经深支
deep branch of lateral plantar n.

足底外侧神经浅支
superficial branch of lateral plantar n.

小趾展肌
abductor digiti minimi

足底外侧动脉
lateral plantar a.

足底腱膜
plantar aponeurosis

足底外侧神经
lateral plantar n.

跟网
calcaneal rete

跟支
calcaneal branch

跟腱
tendo calcaneus

踇展肌
abductor hallucis

足底方肌
quadratus plantae

足底内侧动脉浅支
superficial branch of medial plantar a.

足底内侧动脉深支
deep branch of medial plantar a.

舟骨粗隆
tuberosity of navicular bone

足底内侧动脉
medial plantar a.

屈肌支持带
flexor retinaculum

胫后动脉
posterior tibial a.

足底内侧神经
medial plantar n.

交通支
communicating branch

图 8-32　足底血管、神经（浅层）

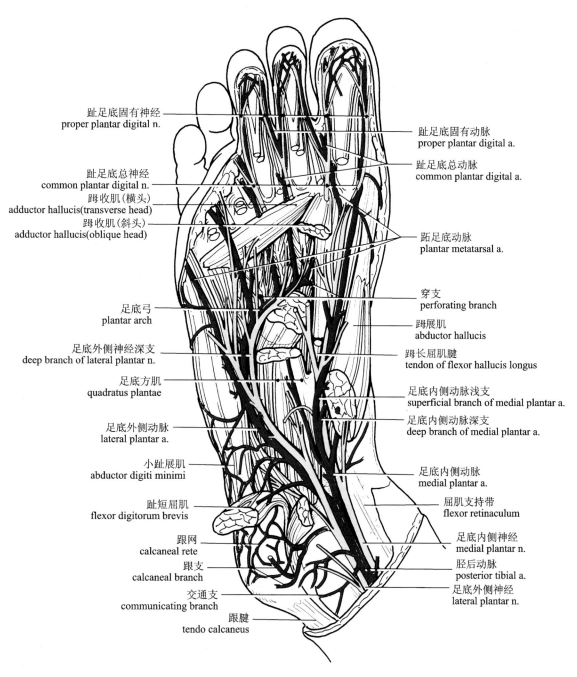

趾足底固有神经
proper plantar digital n.

趾足底总神经
common plantar digital n.

蹬收肌(横头)
adductor hallucis(transverse head)

蹬收肌(斜头)
adductor hallucis(oblique head)

足底弓
plantar arch

足底外侧神经深支
deep branch of lateral plantar n.

足底方肌
quadratus plantae

足底外侧动脉
lateral plantar a.

小趾展肌
abductor digiti minimi

趾短屈肌
flexor digitorum brevis

跟网
calcaneal rete

跟支
calcaneal branch

交通支
communicating branch

跟腱
tendo calcaneus

趾足底固有动脉
proper plantar digital a.

趾足底总动脉
common plantar digital a.

跖足底动脉
plantar metatarsal a.

穿支
perforating branch

蹬展肌
abductor hallucis

蹬长屈肌腱
tendon of flexor hallucis longus

足底内侧动脉浅支
superficial branch of medial plantar a.

足底内侧动脉深支
deep branch of medial plantar a.

足底内侧动脉
medial plantar a.

屈肌支持带
flexor retinaculum

足底内侧神经
medial plantar n.

胫后动脉
posterior tibial a.

足底外侧神经
lateral plantar n.

图8-33 足底血管、神经(深层)

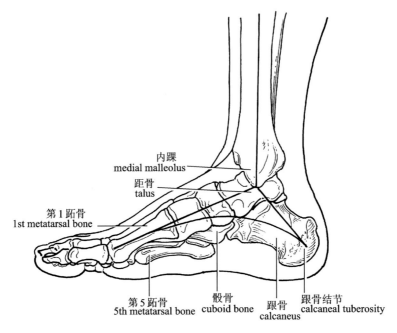

图 8-34　足弓

（张海英）

附：病例与问题

病例一：髋关节后脱位

患者，男性，35 岁，因车祸致右髋部疼痛，不能站立急诊入院。患者在驾车行驶中突然与对面来车相撞，当即觉右髋部疼痛难忍，活动受限。

检查所见：右下肢缩短，右髋部肿胀，有触痛，髋关节处于屈曲、内收、内旋畸形；在臀部可触及上移的股骨头，大转子上移；X 线片显示髋关节后脱位合并髋臼后缘骨折。

问题：

1. 根据所学知识说明髋关节后脱位的机制。

2. 髋关节后脱位可能损伤什么神经？损伤后可导致什么后果？

病例二：股骨颈骨折

患者，女性，72 岁，因摔倒后右下肢不能动 2h 急诊入院。患者不慎摔倒，右髋部剧烈疼痛，不能站立。

检查所见：患者为老年女性，一般状况良好，右下肢呈内收伴外旋畸形，缩短，髋部肿胀明显，压痛，股骨大转子明显突出，顶端在 Nelaton 线之上。X 线片显示股骨颈骨折，骨折线正好位于股骨头下方、股骨颈最高点，且骨盆及股骨有明显骨质疏松。诊断为股骨颈骨折。

问题：

1. 根据髋关节的结构，股骨颈骨折可分为哪几类？该患者属于哪种骨折？

2. 为什么老年人易发生股骨颈骨折？

3. 若手术治疗股骨颈骨折应做什么切口？须经哪些层次和结构方可显露股骨颈？

病例三：股骨干骨折

患者，男性，30 岁，因施工中墙壁倒塌，砸伤左下肢而急诊入院。

检查所见：患者左侧大腿缩短，疼痛剧烈，上 1/3 段肿胀明显，畸形，压痛，有骨擦感。X 线片显示左股骨上段骨折。

问题：

1. 根据所学知识，试分析该患者骨折的近段和远段的移位情况。

2. 若采用手术行内固定治疗,应在何处做切口? 为什么?

3. 手术须经过哪些层次方可显露骨折断端?

4. 术中应注意勿损伤哪些结构?

病例四:胫腓骨上段骨折

患者,男性,26岁,因右小腿被重物砸伤2 h急诊入院。患者在装运货物时不慎被一货箱砸伤右小腿,当时疼痛剧烈,不能站立。

检查所见:右小腿上部皮下淤血、肿胀、压痛,有骨擦感,膝关节活动受限,足不能背屈,小腿外侧和足背感觉丧失,足背动脉搏动消失。X线片显示胫骨上1/3骨折,腓骨颈骨折。

问题:

1. 胫骨上1/3段骨折易损伤什么结构? 足背动脉搏动消失的原因是什么?

2. 腓骨颈骨折易损伤什么结构? 足下垂不能背屈及小腿外侧和足背感觉丧失的原因是什么?

病例五:腓骨颈骨折合并腓总神经损伤

患者,男性,24岁,因车祸撞伤右小腿,疼痛、右足不能背屈0.5 h入院。

检查所见:右小腿上部外侧肿胀,局部压痛,可触及骨擦音,小腿外侧和足背感觉消失,足不能背屈,查胫骨前肌,腓骨长、短肌肌

力0级。X线片显示右腓骨颈骨折,骨折移位明显。

问题:

1. 腓骨颈骨折常损伤什么神经? 为什么?

2. 腓骨颈骨折的诊断依据是什么?

3. 腓总神经损伤的诊断依据是什么?

病例六:左踝管综合征

患者,男性,65岁,因左内踝后下方软组织感染后疼痛,左足底麻木1个月入院。该患者一个月前骑车时不慎碰伤左内踝部,当时疼痛流血,于当地医院诊断为"软组织损伤",后行清创缝合。术后伤口感染,于术后一周出现左内踝后下方的酸痛及左足底的麻木感,以屈踝关节时为重,不能行走。

检查所见:左内踝后下方可见长约4 cm、宽约2 cm的不规则手术瘢痕,瘢痕处有压痛,并向足底放射,足趾活动无明显受限。左踝部X线片未见明显的骨质异常。诊断为左踝管综合征。

问题:

1. 踝管是怎样构成的? 内有哪些结构通过?

2. 诊断"踝管综合征"的依据是什么?

3. 瘢痕处的压痛为什么向足底放射?

（张展翅　张海英）

数字课程学习……

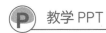 教学PPT

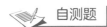 自测题

参 考 书 目

[1] 崔慧先,李瑞锡. 局部解剖学. 9 版. 北京:人民卫生出版社,2018.

[2] 欧阳钧. 局部解剖学. 3 版. 北京:高等教育出版社,2018.

[3] 张绍祥,张雅芳. 局部解剖学. 3 版. 北京:人民卫生出版社,2015.

[4] 张朝佑. 人体解剖学. 3 版. 北京:人民卫生出版社,2009.

[5] 丁自海,刘树伟主译. 格氏解剖学. 41 版. 北京:山东科学技术出版社,2017.

[6] 丁文龙,王海杰. 系统解剖学. 3 版. 北京:人民卫生出版社,2015.

[7] 廖华. 系统解剖学. 4 版. 北京:高等教育出版社,2018.

[8] 丁文龙,刘学政. 系统解剖学. 9 版. 北京:人民卫生出版社,2018.

[9] Hansen JT. Netter's Clinical Anatomy. 4th ed. Philadelphia:Elsevier, 2019.

[10] Tank PW. Grant's Dissector. 15th ed. Philadelphia:Lippincott Williams & Wilkins,2013.

[11] Augustine JR. Human Neuroanatomy. 2nd ed. Hoboken:John Wiley & Sons,2017.

[12] Moore KL,Dalley AF,Agur AMR. Clinically Oriented Anatomy. 6th ed. Philadelphia: Lippincott Williams & Wilkins,2010.

中英文名词对照及索引

郑重声明

高等教育出版社依法对本书享有专有出版权。任何未经许可的复制、销售行为均违反《中华人民共和国著作权法》，其行为人将承担相应的民事责任和行政责任；构成犯罪的，将被依法追究刑事责任。为了维护市场秩序，保护读者的合法权益，避免读者误用盗版书造成不良后果，我社将配合行政执法部门和司法机关对违法犯罪的单位和个人进行严厉打击。社会各界人士如发现上述侵权行为，希望及时举报，本社将奖励举报有功人员。

反盗版举报电话　　（010）58581999　58582371　58582488
反盗版举报传真　　（010）82086060
反盗版举报邮箱　　dd@hep.com.cn
通信地址　　北京市西城区德外大街 4 号
　　　　　　高等教育出版社法律事务与版权管理部
邮政编码　　100120

防伪查询说明

用户购书后刮开封底防伪涂层，利用手机微信等软件扫描二维码，会跳转至防伪查询网页，获得所购图书详细信息。也可将防伪二维码下的 20 位密码按从左到右、从上到下的顺序发送短信至106695881280，免费查询所购图书真伪。

反盗版短信举报

编辑短信"JB，图书名称，出版社，购买地点"发送至10669588128

防伪客服电话

（010）58582300